テキスト食物と
栄養科学シリーズ

7

応用栄養学

第3版

田中　敬子
爲房　恭子
編

石﨑由美子
岡本　秀己
岸本三香子
塩谷亜希子
曽我　郁恵
中嶋　名菜
西本裕紀子
東根　裕子
本田　まり
山本　周美
著

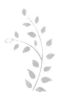

朝倉書店

────── シリーズ編集者 ──────

大鶴　　勝	武庫川女子大学名誉教授
石永　正隆	山陽女子短期大学・学長
島田　和子	山口県立大学名誉教授
田中　敬子	滋賀県立大学名誉教授

────── 編　　者 ──────

| 田中　敬子 | 滋賀県立大学名誉教授 |
| 爲房　恭子 | 前 武庫川女子大学教授 |

────── 執 筆 者 ──────

石﨑由美子	前 福山大学生命工学部・教授
岡本　秀己	前 梅花女子大学食文化学部・教授
岸本三香子	武庫川女子大学食物栄養科学部・教授
塩谷亜希子	大手前大学健康栄養学部・講師
曽我　郁恵	松山東雲短期大学食物栄養学科・講師
中嶋　名菜	熊本県立大学環境共生学部・准教授
西本裕紀子	大阪母子医療センター栄養管理室・室長
東根　裕子	甲南女子大学医療栄養学部・教授
本田　まり	神戸女子大学健康福祉学部・教授
山本　周美	武庫川女子大学食物栄養科学部・准教授

序

　近年，人々の健康に対する要求はますます高くなり，個々人の身体状況や栄養状態に応じた栄養マネジメントの必要性や地域社会での栄養ケアの取り組みが増している．2013（平成25）年から「健康日本21」（第二次）が始まり健康寿命の延伸と健康格差の縮小，疾病の予防と重症化予防のために，管理栄養士・栄養士の社会的ニーズや果たす役割への期待はますます大きくなり，多様で高度な知識や技術が求められている．

　「応用栄養学」の教育目標は，人が誕生してから一生を終えるまで，すなわち妊娠，分娩，発育，加齢などに伴う人体の構造や機能の変化，栄養状態の変化などを理解し，さらに栄養状態の評価・判定（栄養アセスメント）の基本的考え方を修得することである．また，ライフステージとは別に，私たちをとりまく生活環境の多様化に伴い，労作，スポーツ，ストレス時，その他特殊環境状況下における栄養学も考えられなければならない．そういったことも踏まえ，健康増進，疾病予防に寄与する栄養素の機能などを理解し，健康への影響に関するリスク管理について基本的な考え方や方法を習得することを目的としている．

　本書の構成に当たっては，日本人の食事摂取基準（2020年版），管理栄養士養成施設カリキュラム，管理栄養士国家試験出題基準（ガイドライン）に準拠し，管理栄養士として身体状況や栄養状態に応じた栄養マネジメントの考え方ができるよう配慮した．本書の執筆者は，今般の栄養士法改正でみられるように，管理栄養士・栄養士の実践的実力が養成されるよう各方面で尽力され，また，それぞれの分野に精通した教育者，研究者および今後を大いに期待される新進の研究者で構成されており新しい情報も取り入れていただいた．限られた紙面にもかかわらず，各章の到達目標・要点をこの編集方針に合わせた内容で記述していただいた．

　本書が栄養専門職である管理栄養士や栄養士を目指す人へのテキストとして，それぞれの立場で活躍できる基礎作りに貢献できることを願っている．

　最後に本書を出版するにあたり，多くの既刊教科書や文献から図表を引用させていただいたことと，多大のご尽力をいただいた朝倉書店編集部に厚く御礼申し上げる．

　2022年3月

田 中 敬 子

爲 房 恭 子

目　　　　　次

1. 栄養ケア・マネジメント

■到達目標（point）

- 栄養ケア・マネジメントの概念を理解する．
- 栄養アセスメントの意義を理解し，対象者の栄養状態を総合的に評価・判定するための手法を習得する．
- 栄養ケア計画の作成，実施，モニタリングと評価，フィードバッグを繰り返し行う意義と手法を習得する．

1.1 栄養マネジメントの概念

PDCA サイクル
マネジメントサイクルの1つで，W. Edwards Demingが，業務プロセスのなかで改良・改善を必要とする部分を特定・変更できるようプロセスを分析し，それを継続的に行うために改善プロセスが Plan（計画）→ Do（実行）→ Check（確認）→ Action（処置・改善）の連続的なフィードバックループになるよう提案した．

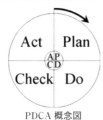

PDCA 概念図

栄養ケアプロセス（NCP）
①栄養アセスメント（nutrition assessment），②栄養診断（nutrition diagnosis），③栄養介入（nutrition intervention），④栄養モニタリングと評価（nutrition monitoring and evaluation）から構成されている．栄養ケア・マネジメ

● 1.1.1 栄養ケア・マネジメントの定義 ●

栄養ケア・マネジメント（nutritional care management）とは，個人または集団に対するヘルスケア・サービスの一環として，身体状況や栄養状態に応じた適切な栄養ケアを，効率的かつ系統的に行うシステムのことである．栄養ケア・マネジメントの目標は，対象者の栄養状態を改善し，QOL（quality of life，生活の質）を向上させることである．

● 1.1.2 栄養ケア・マネジメントの過程：PDCA サイクルの意義と目的 ●

栄養ケア・マネジメントは，図1.1に示す一連の過程により実施される．そのプロセスを効率的に実施するための手法として，PDCA サイクルを用いて継続的に実施していく．それにより，客観的・総合的な対象者の栄養状態の評価に基づいた効率的かつ合理的な栄養ケアを行うことが可能となる．

また近年，栄養管理の国際標準化のために栄養ケアプロセス（nutrition care process，NCP）という新たな栄養管理の手順が国際会議で提案され，わが国でも管理栄養士・栄養士がもつべき基本スキルとして検討が始まっている．

ントでは具体化されていないためにアセスメント結果が十分理解されない場合があるが，NCP では，アセスメントした結果を「栄養診断」として短文で明確に整理・記録する過程が組み込まれている．栄養診断は P（problem or nutrition diagnosis label，問題や栄養診断の表示），E（etiology，原因や要因），S（sign/symptoms，栄養診断を決定すべき栄養アセスメント上のデータ）により決定し，「症状/徴候（S）の根拠に基づき，要因（E）が原因となった，栄養診断名（P）」と簡潔に記載する．

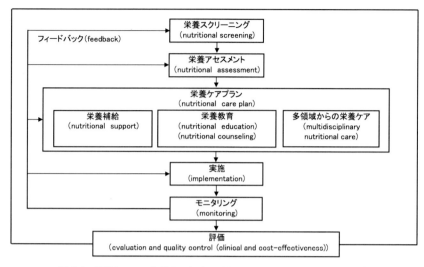

図 1.1　栄養ケア・マネジメント（nutrition care and management, NCM）
（杉山みち子：栄養教育のマネジメント．臨床栄養，101（7），2002 より一部改変）

1.2　栄養アセスメント

健康の定義

世界保健機関（WHO）は 1946（昭和 21）年，その憲章のなかで「健康とは，単に病気や虚弱でないということだけではなく，肉体的，精神的，社会的に完全に良好な状態（well-being）である」と定義している．

1986（昭和 61）年のオタワ憲章では，「ヘルスプロモーションとは，人々が自らの健康をコントロールし，改善することができるようにするプロセスである」と定義し，「健康は，生きる目的ではなく生活の資源である」と強調している．

主観的包括的アセスメント（SGA）

患者に直接接して，問診や身長，体重測定をはじめとする簡単な身体計測によって得られる情報を用い評価者が主観的に評価する方法である．評価者への教育が必要であるが，複雑な検査を必要としないため，侵襲性が低く簡便で，評価に要する時間とコストが少ない特徴がある．

1.2.1　栄養アセスメントの意義と目的

栄養アセスメント（nutritional assessment）とは，対象者の栄養状態を，栄養指標を用いて客観的・総合的に把握し評価・判定することである．

健康（health）とは，ただ単純に疾病をもたないから健康，疾病をもつから不健康というのではない．そして健康は社会的，経済的，個人的な発展のための主要な資源であり，個々人が自らの健康状態を改善することで QOL の向上を目指すことが可能となる．潜在性の栄養素欠乏状態あるいは過剰状態は半健康，半病気の状態であり，疾病状態に移行する可能性は高くなる（図 1.2）．そこで栄養状態を評価・判定し改善する必要がある．

栄養アセスメントは，栄養ケアプラン作成のための科学的根拠を得ることを目的とし，それにより予後の予測や治療効果の判定も可能となる．

1.2.2　栄養アセスメントの方法

栄養アセスメントの最初の段階として，すべての対象者に対し，問診，臨床診査，臨床検査，身体計測および食事調査などを用いて栄養スクリーニング（nutritional screening）を行い，栄養状態を障害するリスクを有する者を抽出する．施設入所・訪問開始 24〜72 時間以内に実施され，迅速な判定が求められる．栄養スクリーニングには，特別な手技，機器を必要としない主観的包括的アセスメント（subjective global assessment, SGA）が広く用いられている．

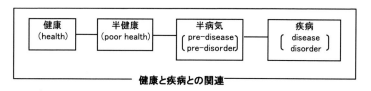

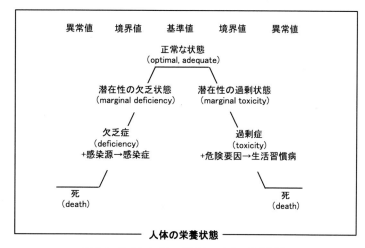

図1.2 健康と疾病との関連と，人体の栄養状態
（細谷憲政：栄養管理のための人間栄養学，日本医療企画，2005より一部改変）

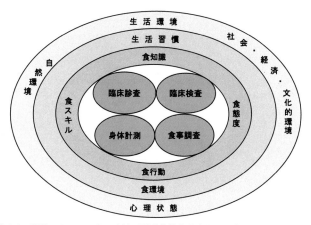

図1.3 栄養アセスメントの方法（栄養状態を総合的に判定するための項目）

　栄養アセスメントでは，栄養スクリーニングで抽出された対象者に対し，栄養状態を総合的に評価・判定するために，図1.3に示す項目について調べる必要がある．

a. 栄養アセスメントの機能的分類

1）静的栄養アセスメント（static nutritional assessment）

　栄養ケア実施前のある一時点での栄養状態を評価・判定して，栄養ケアの要否を決定する場合の評価方法である．指標としては，身体計測や免疫能，また血清アルブミンなどの生物学的半減期が長く代謝回転の遅い臨床検査項

表1.1　静的アセスメントと動的アセスメントの臨床検査項目

	静的アセスメント	（基準値）	動的アセスメント	（基準値）
エネルギー代謝	ヘモグロビン A1c	（4.3〜5.8%）	空腹時血糖	（60〜110 mg/dl）
	グリコアルブミン	（11〜16%）	随時血糖	（60〜140 mg/dl）
	フルクトサミン	（205〜285 μmol/l）		
	総コレステロール	（130〜220 mg/dl）		
たんぱく質代謝	総たんぱく質	（6.6〜8.1 g/dl）	プレアルブミン	（21〜43 mg/dl）
	血清アルブミン	（4.1〜4.9 g/dl）	トランスフェリン	（205〜370 mg/dl）〕RTP
	ヘモグロビン	（男 13.8〜16.9 g/dl）	レチノール結合たんぱく質	（2.5〜8.0 mg/dl）
		（女 12.0〜15.0 g/dl）		
		80%以上　正常		
	クレアチニン身長比	60〜80%　軽度	血漿アミノ酸分析	（分枝アミノ酸 270〜600 nmol/ml）
		40〜60%　中等度		（フィッシャー比 2.43〜4.40）
		40%以下　重度		
			窒素バランス	±0

目が用いられる（表1.1）.

　2）動的栄養アセスメント（dynamic nutritional assessment）

　栄養ケア実施後の経時的な変化をとらえることで，栄養ケアによる改善効果を評価・判定する方法である．指標としては，半減期の短いたんぱく質（rapid turnover protein，RTP）など代謝動態を鋭敏に反映する臨床検査項目が用いられる（表1.1）．また，窒素たんぱく質代謝，エネルギー代謝動態を調べたり，骨格筋力（握力・背筋力），呼吸筋力（肺活量）などの生理学的機能を測定したりする.

　この他に，予後あるいは治療効果を判定する予後判定栄養アセスメント（prognostic nutritional assessment）がある.

b. 臨床診査（clinical methods）

　診療録（カルテ）からの情報収集に加えて，主に問診と身体検査によって，対象者の身体状況および栄養状態の把握を行う.

　問診では対象者の負担を少なくする配慮が必要である．また，対象者との信頼関係を築くことも大切である．診療録からの情報収集と問診からは，主訴，現病歴，既往歴，対象者を取り巻く環境として家族歴や生活歴，食生活歴，生活習慣，さらに全体的な印象や社会的環境なども把握する.

　身体検査では，視診と触診によって一般的な身体状況を観察する．毛髪，皮膚，目，口腔などの表皮細胞は代謝が速いため，栄養素の欠乏症状が比較的早く現れやすく，欠乏する栄養素の種類やその程度を評価・判定することができる（表1.2）．栄養不良の多くは，複数の栄養素が欠乏している可能性が高いため，栄養状態は生化学検査や既往症などとあわせて判断する必要がある.

c. 臨床検査（clinical examination）

　尿や血液中の成分を解析したり，心電図検査や呼吸機能検査などを通して，対象者の健康状態を客観的に把握する方法である（表1.3）．このうち，

予後判定栄養アセスメント
　各種の指標を組み合わせることで，予後あるいは各種治療効果を判定するものである.
　1）prognostic nutritional index, PNI（Buzby ら，1980）
PNI（%）＝158－（16.6×Alb）
　　－（0.78×TSF）－（0.22×TFN）－（5.8×DH）
PNI ≧ 50%：高リスク
40% ≦ PNI < 50%：中程度のリスク
PNI<40%：低リスク
　2）ステージⅣ消化器癌患者およびステージⅤ大腸癌患者に対する PNI（小野寺時夫ら，1984）
PNI＝10×Alb＋0.005×TLC
PNI ≦ 40：切除・吻合禁忌
　Alb：血清アルブミン（g/dl），TSF：上腕三頭筋部皮脂厚（mm），TFN：血清トランスフェリン（mg/dl），DH：遅延型皮膚過敏反応（PPD, mumps, SK-SD, candida），TLC：総リンパ球数（/mm^3）

表1.2　栄養不良による欠乏症状

部分	症状	欠乏と考えられる栄養素	部分	症状	欠乏と考えられる栄養素
毛髪	脱毛症	亜鉛, 必須脂肪酸	消化器系	舌の亀裂	ナイアシン
	抜けやすい	たんぱく質, 必須脂肪酸		肝臓肥大	たんぱく質
	光沢がない	たんぱく質, 亜鉛	四肢	皮下脂肪減少	エネルギー
	脱色	たんぱく質, 銅		筋たんぱく消耗	エネルギー, たんぱく質
	らせん状になる	ビタミン A, ビタミン C		浮腫	たんぱく質
目	結膜乾燥症	ビタミン A		骨軟化症, 骨痛	ビタミン D
	角膜内血管新生	ビタミン B_2		くる病	ビタミン D, カルシウム, リン
	角膜軟化症	ビタミン A		関節痛	ビタミン C
	ビトー斑	ビタミン A	血液	貧血	ビタミン B_{12}, 鉄, 葉酸, 銅, ビタミン E
	夜盲症	ビタミン A		白血球減少	銅
皮膚	うろこ状乾燥	ビタミン A, 必須脂肪酸, 亜鉛		好中球減少	銅
	点状出血	ビタミン C		プロトロンビン減少	ビタミン K
	斑状出血	ビタミン K		血液凝固遅延	マンガン
	小胞を伴う角質化異常	ビタミン A, 必須脂肪酸		血糖上昇	亜鉛, マンガン
	鼻唇脂漏症	ナイアシン, ビタミン B_6, ビタミン B_2	神経系	意識障害	ナイアシン, ビタミン B_1
	蝶状斑	ナイアシン, 亜鉛		健忘症・若年性認知症	ビタミン B_1
消化器系	嘔吐・吐き気	ビタミン B_6		神経障害	ビタミン B_1, ビタミン B_6, クロム
	下痢	亜鉛, ナイアシン		知覚異常	ビタミン B_1, ビタミン B_6, ビタミン B_{12}
	胃炎	ビタミン B_6, ビタミン B_2, 鉄		痙攣	ナトリウム
	口角炎	ビタミン B_6, 鉄		味覚喪失	亜鉛
	舌炎	ビタミン B_6, 亜鉛, ナイアシン, 葉酸		拒食症	ナトリウム
	赤みを伴う軽い舌炎	ビタミン B_2	心疾患	虚血性心疾患	ビタミン B_1
	歯肉の腫れ・出血	ビタミン C		心臓肥大, 頻脈	
				心筋症	セレン

（Ross Laboratories：Nutritional assessment：What is it? How is it used? 1988 から作成）

表1.3　主な臨床検査

検体検査	一般検査	尿・便・髄液検査など
	血液検査	血球検査, 血栓・止血検査など
	血液生化学検査	たんぱく・糖・脂質・酵素・ホルモン検査など
	免疫・血清検査	抗原抗体反応など
	微生物学検査	細菌・真菌検査など
	染色体・遺伝子検査	染色体解析, 遺伝子解析
生理機能検査		心電図・呼吸機能・脳波・筋電図検査など
画像検査		X線検査, エコー検査, CT・MRI検査, 内視鏡検査など

（奈良信雄：臨床栄養別冊　臨床検査値の読み方考え方, 医歯薬出版, 2004 より一部改変）

尿検査

　尿量, 尿中の成分を分析して評価する方法である. 時間が経過すると成分が変化するので採取した直後のものを用いる.

便検査

　潜血反応, 寄生虫検査などを行う. 食中毒や腸管感染症が疑われた場合は, 細菌検査を行う. また, 糞便の染色による化学的検査は消化器系機能の判定の指標となる.

血球検査

　血球には, 赤血球, 白血球, 血小板の3系統がある. 各血球の数や形態を調べることで, 貧血や栄養状態などの判定の指標となる.

血液生化学検査

　血清もしくは血漿中の成分を分析するもので, たんぱく質, 糖（p.8へ続く）

　栄養状態をよく反映する一般的な臨床検査の項目を（表1.4）に示した. 各項目の基準値は測定方法により異なる. また, 食事や運動, ストレスなどの生理的な要因による変動, 個体差・性・年齢などによる変動, さらには測定技術的変動もあるため注意が必要である.

d. 身体計測 （anthropometry）

　対象者の身体を計測することにより, 栄養状態に関する客観的な情報が得られる.

表1.4　栄養管理に必要な主な臨床検査

		項目〔略号〕	基準値（単位）	異常値をとる疾患・病態
一般検査	尿検査	ケトン体	〔−〕	〔陽性〕糖質摂取不良，飢餓，嘔吐，手術侵襲，糖尿病 〔強陽性〕糖尿病性ケトアシドーシス，小児重症消化器疾患
		尿たんぱく質〔U-Prot〕	〔−〕〜〔±〕	〔陽性〕腎炎，ネフローゼ症候群，発熱，過労
		クレアチニン〔Ucr〕	1.0〜1.5（g/日）	〔低値〕低栄養状態，筋疾患，甲状腺機能低下症 〔高値〕腎不全
		3-メチルヒスチジン〔U-3-MH〕	100〜500（μmol/日）	〔低値〕低栄養状態，腎不全 〔高値〕肝硬変
		窒素出納（計算値）〔N-balance〕	±0	〔負〕低栄養状態，発熱，術直後 〔正〕成長期，妊娠，術後回復期
血液検査	血球検査	赤血球〔RBC〕	男 430〜554 女 374〜495（万/μl）	〔低値〕貧血，白血病，悪性腫瘍，出血 〔高値〕多血症，脱水，ストレス
		ヘモグロビン〔Hb〕	男 13.8〜16.9 女 12.0〜15.0（g/dl）	〔低値〕貧血，白血病，悪性腫瘍，出血 〔高値〕多血症，脱水，ストレス
		ヘマトクリット〔Ht〕	男 40.8〜49.6 女 34〜45.3（%）	〔低値〕貧血，白血病，悪性腫瘍，出血 〔高値〕多血症，脱水，ストレス
		平均赤血球容積〔MCV〕	男 84〜100.4 女 82.5〜97.4（fl）	〔低値〕小球性貧血 〔高値〕大球性貧血
		平均赤血球ヘモグロビン濃度〔MCHC〕	31.8〜35（%）	〔低値〕低色素性貧血
		白血球数〔WBC〕	3600〜9300（/μl）	〔低値〕免疫能低下，悪性貧血 〔高値〕感染症，心筋梗塞，白血病
		%リンパ球	18.9〜47.7（%）	〔低値〕急性感染症の初期，悪性リンパ腫，全身性エリテマトーデス 〔高値〕ウイルス感染症，慢性リンパ性白血病
血液生化学検査	たんぱく検査	総たんぱく質〔TP〕	6.6〜8.1（g/dl）	〔低値〕低栄養状態，吸収不良症候群，たんぱく漏出性胃腸症，肝障害，ネフローゼ症候群 〔高値〕炎症，脱水，骨髄腫
		アルブミン〔Alb〕	4.1〜4.9（g/dl）	〔低値〕低栄養状態，吸収不良症候群，たんぱく漏出性胃腸症，肝障害，ネフローゼ症候群，甲状腺機能亢進 〔高値〕脱水
		プレアルブミン〔PA〕（トランスサイレチン）	21〜43（mg/dl）	〔低値〕低栄養状態，肝障害，悪性腫瘍，妊娠 〔高値〕ネフローゼ症候群
		トランスフェリン〔Tf〕	205〜370（mg/dl）	〔低値〕低栄養状態，鉄過剰，肝硬変，慢性感染症，ネフローゼ症候群 〔高値〕鉄欠乏性貧血
		レチノール結合たんぱく質〔RBP〕	2.5〜8.0（mg/dl）	〔低値〕低栄養状態，肝障害，甲状腺機能亢進症，ビタミンA欠乏症 〔高値〕腎不全，過栄養性脂肪肝
	アミノ酸分析	分枝（分岐鎖）アミノ酸〔BCAA〕	270〜600（nmol/ml）	〔低値〕肝不全，腎不全，クワシオルコル型栄養不良，心臓悪液質，筋疾患 〔高値〕コントロール不良糖尿病
		芳香族アミノ酸〔AAA〕	—（nmol/ml）	〔低値〕インスリノーマ 〔高値〕肝不全，心臓悪液質
		フィッシャー比〔BCAA/AAA〕	2.43〜4.40	〔低値〕低栄養状態，非代償性肝硬変，心臓悪液質
	糖検査	血糖〔BS〕	空腹時 60〜110（mg/dl）	〔低値〕高インスリン血症，肝疾患，腸管吸収不全 〔高値〕糖尿病，肝疾患，脳障害
		ヘモグロビンA1c〔HbA1c〕	4.3〜5.8（%）	〔低値〕赤血球寿命短縮 〔高値〕高血糖状態の持続
		フルクトサミン〔FRA〕	205〜285（μmol/l）	〔高値〕高血糖状態の持続
	脂質検査	総コレステロール〔TC〕	130〜220（mg/dl）	〔低値〕低栄養状態，甲状腺機能亢進症，肝硬変 〔高値〕家族性高コレステロール血症，ネフローゼ症候群，胆汁うっ滞，甲状腺機能低下症，脂肪肝，肥満
		中性脂肪〔TG〕	26〜149（mg/dl）	〔低値〕低栄養状態，甲状腺機能亢進症，肝硬変 〔高値〕ネフローゼ症候群，甲状腺機能低下症，糖尿病，肥満，閉塞性黄疸
		HDL-コレステロール〔HDL-C〕	男 31〜78 女 47〜102（mg/dl）	〔低値〕高リポたんぱく血症，虚血性心疾患，脳梗塞，肥満，喫煙 〔高値〕家族性HDLコレステロール血症，運動
		LDL-コレステロール〔LDL-C〕	55〜130（mg/dl）	〔低値〕甲状腺機能亢進症，肝硬変 〔高値〕家族性高コレステロール血症，甲状腺機能低下症
		遊離脂肪酸〔FFA〕	0.14〜0.85（mEq/l）	〔低値〕甲状腺機能低下症 〔高値〕糖尿病，肥満，肝疾患，甲状腺機能亢進症

表1.4（つづき）

		項目〔略号〕	基準値〔単位〕	異常値をとる疾患・病態
血液生化学検査	肝・胆道機能検査	アスパラギン酸アミノトランスフェラーゼ〔AST〕	13〜35（IU/l）	〔低値〕劇症肝炎 〔高値〕急性肝炎，肝硬変，肝癌，脂肪肝，心筋梗塞，溶血性貧血，筋疾患
		アラニンアミノトランスフェラーゼ〔ALT〕	8〜48（IU/l）	〔低値〕劇症肝炎 〔高値〕急性肝炎，慢性肝炎，肝硬変，肝癌，脂肪肝
		アルカリフォスファターゼ〔ALP〕	86〜252（IU/l）	〔低値〕クレチン症，慢性腎炎 〔高値〕肝胆道疾患，骨疾患，副甲状腺機能亢進症，妊娠，小児
		γ-グルタミルトランスペプチターゼ〔γ-GTP〕	男7〜60 女7〜38（IU/l）	〔高値〕アルコール性肝障害，薬剤性肝障害，胆汁うっ滞，アルコールの過剰摂取
		コリンエステラーゼ〔ChE〕	172〜457（IU/l）	〔低値〕低栄養状態，肝疾患，薬物中毒 〔高値〕ネフローゼ症候群，糖尿病性腎症
		アンモニア〔NH$_3$〕	30〜80（μg/dl）	〔低値〕たんぱく質摂取不足，貧血 〔高値〕肝疾患，尿毒症，消化管出血
	腎機能検査	血中尿素窒素〔BUN〕	7〜19（mg/dl）	〔低値〕肝不全，たんぱく質摂取不足，妊娠 〔高値〕腎不全，脱水，浮腫，たんぱく質過剰摂取，感染症
		クレアチニン〔Cre〕	男0.7〜1.1 女0.5〜0.8（mg/dl）	〔低値〕筋疾患 〔高値〕腎不全，筋肉増量，脱水，甲状腺機能亢進症
	尿酸	尿酸〔UA〕	男4.0〜7.0 女2.5〜5.6（mg/dl）	〔低値〕肝不全，妊娠 〔高値〕痛風，白血病，慢性腎不全，悪性腫瘍，アシドーシス，アルコール多飲，たんぱく質過剰摂取
	電解質検査	カリウム〔K〕	3.7〜5.0（mEq/l）	〔低値〕飢餓，嘔吐，下痢，降圧利尿剤使用，原発性アルドステロン症 〔高値〕乏尿，脱水
		マグネシウム〔Mg〕	1.8〜2.6（mg/dl）	〔低値〕消化吸収不良症候群，肝硬変，長期下痢，長期利尿剤使用，アルコール中毒 〔高値〕腎不全，甲状腺機能低下症，糖尿病性昏睡
		無機リン〔IP〕	2.8〜4.8（mg/dl）	〔低値〕副甲状腺機能亢進症，ビタミンD欠乏症，くる病，食事での摂取不足，吸収不良症候群 〔高値〕副甲状腺機能低下症，腎不全
	内分泌検査	甲状腺刺激ホルモン〔TSH〕	0.618〜4.324（μU/ml）	〔低値〕甲状腺機能亢進症，バセドウ病 〔高値〕甲状腺機能低下症
		成長ホルモン〔GH〕	早朝空腹時 5以下（ng/ml）	〔低値〕甲状腺機能低下症，肥満，下垂体性小人症 〔高値〕低栄養状態，腎不全，末端肥大症
		副甲状腺ホルモン〔PTH〕	0.1〜0.4（ng/ml）	〔低値〕副甲状腺機能低下症，高カルシウム血症，甲状腺機能亢進症 〔高値〕副甲状腺機能亢進症，腎不全，ビタミンD欠乏症
		インスリン〔IRI〕	5〜15（μU/ml）	〔低値〕糖尿病，飢餓，膵炎，インスリン自己免疫症候群 〔高値〕低血糖，クッシング症候群，肥満
	無機質検査	鉄〔Fe〕	男60〜200 女50〜160（μg/dl）	〔低値〕鉄欠乏性貧血，悪性腫瘍，出血，妊娠 〔高値〕再生不良性貧血，肝疾患
		総鉄結合能〔TIBC〕	男253〜365 女246〜410（μg/dl）	〔低値〕肝硬変，ネフローゼ症候群，鉄過剰，悪性腫瘍 〔高値〕鉄欠乏性貧血，多血症，妊娠
		不飽和鉄結合能〔UIBC〕	男77〜304 女132〜412（μg/dl）	〔低値〕肝硬変，ネフローゼ症候群，鉄過剰，悪性腫瘍 〔高値〕鉄欠乏性貧血，多血症，妊娠
		フェリチン〔Fer〕	男26〜240 女8〜74（ng/dl）	〔低値〕鉄欠乏性貧血，多血症 〔高値〕悪性腫瘍
	免疫検査	免疫グロブリンG〔IgG〕	868〜1780（mg/dl）	〔低値〕免疫不全症，たんぱく漏出症候群，ネフローゼ症候群 〔高値〕IgG型多発性骨髄腫，感染症，肝疾患，膠原病，悪性腫瘍
		免疫グロブリンA〔IgA〕	122〜412（mg/dl）	〔低値〕免疫不全症，たんぱく漏出症候群，ネフローゼ症候群 〔高値〕IgA型多発性骨髄腫，感染症，肝疾患，膠原病，悪性腫瘍，IgA腎症
		免疫グロブリンE〔IgE〕	400以下（IU/ml）	〔低値〕免疫不全症 〔高値〕アレルギー疾患，IgE型多発性骨髄腫，肝疾患
その他		総リンパ球数（計算値）〔TLC〕	2000以上（/μl）	〔2000〜1200〕軽度低栄養状態 〔1190〜800〕中度低栄養状態 〔800未満〕高度低栄養状態
		遅延型皮膚過敏反応〔DCH〕	48時間後 直径10mm以上	〔5〜10mm〕軽度低栄養状態 〔5mm以下〕中度以上の低栄養状態

（p.5 の続き）質，脂質，酵素，ホルモン，無機質，ビタミンなどの測定が中心となる．臨床検査のなかでも，とくに栄養状態の把握に有用な指標となる．

免疫指標

低栄養時では免疫能の低下がみられ，感染に対する抵抗性が著しく低下する．免疫指標として，総リンパ球数，遅延型皮膚過敏反応，免疫グロブリン，血清補体レベルがよく用いられる．

膝高計測による身長および体重の推定式（宮澤式Knee-Height 法）

〔男性〕

身長推定式：64.02＋2.12 ×KH－0.07×Age

体重推定式：1.01×KH＋ 2.03×AC＋0.46×TSF ＋0.01×Age－49.37

〔女性〕

身長推定式：77.88＋1.77 ×KH－0.10×Age

体重推定式：1.24×KH＋ 1.21×AC＋0.33×TSF ＋0.07×Age－44.43

KH：膝高値（cm），AC：上腕三頭筋部周囲長（cm），Age：年齢（歳），TSF：上腕三頭筋部皮脂厚（mm）

標準体重

もっとも有病率の少ないBMI が 22 であることから成人の標準体重(IBW)は,次式で算出することが日本肥満学会で提唱されている．

　標準体重（kg）＝ 身長(m)^2×22

平常時体重

平常時体重は対象者申告の場合，正確でないこともあり注意を要する．正確であれば，標準体重比より信頼度は高い．

体格基準値

標準体重比

　90％以上：正常

　80〜90％：軽度栄養障害

　70〜80％：中度栄養障害

　70％以下：高度栄養障害

平常時体重に対する体重比

　95％以上：正常

　85〜95％：軽度栄養障害

　75〜85％：中度栄養障害

　75％以下：高度栄養障害

表1.5　体格指数

	体格指数	算出法	判　定
乳幼児期	カウプ指数 (Kaup index)	$\dfrac{体重(g)}{\{身長(cm)\}^2}×10$	15 以下：やせ 20 以上：肥満
学童期	ローレル指数 (Rohrer index)	$\dfrac{体重(kg)}{\{身長(cm)\}^3}×10^7$	100 未満：やせ 160 以上：肥満
成人期	BMI (body mass index)	$\dfrac{体重(kg)}{\{身長(m)\}^2}$	18.5 未満：やせ 25 以上：肥満

1）身長（height, HT）・体重（weight, WT）

もっとも簡便に測定できる体格指標である．とくに体重は栄養状態判定のために重要となるが，食事や排泄による影響をできるだけ少なくするために，空腹時，排尿後に測定するのが望ましい．寝たきりなどで測定困難な場合には，膝高測定値（knee height, KH）から推定する算定式が策定されている．

①体格指数

身長と体重を組みあわせて算出される体格指数（body mass index, BMI）により，成人の場合，体格（やせ・肥満）の判定を行う．乳幼児に対してはカウプ指数，学童に対してはローレル指数を用いる（表1.5）．いずれも体型を示すものであって，体脂肪の蓄積を正しく評価するものではない．

②標準体重比（% ideal body weight, %IBW）

（測定体重/標準体重）×100

③平常時体重に対する体重比（% usual body weigt, %UBW）

（測定体重/平常時体重）×100

④体重減少率（% loss of body weight）

｛（平常時体重－測定体重）/平常時体重｝×100

体重の経時的変化は，栄養状態の判定に有効な指標である．

⑤身長年齢比（height for age, H/A）・体重身長比（weight for height, W/H）

成長期の小児に用いる指標である．身長年齢比は，成長曲線で対象者の実年齢の身長の平均値に対する測定身長の比を表す．また，体重身長比は，測定身長が成長曲線で 50 パーセンタイルとなる年齢での平均体重に対する測定体重の比を表す．身長年齢比は慢性栄養障害(stunting：身長発育障害)を，体重身長比は急性栄養障害(wasting：やせ)を反映する（図1.4）．

⑥肥満とやせの判定表

肥満とやせのスクリーニングのために作成された（厚生省 1986（昭和 61）年）．身長別の体重分布をみて 5 段階の判定を行う．成長期の場合，2016 年より身長別標準体重を用いて判定される（詳しくは第 6 章）．

2）体脂肪量（body fat）

主に皮下脂肪と内臓脂肪から成る体脂肪量を測定することは，体内のエネ

体重減少率

期間	著明な体重減少	重症の体重減少
1週間	1～2%	＞2%
1ヵ月	5%	＞5%
3ヵ月	7.5%	＞7.5%
6ヵ月	10%	＞10%

成長曲線

　乳幼児期に関しては厚生労働省による身体発育調査，学齢期以降に関しては文部科学省による学校保健統計調査から得られたデータに基づき作成される．

　なお，日本人小児の体格を評価する際，日本小児内分泌学会・日本成長学会合同標準値委員会が2000年度に厚生労働省および文部科学省が発表した身体測定値データから算出した基準値を標準値として用いることが妥当と結論している．

ウエスト周囲径

　ウエスト周囲径は，立位，軽呼気時，臍を通る腹囲で測定する．脂肪蓄積が著明で臍が下方に偏位している場合は，肋骨下縁と上前腸骨棘の中点の高さで測定する．

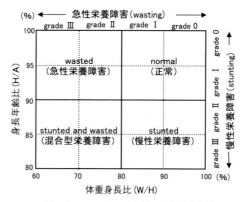

図1.4　Waterlow の小児の栄養障害分類

ルギー貯蔵量を推定するのに有効な指標となる．間接的な測定方法として，生体インピーダンス法（body impedance method, BIM），ヒューマンカウンター法などがある．脂肪の体内分布の評価には，ウエスト周囲径やウエスト/ヒップ比が用いられる．正確な脂肪量測定には腹部コンピューター断層撮影（computed tomography, CT）や二重 X 線吸収測定法（dual energy X-ray absorptiometry, DEXA）などがある．

　①皮下脂肪厚

　皮脂厚計（キャリパー）を用いて皮下脂肪を測定する．測定部位として上腕三頭筋部皮下脂肪厚（triceps skinfold thickness, TSF）と肩甲骨下部皮下脂肪厚（subscapular skinfold thickness, SSF）がよく用いられる．対象者の負担も少なく安価で簡便であるが，測定誤差が大きいため測定者の熟練が必要である．

　上腕三頭筋部皮下脂肪厚（TSF）：　身体計測基準値（表1.6）と比較して評価する．

　体脂肪率：　$\left(\dfrac{4.570}{\text{体密度}}-4.142\right)\times100$　（18歳以上）

体密度：男性＝$1.091-0.00116X$，女性＝$1.089-0.00133X$，X＝上腕三頭筋部皮下脂肪厚（mm＋肩甲骨下部皮下脂肪厚（mm）（男性＞30%，女性＞20%で肥満）

　②ウエスト周囲径

　男性で85 cm 以上，女性で90 cm 以上を内臓脂肪蓄積の指標とし，メタボリックシンドローム（内臓脂肪症候群）の診断基準の必須項目となっている（表1.7）．

　③ウエスト/ヒップ比（waist/hip, W/H）

　ウエスト周囲径/ヒップ周囲径（男性＞1.0，女性＞0.9で内臓脂肪型肥満，女性≦0.7で皮下脂肪型肥満）

　脂肪の体内分布の推定に有効な指標である．体脂肪が過度に蓄積した状態を肥満というが，ウエスト周囲を中心に上半身に脂肪が蓄積した内臓脂肪型

内臓脂肪型肥満

　種々の代謝・内分泌疾患，高血圧，脳卒中，虚血性心疾患などとの関連が深いと考えられ，悪性肥満と呼ばれている．

表1.6　JARD 2001：身体計測値

[男性]	上腕三頭筋皮下脂肪厚（TSF）（mm）			上腕筋囲（AMC）（cm）			上腕筋面積（AMA）（cm²）		
	パーセンタイル			パーセンタイル			パーセンタイル		
年齢	95%	50%	5%	95%	50%	5%	95%	50%	5%
18〜24	23.5	10.0	4.0	28.0	23.2	18.8	62.5	43.0	28.2
25〜29	26.0	11.0	4.0	28.8	23.7	19.1	66.0	44.7	28.9
30〜34	24.6	13.0	6.0	28.6	24.4	19.9	65.1	47.5	31.4
35〜39	24.0	12.0	4.9	29.0	24.1	19.9	65.9	45.8	31.4
40〜44	20.5	11.0	5.0	28.8	24.4	20.1	66.1	47.3	32.1
45〜49	22.0	10.2	6.0	28.6	24.0	20.0	65.1	45.9	31.8
50〜54	25.7	10.0	5.0	28.2	23.8	19.3	63.3	45.2	29.5
55〜59	20.2	9.0	4.0	27.6	23.7	19.7	60.6	44.7	30.8
60〜64	18.9	9.0	4.0	27.1	23.4	18.3	58.3	43.4	26.6
65〜69	19.0	10.0	5.0	27.6	24.0	19.4	60.6	46.0	29.9
70〜74	20.0	10.0	5.0	28.1	23.6	18.5	62.7	44.3	27.2
75〜79	18.7	9.3	4.2	26.9	22.9	18.0	57.8	41.6	25.8
80〜84	18.5	10.0	4.0	26.9	21.8	16.4	57.6	37.9	21.4
85〜	19.0	8.0	2.3	25.2	21.4	15.8	50.6	36.6	19.9

[女性]	上腕三頭筋皮下脂肪厚（TSF）（mm）			上腕筋囲（AMC）（cm）			上腕筋面積（AMA）（cm²）		
	パーセンタイル			パーセンタイル			パーセンタイル		
年齢	95%	50%	5%	95%	50%	5%	95%	50%	5%
18〜24	29.1	14.0	5.0	24.7	19.9	15.5	48.6	31.5	19.2
25〜29	28.0	14.0	2.1	24.4	19.5	16.4	47.6	30.2	21.3
30〜34	29.1	14.0	2.5	25.5	19.9	16.4	51.6	31.5	21.9
35〜39	28.1	15.0	6.0	24.0	20.2	16.1	46.0	32.6	20.7
40〜44	31.7	15.5	7.0	24.9	21.1	17.5	49.5	35.4	24.5
45〜49	31.1	16.0	5.0	25.1	20.6	17.4	50.2	33.8	24.1
50〜54	27.1	14.5	5.0	24.1	20.8	17.6	46.3	34.4	24.6
55〜59	32.7	16.0	5.0	26.0	20.5	16.5	53.8	33.5	21.7
60〜64	26.0	15.1	5.1	25.1	20.6	16.8	50.2	33.6	22.5
65〜69	32.0	20.0	9.0	24.3	20.8	16.4	46.8	32.1	21.5
70〜74	30.0	16.0	7.0	24.5	20.3	15.8	47.8	32.7	20.0
75〜79	28.0	14.0	5.0	24.8	20.2	15.5	48.9	32.4	19.1
80〜84	22.8	12.5	4.0	23.6	20.0	15.5	44.4	31.7	19.1
85〜	22.0	10.0	3.3	23.3	19.3	15.1	43.2	28.8	17.3

（日本栄養アセスメント研究会身体計測基準値検討委員会：日本人の身体計測基準値　JARD 2001. 栄養評価と治療, **19**（増刊）, 2002）

肥満（上半身肥満，リンゴ型肥満）と，ヒップや太ももなど下半身に脂肪が蓄積した皮下脂肪型肥満（下半身肥満，洋ナシ型肥満）の2つに分類される．前者は男性に多く，後者は女性に多い．

3）骨格筋量（skeletal muscle）

骨格筋量を測定することは体内のたんぱく質貯蔵量を推定するのに有効な指標となる．

①上腕筋囲（midupper arm muscle circumference, AMC）・上腕筋面積（midupper arm muscle area, AMA）

上腕三頭筋部周囲長（midupper arm circumference, AC）と上腕三頭筋部皮下脂肪厚（TSF）を測定し，次式で求め，身体計測基準値（表1.6）と比較して評価する．

表 1.7 メタボリックシンドロームの診断基準

内臓脂肪（腹腔内脂肪）蓄積	
ウエスト周囲径（腹囲）	男性 $\geq$ 85 cm 女性 $\geq$ 90 cm
（内臓脂肪面積 男女とも $\geq$ 100 cm^2 に相当）	
上記に加え以下のうち 2 項目以上	
高トリグリセリド（TG）血症 かつ/または	$\geq$ 150 mg/dl
低 HDL コレステロール（HDL-C）血症	< 40 mg/dl 男女とも
収縮期血圧 かつ/または	$\geq$ 130 mmHg
拡張期血圧	$\geq$ 85 mmHg
空腹時高血糖	$\geq$ 110 mg/dl

＊CT スキャンなどで内臓脂肪量測定を行うことが望ましい
＊ウエスト径は立位，軽呼吸時，臍レベルで測定する．脂肪蓄積が著明で臍が下方に偏位している場合は肋骨下縁と前上腸骨棘の中点の高さで測定する
＊メタボリックシンドロームと診断された場合，糖負荷試験が薦められるが診断には必須ではない
＊高 TG 血症，低 HDL-C 血症，高血圧，糖尿病に対する薬剤治療を受けている場合は，それぞれの項目に含める
＊糖尿病，高コレステロール血症の存在はメタボリックシンドロームの診断から除外されない

（メタボリックシンドローム診断基準検討委員会：メタボリックシンドロームの定義と診断基準．日本内科学会雑誌，**94**，2005 より作成）

$$上腕筋囲 (cm) = 上腕三頭筋部周囲長 (cm) - \pi \times 上腕三頭筋部皮下脂肪厚 (cm)$$

$$上腕筋面積 (cm^2) = 上腕筋囲 (cm)^2 / 4\pi$$

②クレアチニン身長比（creatinine-height index, CHI）

$$\frac{クレアチニン 24 時間尿中排泄量 (mg)}{クレアチニン係数 (mg/kg) \times 標準体重 (kg)} \times 100$$

クレアチニン係数（標準体重における 24 時間クレアチニン尿中排泄量）：
男性 23 mg/kg，女性 18 mg/kg

クレアチニン産生量は骨格筋量を反映するため，尿中クレアチニン排泄量の測定値から，体たんぱく質量の評価ができる．

e. 食事調査（dietary method）

食事調査の目的は，対象者の食事摂取量を調査して，摂取食品の種類と量から算出できる摂取栄養量と他のアセスメント項目の値を比較し，体内における栄養の出納状況を推定することである．食事調査法には 24 時間思い出し法，食事記録法，食物摂取頻度調査法，分析法など多くの種類があり，それぞれ長所と短所があるので，目的にあった方法を選択する必要がある（表1.8）．

f. 食行動，食環境，社会環境

栄養ケアにおける栄養教育の目的は，対象者の栄養状態を改善するために食行動を変容させて，健康自己管理能力を育てることである．個々人の食行

クレアチニン身長比基準値

クレアチニン 身長比	たんぱく質 消耗状況
80%以上	正常
60〜80%	軽度の消耗
40〜60%	中等度の消耗
40%以下	重度の消耗

食行動
食事をつくる行動，食べる行動，食物や食情報を交換する行動などをいう．「健康日本 21」の提唱している望ましい食行動としては，「適正体重を維持する」「朝食を毎日食べる」「量，質ともに，きちんとした食事をする」「外食や食品購入時に栄養成分表示を参考にする」があげられる．

表 1.8　食事調査法

食事調査法	内容	特徴	備考
24 時間思い出し法	対象者と面接し，調査前日 24 時間に摂取したすべての食品を聞き取る.	簡便，安価で比較的短時間で調査できる．実際の摂取量と聞き取った推定量に誤差が生じる．1 回だけの調査では偶然日常と異なる食事内容となる場合がある.	フードモデルや食器など目安が提示できるもの用いて精度を上げる必要がある. 平均的摂取量や食習慣の推定には繰り返し調査することが必要となる.
食事記録法 ・秤量記録法 ・目安量記録法	一定期間に摂取した食物の食品名と量を記録する. 秤量記録法：実際に食品の重量や容積を計量する 目安量記録法：実際の計量をせずに目安量で記録する	秤量記録法は他の調査法と比べて正確である. 内容や秤量にあいまいな場合がある. 時間と手間がかかり対象者の負担が大きい. 食事内容が調査の影響を受けて変わってしまうことがある.	写真画像を組み合わせたり，管理栄養士による面接確認をすることで精度を上げることができる.
食物摂取頻度調査法	特定の食物をリストアップし，一定期間内に何回摂取するかを調査する.	日常的に摂取している習慣的な摂取量を推定できる.	食物リストの作成には，対象者が答えやすいように工夫が必要である.
分析法（陰膳法）	摂取する食事と同じものを用意し，科学的分析をする.	もっとも真の値に近い調査方法である．多くの手間とコストがかかるため日常的に行う調査には適さない.	食品成分表に記載のない成分の摂取量の把握や食品成分表との誤差の把握などに用いられる.
出納法（家計簿法）	すでにある食品の重量を前もって計量しておき，調査期間中に消費した食品重量から 1 人 1 日当たりの摂取量を求める．または，購入食品と在庫食品から消費量を求める.	記入漏れに注意すればかなり精度は高く，長期間の調査でも対象者の負担は大きくない.	世帯員の平均摂取量となる.
映像記録法 （IT の活用）	デジタルカメラ（スマートフォン）を用いて摂取した食事と大きさの目安になるものの映像と簡単な食事記録を送信し，管理栄養士が食事評価を行う.	リアルタイムで交信が可能．食事モデルにより集団教育が可能．映像から食品重量を読み取る栄養士のスキルにより精度が左右される.	実施の前に，対象者への面談により，食習慣，食嗜好等について情報を得ておくことが必要（調味料の使用量の推定）.

健康日本 21（21 世紀における国民健康づくり運動）
21 世紀の日本において，壮年期死亡の減少，健康寿命の延伸及び生活の質の向上を実現することを目的した健康づくり運動である．「栄養・食生活」「身体活動・運動」「休養・こころの健康づくり」「たばこ」「アルコール」「歯の健康」「糖尿病」「循環器病」「がん」の 9 分野で具体的な数値目標を定めて 2000〜2012 年に進められた．2013 年からは健康日本 21（第二次）が適用されている．基本方針としては，「健康寿命の延伸と健康格差の縮小」，「生活習慣病の発症予防と重症化予防の徹底」，「社会生活を営むために必要な機能の維持及び向上」，「健康を支え，守るための社会環境の整備」，「栄養・

動・食物摂取・栄養状態を把握し適切な栄養教育を行うことで個々人の生活の質が向上すること，また，個々人の行動変容を助ける社会環境をつくることとが，健康寿命の延伸ならびに健康格差の縮小の両輪となる（「健康日本 21（第二次）」，図 1.5）．そのために，「健康日本 21（第二次）」では生活習慣病の発症・重症化予防などについて具体的な目標を設定している．

g. 食環境

個々人の食生活や食行動の変容を図るためには，それを支援する環境レベルが大切となる（図 1.5）．栄養教育においては，対象者を取り巻く食環境の評価・判定も必要である．

h. 生活習慣（ライフスタイル）

疾病の発症原因には，生活習慣要因，環境要因，遺伝要因の 3 つがある．生活習慣要因としては食事，ストレス，喫煙，飲酒，嗜好品，服薬，身体活動・労働があげられ，それぞれ疾病との関連が明らかになっている．対象者のもつ危険因子を発見し，適正な生活習慣に回復させることが重要となる．

i. 生活環境，社会・経済・文化的環境，自然環境

疾病の発症原因の 1 つである環境要因には，生活環境（騒音，大気汚染，交通の利便性など），社会・経済・文化的環境（思想，宗教，自由経済な

食生活，身体活動・運動，休養，飲酒，喫煙及び歯・口腔の健康に関する生活習慣及び社会環境の改善」があげられており，目標設定と評価や普及活動をすることが盛り込まれている．

QOL（quality of life，人生・生活の質）

Spilker B.は，QOLは5つの領域で構成され（レベル2），各領域はそれぞれを構成する要素から成り（レベル2），5つの領域すべてを包括する状態としてのQOL（レベル3）があると定義している．5つの領域は，WHOの定義した健康概念にほぼ相当し，① physical status and functional abilities（身体的状態），② psychological status and well-being（心理的状態），③ social interactions（社会的交流），④ economic and/or vocational status（経済的・職業的状態），⑤ religious and/or spiritual status（宗教的・霊的状態）に分類される．QOLは，健康と直接関連のあるQOL（health-related QOL：HRQL）と健康と直接関連のないQOL（non-health related QOL：NHRQL）とに大別される．

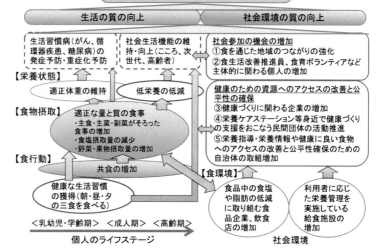

図1.5　個々人の健康と社会環境の関係（厚生労働省：健康日本21（第二次））

ど），自然環境（気候，風土）などがある．食環境や食行動に大きく影響するため，これらの問題要因にも配慮した栄養ケア計画の作成が必要である．

j. QOL

栄養マネジメントの最終目標は対象者のQOLを向上させることである．そのためにも対象者の栄養状態を改善し，健康寿命をいかに長くするかが最大の課題である．

● 1.2.3　アセスメント結果からの現状把握と課題の抽出 ●

対象者の健康・栄養状態を把握・評価したうえで，身体的状況だけでなく，対象者の生活環境，心理状態も視野に入れながら，全人的に問題点（課題）を抽出する．

● 1.2.4　目標達成のための個人目標の決定 ●

課題の解決に向けて関係する支援者が協議し，個々人に合った的確な方針とその具体的な方策を決定する．

1.3　栄養ケア計画の実施，モニタリング，評価，フィードバック

栄養ケア

保健，医療，福祉などの領域において，現在の健康状態，栄養状態を改善し，対象者のQOLを維持，向上させるための実践活動である．

● 1.3.1　栄養ケア計画の作成と実施 ●

a. 栄養ケア計画

対象者に対する栄養アセスメントの結果をもとに関連スタッフが協議し，対象者に実行可能な目標を設定し，栄養補給法，栄養教育，多領域の栄養ケ

アについて計画書を作成する．計画書には，いつ，どこで，誰が，何を，どのように実施するか，具体的に記載することが大切である．

　栄養ケアによる課題を設定する場合には，次のことに留意する必要がある．

1）必要性・優先性

　対象者の抱える問題は必ずしも1つとは限らず，いくつかの問題が複雑に絡み合っていることが多い．それらを1つずつ検討し，どの問題の改善が緊急を要するかを判断し，優先順位を考え課題を設定する必要がある．

2）実施可能性

　課題の達成のために，実施可能な方法を検討する．実施時期・期間，対象者の知識や理解力，生活習慣など，あらゆる情報と照らしあわせ，実施可能であるかを検討して栄養ケア計画を立案し文章化する必要がある．

3）資源と費用

　課題の達成のために，物的資源（施設・設備など），人的資源（指導者・協力者など），財的資源（費用）についても検討し，目標達成まで長期にわたり無理のない効率的な計画がなされなければならない．

b. 栄養ケア計画の目標設定

　栄養アセスメントにおいて明らかとなった課題を達成するために，栄養ケア計画における目標の設定が必要となる．目標を設定することで，対象者と関連スタッフが共通の認識をもち，達成意欲が高まる．

1）短期目標の設定

　2週間〜数カ月の期間で，栄養ケア計画の実行のための基礎的な栄養教育など対象者がもっとも達成しやすい内容を目標とする．一度に多くの項目を設定せず，具体的に何をどれだけ変化させるかを明確にする．

2）中期目標の設定

　短期目標が達成できたかを確認した上で，数カ月〜数年の期間で，食習慣の変容・改善など新たな目標を設定する．

3）長期目標の設定

　短期・中期の目標が達成できたかを確認した上で，さらなる改善によるQOL の向上を目標とする．期間は1〜数年を目安にする．その間，一定期間ごとに評価を行い，計画の見直しや修正を図る．

c. 栄養ケア計画の実施

　目標達成のためには，多領域にわたる従事者間の連携や従事者と対象者間の連携をとりながら栄養ケア計画を実施する必要がある．実施にあたっては，PDCA のサイクルを利用することができる．PDCA では計画との差が生じた時点で直ちに修正を行うので，無駄を最小限に抑え，対象者により適切な栄養ケアを実施できる．

1）栄養補給法

　体内に栄養を補給する方法は，経口栄養法，経管・経腸栄養法，静脈栄養

経口栄養法
　食物を口から取り込む方法であり，日常的な食品の他に，保健機能食品，健康補助食品，半消化態・消化態栄養剤，成分栄養剤などを使用する場合もある．

経管・経腸栄養法
　カテーテルを用いて鼻腔や胃ろうなどから，流動食品や半消化態・消化態栄養剤，成分栄養剤などを注入する方法である．

表1.9　ストレス度別血清アルブミン値と必要たんぱく質量（成人）

ストレス度	アルブミン値 （g/dl）	たんぱく質必要量 （g/kg/日）
正常	3.5以上	0.8
軽度の消耗状態	2.8～3.5	1.0～1.2
中等度の消耗状態	2.1～2.7	1.2～1.5
重度の消耗状態	2.1未満	1.5～2.0

表1.10　病態別NPC/N比（非たんぱく質エネルギー/窒素比）

病態	NPC/N比
腎不全	500～1000
飢餓	400～600
一般外傷	150～200
敗血症	100～150
熱傷	75～150

静脈栄養法

　末梢静脈栄養法と中心静脈栄養法があり，前者は主として水分，糖質，電解質の補給であり，後者はこれらの他にアミノ酸，ビタミン，さらに必要に応じて脂質も添加し，ほぼすべての栄養素を投与する．

必要エネルギー量の算出法（成人）

必要エネルギー量
　＝BEE[※1]×活動係数[※2]
　　×ストレス係数[※3]
（間接熱量計により実測する方法と，計算式で求める方法がある．）

[※1] Harris-BenedictによるBEE（基礎エネルギー消費量）算出式
男　性：BEE＝66.4730＋13.7516×体重（kg）＋5.0033×身長（cm）－6.7550×年齢（歳）
女　性：BEE＝655.0955＋9.5634×体重（kg）＋1.8496×身長（cm）－4.6756×年齢（歳）

[※2] 活動係数　ベッド安静：1.2，ベッド外活動：1.3

[※3] ストレス係数（ストレス係数は代謝反応の消退につれて低くなる）

飢餓状態	0.6～0.9
術後（合併症なし）	1.0
長管骨骨折	1.1～1.3
腹膜炎・敗血症	1.2～1.4
多発外傷	1.4
熱傷	1.2～2.0[※]

[※]熱傷の深度によっても変化する発熱（1℃ごと）
（日本静脈経腸栄養学会編：コメディカルのための静脈経腸栄養ガイドライン，南江堂，2008）

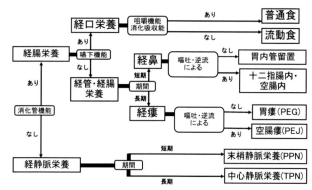

図1.6　栄養補給方法の選択法

法がある．対象者の消化管機能にあわせて選択する（図1.6）．

　2）必要栄養量の決定

　①エネルギー必要量

　栄養アセスメントの結果から算出した必要エネルギー量をもとに，適切な質と量の栄養補給を行うことで，栄養状態が改善できる．

　②たんぱく質量

　たんぱく質の必要量はストレスの度合により変化するため，ストレス度別たんぱく質必要量（表1.9）から算出する．また，消耗の激しいときは，体たんぱく質の異化が進まないように十分なエネルギーを摂取する必要がある．エネルギーに対するたんぱく質の必要量は疾病状況により異なり，そのバランスの指標として非たんぱく質エネルギー/窒素比（NPC/N比）（表1.10）が用いられる．

　③その他の栄養成分

　ビタミンやミネラル，微量元素などの栄養素の欠乏がみられる場合は，日本人の食事摂取基準（2020年版）を参照してこれらを補充する．

　④水分量

　簡便法として次式が用いられる．

　必要水分量（mL）＝35（mL/kg）×現在の体重（kg）

　必要水分量（mL）＝1（mL/kcal）×摂取エネルギー量（kcal）（成人）

　※発熱などで37℃を超えた場合，必要水分量は1℃上昇ごとに150mL/日増加する．

⑤食事形態，食事回数，その他の注意

年齢，咀しゃくや嚥下状態，摂食機能，疾病の程度や症状，食欲，味覚の状態に応じて食事形態や調理上の工夫点などを決定する．

また，対象者の摂食能力，消化管機能にあわせて食事回数や1回量を決定する．経管栄養の場合は，適切な投与時間，投与速度を考える．

食事介助が必要な場合は，適切な自助具の選択や，食事摂取の姿勢にあわせた食品の形態を検討する．

3）多領域からの栄養ケア

栄養ケアの効果を高めるためには，栄養士だけでなく医師，歯科医師，看護師，保健師，薬剤師，臨床検査技師，ソーシャルワーカーなど多領域との連携が必要である．医療機関や高齢者福祉施設などでは，栄養サポートチーム（NST）を設立してチーム医療の一環として栄養ケアに取り組んでいる．

4）栄養教育

栄養教育の目的は，対象者に必要な知識を習得，理解させることにより，自らの態度の変化を促し，食行動を変容させ，それを習慣化させることである．行動科学理論やカウンセリング技法を取り入れ，栄養教育を効果的に実施する．

● 1.3.2　モニタリングと個人評価 ●

a. モニタリング

栄養ケア計画実施上の問題（対象者の非同意・非協力，合併症，栄養補給方法の不適正，協力者の問題など）がなかったかを評価・判定する過程である．問題が生じた場合は栄養ケア計画を変更する．

b. 評価

1）企画評価

評価は結果に対してだけではなく，実施過程中の評価も含まれる．目標を達成するために，実施されている栄養ケア計画が適切であるかどうかを定期的に評価し，必要に応じて変更することが重要である．

2）過程（経過）評価（process evaluation）

栄養ケア計画実施の途中（1週間〜数か月）で，栄養ケアの方法や手順，進行状況，さらに目標の達成度や対象者の満足度，行動変容に関する自己効力感の高まりなどについて客観的に評価する．

3）影響評価（短期目標）（impact evaluation）

数カ月から1年くらい経過した時点で，健康状態に影響を及ぼすような活動や行動に変容が観察されたか，短期から中期の影響目標が達成されたかどうかを評価する．

4）結果評価（中・長期目標，アウトカム評価）（outcome evaluation）

1〜数年の期間で，栄養・健康状態の改善やQOLの向上に効果を及ぼし

表 1.11　経済評価のための費用分析法

分析の種類	内容	分析例	特徴
費用・効果分析 (cost-effectiveness analysis)	一定の効果を得るために必要な費用を算出する	血清総コレステロールを 10% 低下させるのにいくらかかったか	複数のプログラム間での比較検討ができる．客観的で測定しやすい項目を「効果」とすることが多く，分析が比較的容易
費用・便益分析 (cost-benefit analysis)	一定の便益を得るために必要な費用を算出する	どれだけ医療費が節約できたか どれだけ労働生産性が高まったか	目標設定の異なるプログラムを同時に評価できる 金銭に換算し難い項目を「便益」とすることが多く，分析が比較的困難
費用・効用分析 (cost-utlity analysis)	一定の効用を得るために必要な費用を算出する	質を調整した生存率（quality adjusted life year, QALY）を上げるのにいくらかかったか	主観的で測定が容易でない項目を「効用」とすることが多く，分析が比較的困難

ているか，中期から長期の目標が達成されたか，その有効性を評価する．

5）形成的評価（formative evaluation）

栄養ケアの計画を進めていく過程で，方法や手順，進行状況の評価を繰り返し，頻繁にフィードバックして計画を修正・形成していくために評価する．

6）総合評価（summative evaluation）

栄養ケアの計画から実施まで全体を振り返り，計画が対象者の栄養・健康状態や QOL に及ぼした影響などを総合的に評価する．

● **1.3.3　マネジメントの評価** ●

栄養ケア計画の実施によりすべての目標の達成度を総合的に評価し，投入された物的・人的・財的資源についても適切であったか評価する．

経済評価（費用効果，費用便益）：　費用に対する効果や便益を経済的側面から評価するもので，費用・効果分析，費用・便益分析，費用・効用分析の 3 つの方法がある（表 1.11）．

● **1.3.4　評価のデザイン** ●

栄養ケア計画の実施後，成果の程度や影響した要因などを解析するために，あらかじめ評価のデザイン（方法・形式）を決めておくことが必要である．

a.　無作為比較試験（random control trial，RCT）

無作為（ランダム）に対象者を介入群と対照群（コントロール）の 2 群に分け，結果を比較・評価する実験である．科学的にもっとも信頼できる方法と考えられている．

b.　コホート研究の応用

ある同じ集団において，疾病の発症率など時間を追って追跡調査する研究をコホート研究（cohort study）という．現在明らかになっている病気の危険因子を把握する後ろ向きコホート研究，将来生じる病気との因果関係を調べる前向きコホート研究がある．計画実施において，とくに地域や職域集団にこのコホート研究を応用すると，実施の効果が追跡できる．

c. 介入前後の比較

対象者に計画を実施して，その効果をみる前向き研究方法である．対照群がないため信頼性は低いとされている．

d. 症例対照研究の応用

ある疾患に対する症例群と対照群それぞれにおいて，その原因と考えられる因子について，疾患に罹る前の状態を比較し，疾病との関連性を検討する後ろ向き研究方法である．指標にはオッズ比が用いられる．過去の情報を利用するため，信頼性は低いとされている．

e. 事例評価（個別評価）

プログラム実施後の対象者に個別に調査する方法である．栄養指標の改善など数量的な指標の評価には向かないが，満足度などの質的な評価に有用である．

● 1.3.5　評価結果のフィードバック ●

評価結果のフィードバックとは，評価結果から得られた情報，教訓，提言を活用し，栄養マネジメントの実施や新しい計画にフィードバックし，役立てていくプロセスである．

a. アセスメント，計画，実施へのフィードバック

評価結果をアセスメント，計画，実施の各段階にフィードバックし，その手順や内容が対象者にとって適切であったか，必要に応じて修正を行いながら進行したかを検討する．

b. 栄養ケア計画の見直し

評価結果を栄養ケア計画にフィードバックし，アセスメントの結果が反映されているか，実行可能な計画であったか，関係者間の連携，対象者や協力者の理解が十分であったか，さらに費用は適切であったかなど，組織的に計画の進行順に検討し，必要に応じて計画を見直し，修正していく．

c. 栄養ケア計画の標準化

系統的な評価方法によって個人の計画の効果が明確化され，さらにそれらのデータを集積することで，対象集団に対する栄養ケア計画として標準化することが可能となる．特定の疾患におけるクリニカルパスの作成などがこれにあたる．

d. 栄養マネジメントの記録（報告書）

よりよい栄養マネジメントを行うためには，実施した栄養ケア・プログラムを文章化し，各段階の記録（報告書）をチーム内で共有することが大切である．記録はPOSの概念に沿ってSOAP方式で記載し，別にフローシートを作成するとさらに経過を理解しやすくなる．また，診療情報の開示にも対応できるように，適切な表現で記載する必要がある．

オッズ比

ある事象の起こりやすさを2つの群で比較して示す統計学的な尺度である．オッズとは，ある事象の起こる確率をpとして，$p/(1-p)$の値をいう．オッズ比はある事象の，1つの群ともう1つの群とにおけるオッズの比として定義される．

クリニカルパス

標準的な診断や治療計画を日程表の形に作成したもので，医療を標準化し，最良の医療を最小のコストによって達成するツールである．パスにより業務は明確化され，患者自身も治療計画を確認することができる．

POS（problem oriented system）

1968（昭和43）年，L.L. Weedにより提唱された．①情報収集，②問題の明確化，③問題を解決するための計画立案，④計画の実施の順に行い，問題解決を図る技法である．

SOAP

S（subjective data，評価），O（objective data，客観的情報），A（assessment，主観的情報），P（plan，計画）の頭文字をとったもので，この順に記載していく．

フローシート

治療の経過，栄養管理，指導の経過を一覧表にしたもの．疾患や目標にあわせて臨床検査データ，摂取栄養量の変化など経過観察に必要な項目を経時的に表すことで，経過がわかりやすくなる．

参 考 文 献

岡田　正監修：新・高カロリー輸液の手引き，p.27-58，味の素ファルマ，2003

鞍田三貴編：メディカル管理栄養士必携，p.1-29，第一出版，2001

厚生労働省：健康日本 21，2000

厚生労働省：健康日本 21（第二次），2012

山東勤弥：身体計測の要点．臨床栄養，**109**，420-428，2006

杉山みち子：栄養教育のマネジメント．臨床栄養，**101**，794-802，2002

田花利男他監修：メディカル管理栄養士のためのステップアップマニュアル，
　p.4-33，第一出版，2004

中村丁次：栄養アセスメントの意義―栄養状態を見極めるために―，医科学出版
　社，2004

奈良信雄：臨床栄養別冊　臨床検査値の読み方考え方 Case Study，医歯薬出版，
　2004

福島秀樹，森脇久隆：おさえておきたい臨床検査項目．臨床栄養，**109**，429-434，
　2006

松崎政三他：臨床栄養別冊　チーム医療のための実践 POS 入門，p.45-61，医歯
　薬出版，2003

2. 食事摂取基準の基礎的理解

2.1 食事摂取基準の意義

● 2.1.1 食事摂取基準の目的 ●

「日本人の食事摂取基準」は，健康な個人ならびに集団を対象として，国民の健康の保持・増進，生活習慣病の予防のために参照するエネルギーおよび栄養素の摂取量の基準を示したものである．食事摂取基準は，①摂取不足の回避，②過剰摂取による健康障害の回避，③生活習慣病の予防を目的とした指標で構成されている．日本人の食事摂取基準(2015年版)より，高齢化の進展や生活習慣病有病者数の増加を踏まえ，③の生活習慣病の予防については，発症予防とともに，重症化予防も視野に入れた策定が行われた．さらに，2020年版より，高齢者の低栄養予防やフレイル予防も視野に入れた策定が行われた．

● 2.1.2 科学的根拠に基づいた策定 ●

食事摂取基準では，可能な限り科学的根拠に基づいた策定を行うことを基本とした．系統的レビューの手法を用いて，国内外の学術論文ならびに入手可能な学術資料を最大限に活用することにした．系統的レビューとは，世界中の栄養に関する研究結果を系統的に収集し，その内容をまとめる方法である．

食事摂取基準策定の基礎理論

● 2.2.1　エネルギー摂取の過不足からの回避を目的とした指標の特徴 ●

　エネルギーの摂取量および消費量のバランス（エネルギー収支バランス）の維持を示す指標として体格（body mass index, BMI）を用いる．実際に目標とする BMI の範囲が，18 歳以上において示された（表 2.1）．この値は，観察疫学研究の結果から得られた総死亡率，疾患別の発症率と BMI との関連，死因と BMI との関連，さらに，日本人の BMI の実態に配慮し，総合的に判断して当面目標とする BMI の範囲を定めている．特に 65 歳以上では，総死亡率が最も低かった BMI と実態との乖離がみられるため，フレイル及び生活習慣病の予防の両方に配慮する必要があることも踏まえて設定された．

　実際には，エネルギー摂取の過不足について体重の変化を測定することで評価する．または，測定された BMI が，目標とする BMI の範囲を下回っていれば「不足」，上回っていれば「過剰」の恐れがないか，他の要因も含め，総合的に判断する．生活習慣病の発症予防の観点からは，体重管理の基本的な考え方や，各年代の望ましい BMI（体重）の範囲を踏まえて個人の特性を重視し，対応することが望まれる．また，重症化予防の観点からは，体重の減少率と健康状態の改善状況を評価しつつ，調整していくことが望まれる．

表 2.1　目標とする BMI の範囲（18 歳以上）

年齢（歳）	目標とする BMI（kg/m^2）
18〜49	18.5〜24.9
50〜64	20.0〜24.9
65〜74	21.5〜24.9
75 以上	21.5〜24.9

● 2.2.2　栄養素の摂取不足からの回避を目的とした指標の特徴 ●

a. 推定平均必要量（estimated average requirement, EAR）

　ある対象集団において測定された必要量の分布に基づき，母集団における必要量の平均値の推定値である（図 2.1）．つまり，ある母集団に属する50% の人が必要量を満たす（同時に 50% の人が必要量を満たさない）と推定される摂取量である．推定平均必要量の策定目的は摂取不足の回避であるが，ここでいう「不足」は，必ずしも古典的な欠乏症が生じることだけを意味するものではなく，その定義は，それぞれの栄養素によって異なるということに注意する．

b. 推奨量（recommended dietary allowance, RDA）

　推定平均必要量が与えられる栄養素に対して設定される．つまり，推定平

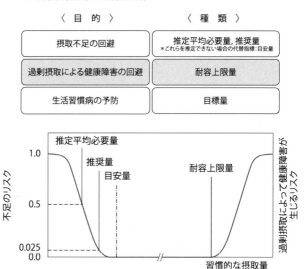

図2.1　食事摂取基準の各指標を理解するための概念図とその種類

表2.2　推定平均必要量から推奨量を算定するために用いられた変動係数と推奨量算定係数の一覧

変動係数	推奨量算定係数	栄養素
10%	1.2	ビタミン B_1, ビタミン B_2, ナイアシン, ビタミン B_6, ビタミン B_{12}, 葉酸, ビタミン C, カルシウム, マグネシウム, 鉄（15歳以上）, 亜鉛, セレン, モリブデン
12.50%	1.25	たんぱく質
15%	1.3	銅
20%	1.4	ビタミン A, 鉄（6カ月〜14歳）, ヨウ素

均必要量を補助する目的で算出された指標である．ある対象集団において測定された必要量の分布に基づき，母集団に属するほとんどの人（97〜98%）が充足していると推定される摂取量である．

　推奨量は，実験などにおいて観察された必要量の個人間変動の標準偏差を，母集団における必要量の個人間変動の標準偏差の推定値として用いることにより理論的には，

推定平均必要量の平均値 ＋2× 推定平均必要量の標準偏差

として算出される．しかし，実際には，実験から標準偏差を正確に把握できるということはまれである．そのため，各栄養素に設定された変動係数（表2.2）を用いて，

推奨量＝推定平均必要量 ×（1＋2×変動係数）
＝推定平均必要量 × 推奨量算定係数

として算出される．

c. 目安量（adequate intake, AI）

　十分な科学的根拠が得られず，推定平均必要量が算定できない場合に設定される指標である．ある集団における，ある一定の栄養状態を維持するのに

十分な量として設定された値である.

　目安量は，多くの場合，日本人の代表的な栄養摂取量の中央値を用いている．乳児においては，母乳中の栄養素濃度と哺乳量との積を用いる．乳児では，ほとんどの栄養素が目安量となっている.

● 2.2.3　栄養素の過剰摂取からの回避を目的とした指標の特徴 ●

　耐容上限量（tolerable upper intake level, UL）：　健康障害をもたらすリスクがないとみなされる習慣的な摂取量の上限を与える量として定義された．つまり，この値を超えて摂取すると，過剰摂取によって生じる潜在的な健康障害のリスクが高まると考えられる値である.

　しかし，耐容上限量については，ヒトを対象とした研究は倫理的に不可能である．よって「健康障害が発現しないことが知られている習慣的な摂取量」の最大値，健康障害非発現量（no observed adverse effect level, NOAEL）と，「健康障害が発現したことが知られている習慣的な摂取量」の最小値，最低健康障害発現量（lowest observed adverse effect level, LOAEL）を，十分な安全を確保するため，不確実性因子（uncertain facter, UF）で除して求めた．なお，いくつかの栄養素で，ある年齢階級において耐容上限量が示されていないものがある．これは，科学的根拠となる報告が乏しいためであり，過剰摂取の安全性を保障するものではないことを注意する必要がある．なお，不足による健康障害（欠乏症）は含まない.

● 2.2.4　生活習慣病の予防を目的とした指標の特徴 ●

　目標量（tentative dietary goal for preventing life-style related diseases, DG）：　「生活習慣病の発症予防」および「生活習慣病の重症化予防」を目的として，現在の日本人が当面の目標とすべき摂取量として設定された．その算定方法については，各栄養素の特徴を考慮して，以下3種類を用いた.

　①望ましいと考えられる摂取量よりも現在の日本人の摂取量が少ない場合
範囲の下の値だけを算定する．食物繊維とカリウムが相当する．これらの値は，実現可能性を考慮し，望ましいと考えられる摂取量と現在の摂取との中間値を用いた.

　②望ましいと考えられる摂取量よりも現在の日本人の摂取量が多い場合
範囲の上の値だけを算定する．飽和脂肪酸，ナトリウム（食塩相当量）が相当する.

　これらの値は，最近の日本人の摂取量の推移と実現の可能性を考慮し算定された.

　③生活習慣病の予防を目的とした複合的な指標
構成比率を算定する．エネルギー産生栄養素バランス（たんぱく質，脂質，炭水化物（アルコールを含む）が，総エネルギー摂取量に占めるべき割

合）が相当する．なお，生活習慣病の重症化予防及びフレイル予防を目的として摂取量の基準を設定できる栄養素については，発症予防を目的とした「目標量」とは区別して設定し，食事摂取基準の各表の脚注に示した．

● 2.2.5　策定における基本的留意事項 ●

a. 指標

エネルギーについては，エネルギーの摂取量および消費量のバランス（エネルギー収支バランス）の維持を示す指標として，BMI を用いることとし，成人における観察疫学研究において報告された総死亡率がもっとも低かった BMI の範囲などを総合的に検証し，目標とする BMI の範囲を示した．

その他の栄養素については，①摂取不足の回避のための指標としては，推定平均必要量，推奨量，目安量，②過剰摂取による健康障害の回避のための指標として耐容上限量，③生活習慣病の予防のための指標として目標量を設定した．

b. レビューの方法

可能な限り科学的根拠に基づく，系統的レビューの手法を用いた策定を行うことを基本とした．ただし，エビデンスレベルを判断し明示する方法は，いまだ十分に確立していない．さらに得られるエビデンスレベルは，栄養素間でばらつきがある．そのため実際には，それぞれの研究内容を詳細に検討し，現時点で利用可能な情報で，もっとも信頼度の高い情報を用いることとした．2020 年版より，目標量に限ってエビデンスレベルが付された（表2.3）．

> **エビデンスレベル**
> 科学的根拠の信頼度のこと．エビデンス（科学的根拠）を出す研究方法により，信頼度は変化する．

表 2.3　目標量の算定に付したエビデンスレベル[1,2]

エビデンスレベル	数値の算定に用いられた根拠	栄養素
D1	介入研究又はコホート研究のメタ・アナリシス，並びにその他の介入研究又はコホート研究に基づく．	たんぱく質，飽和脂肪酸，食物繊維，ナトリウム（食塩相当量），カリウム
D2	複数の介入研究又はコホート研究に基づく．	―
D3	日本人の摂取量等分布に関する観察研究（記述疫学研究）に基づく．	脂質
D4	他の国・団体の食事摂取基準又はそれに類似する基準に基づく．	―
D5	その他	炭水化物[3]

[1] 複数のエビデンスレベルが該当する場合は上位のレベルとする．
[2] 目標量は食事摂取基準として十分な科学的根拠がある栄養素について策定するものであり，エビデンスレベルはあくまでも参考情報である点に留意すべきである．
[3] 炭水化物の目標量は，総エネルギー摂取量（100％エネルギー）のうち，たんぱく質及び脂質が占めるべき割合を差し引いた値である．

c. 年齢区分

　巻末に示すように，14区分で示した．乳児については，基本的には「出生後6カ月未満（0〜5カ月）」，「6カ月以上1歳未満（6〜11カ月）」の2区分で示した．ただし，とくに成長にあわせてより詳細な年齢区分が必要と考えられたエネルギーとたんぱく質については，「出生後6カ月未満（0〜5カ月）」，「6カ月以上9カ月未満（6〜8カ月）」，「9カ月以上1歳未満（9〜11カ月）」の3区分で示した．

　1〜17歳を小児，18歳以上を成人とした．高齢者については65歳以上とし，65〜74歳，75歳以上の2つの年齢区分を設けた．ただし，栄養素等によっては高齢者における各年齢区分のエビデンスが必ずしも十分でない点には留意すべきである．

d. 参照体位

　食事摂取基準の算定は，性別および年齢に応じて，日本人の平均的な体位を用いた．その体位は，健全な発育ならびに健康の保持・増進，生活習慣病の予防を考える上での参照値として提示した（巻末表参照）．これを参照体位（参照身長・参照体重）と呼ぶこととした．

　乳児・小児については，日本小児内分泌学会・日本成長学会合同標準値委員会による小児の体格評価に用いる身長，体重の標準値を用いた．成人については，平成28年国民健康・栄養調査における各性別・年齢階級の身長・体重の中央値を用いた．

e. 対象者および対象集団

　対象は，健康な個人及び健康な者を中心として構成されている集団とし，生活習慣病に関する危険因子を有していたり，また，高齢者においてはフレイルに関する危険因子を有していたりしても，おおむね自立した日常生活を営んでいるもの及びこのような者を中心として構成されている集団は含むものとする．具体的には，歩行や家事などの身体活動を行っている者であり，体格（BMI）が標準より著しく外れていない者とする．

　フレイルについては，現在のところ世界的に統一された概念は存在しないが，食事摂取基準においては，フレイルを健常状態と要介護状態の中間的な段階に位置付けるという考え方を採用することとした．

　疾患を有し，治療を目的とする場合は，エネルギーおよび栄養素の摂取に関する基本的な考え方を理解した上で，その疾患に関連する治療ガイドラインなどの栄養管理指針を用いる．

f. 摂取源と摂取期間

　食事として経口摂取される通常の食品に含まれるエネルギーと栄養素を対象とする．耐容上限量については，いわゆる健康食品やサプリメント由来のエネルギーと栄養素も含むものとする．耐容上限量以外の指標については，通常の食品からの摂取を基本とするが，通常の食品のみでは必要量を満たす

ことが困難なものとして，葉酸に限り，通常の食品以外の食品に含まれる葉酸の摂取について掲示した．

　食事摂取基準は，習慣的な摂取量の基準である．「1日当たり」を単位としており，短期間（たとえば1日間）の食事の基準を示したものではない．これは，栄養素摂取量が日間変動が大きいこと，栄養素の不足や過剰摂取による健康障害を生じるまでの期間が栄養素や健康障害の種類によって大きく異なることが理由である．よって極めて大雑把ではあるが，ある程度の測定誤差，個人間差を容認し，日間変動の非常に大きい一部の栄養素を除けば，習慣的な摂取を把握または管理するために要する期間は，おおむね「1カ月程度」と考えられる．

2.3　食事摂取基準活用の基礎理論

● 2.3.1　食事調査などによるアセスメントの留意事項 ●

　エネルギーならびに各栄養素の摂取状況のアセスメントは，食事調査によって得られる摂取量と食事摂取基準の各指標で示されている値を比較することによって行うことができる．エネルギー摂取量の過不足の評価については，BMIまたは体重変化量を用いる．

過小申告・過大申告
　食事調査法に起因する測定誤差.
　食事調査を行った際，実際に食べた量よりも少なめに申告してしまうことを過小申告，多めに申告してしまうことを過大申告という.

　ただし，食事調査から得られる摂取量には，測定誤差が伴う．そのため，食事調査を実施する場合は，より高い調査精度を確保するため，調査方法の標準化や精度管理に十分配慮するとともに，食事調査の測定誤差の種類とその特徴，程度を知ることが重要である．そのなかでもとくに過小申告・過大申告と日間変動の2つに気をつける．

　過小申告・過大申告のなかで，とくに留意を要するものは，エネルギー摂取量の過小申告である．さらに，過小申告・過大申告の程度は，肥満度の影響を強く受けることが知られている．

日間変動
　食事に関して，個人のなかで日々の摂取量が変わっていくこと.

　日間変動の程度は，個人ならびに集団により異なり，さらに栄養素によっても異なる．また，ビタミンCなど摂取量の季節間変動（季節差）が報告されている栄養素もあることから，季節によって食事内容が大幅に変動する可能性にも留意したい．

● 2.3.2　活用における基本的留意事項 ●

　健康な個人または集団を対象として，健康の保持・増進，生活習慣病の予防のための食事改善に，食事摂取基準を活用する場合は，PDCAサイクル（1.1節参照）に基づく活用を基本とする（図2.2）．まず，食事摂取状況のアセスメントにより，エネルギー・栄養素の摂取量が適切かどうかを評価する．食事評価に基づき，食事改善計画の立案，食事改善を実施し，それらの検証を行う．検証の際には，食事評価を行う．検証結果を踏まえ，計画や実

施の内容を改善する.

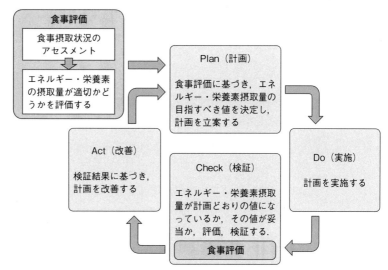

図 2.2 食事摂取基準の活用と PDCA サイクル

表 2.4 個人の食事改善を目的として食事摂取基準を活用する場合の基本的事項

目的	用いる指標	食事摂取状況のアセスメント	食事改善の計画と実施
エネルギー摂取の過不足の評価	体重変化量 BMI	○体重変化を測定 ○測定された BMI が,目標とする BMI の範囲を下回っていれば「不足」,上回っていれば「過剰」の恐れがないか,他の要因も含め,総合的に判断	○ BMI が目標とする範囲内に留まること,またはその方向に体重が改善することを目的として立案 〈留意点〉一定期間をおいて 2 回以上の評価行い,その結果に基づいて計画を変更,実施
栄養素の摂取不足の評価	推定平均必要量 推奨量 目安量	○測定された摂取量と推定平均必要量並びに推奨量からから不足の可能性とその確率を推定 ○目安量を用いる場合は,測定された摂取量と目安量を比較し,不足していないことを確認	○推奨量よりも摂取量が少ない場合は,推奨量を目指す計画を立案 ○摂取量が目安量付近かそれ以上であれば,その量を維持する計画を立案 〈留意点〉測定された摂取量が目安量を下回っている場合は,不足の有無やその程度を判断できない
栄養素の過剰摂取の評価	耐容上限量	○測定された摂取量と耐容上限量から過剰摂取の可能性の有無を推定	○耐容上限量を超えて摂取している場合は耐容上限量未満になるための計画を立案 〈留意点〉耐容上限量を超えた摂取は避けるべきであり,それを超えて摂取していることが明らかになった場合は,問題を解決するために速やかに計画を修正,実施
生活習慣病の予防を目的とした評価	目標量	○測定された摂取量と目標量を比較.ただし,予防を目的としている生活習慣病が関連する他の栄養関連因子並びに非栄養性の関連因子の存在とその程度も測定し,これらを総合的に考慮したうえで評価	○摂取量が目標量の範囲内に入ることを目的とした計画を立案 〈留意点〉予防を目的としている生活習慣病が関連する他の栄養関連因子並びに非栄養性の関連因子の存在と程度を明らかにし,これらを総合的に考慮したうえで,対象とする栄養素の摂取量の改善の程度を判断.また,生活習慣病の特徴から考えて,長い年月にわたって実施可能な改善計画の立案と実施がのぞましい

● 2.3.3　個人の食事改善を目的とした評価・計画と実施 ●

　食事摂取基準を活用し，食事摂取状況のアセスメントを行い，個人の摂取量から，摂取不足や過剰摂取の可能性などを比較する．その結果に基づいて，食事摂取基準を活用し，摂取不足や過剰摂取を防ぎ，生活習慣病の発症予防のための適切なエネルギーや栄養素の摂取量について目標とする値を提案し，食事改善につなげる（表2.4）．

　エネルギー摂取量の過不足の評価には，成人の場合，BMI または体重変化量を用いる．BMI については，表2.1 に示した目標とする BMI の範囲を目安とする．乳児および小児のエネルギー摂取量の過不足の評価については，成長曲線（身体発育曲線，第6章参照）を用いる．栄養素摂取量の評価には，基本的には，食事調査の結果を用いる．栄養素の摂取不足の回避を目的とした評価を行う場合には，推定平均必要量と推奨量を用いる．推定平均必要量が算定されていない場合は，目安量を用いる．栄養素の過剰摂取の回避を目的とした評価を行う場合には，耐容上限量を用いる．生活習慣病の発症予防を目的とした評価を行う場合には，目標量を用いる．

● 2.3.4　集団の食事改善を目的とした評価・計画と実施 ●

　食事摂取基準を適用し，食事摂取状況のアセスメントを行い，集団の摂取量の分布から，摂取不足や過剰摂取の可能性がある人の割合などを推定する．その結果に基づいて，食事摂取基準を適用し，摂取不足や過剰摂取を防ぎ，生活習慣病の予防のための適切なエネルギーおよび栄養素の摂取量について目標とする値を提案し，食事改善の計画，実施につなげる（表2.5）．また，目標とする BMI や栄養素摂取量に近付けるためには，そのための食行動・食生活や身体活動に関する改善目標の設定やそのモニタリング，改善のための効果的な各種事業の企画・実施等，公衆栄養計画の企画や実施，検証もあわせて行う．

モニタリング
　栄養ケア実施の過程で，栄養ケア計画に実施上の問題点がなかったかを評価・検証すること．

　エネルギー摂取量の過不足の評価は，BMI の分布を用いる．エネルギーについては，BMI が目標とする範囲内にある人（または目標とする範囲外にある人）の割合を算出する．栄養素については，食事調査法によって得られる摂取量の分布を用いる．ただし，食事調査法に起因する測定誤差，とくに集団においては，過小申告・過大申告が評価に与える影響が大きい点に留意する．推定平均必要量が算定されている栄養素については，推定平均必要量を下回る人の割合を算出する（実際にはカットポイント法を用いる）．目安量を用いる場合は，摂取量の中央値が目安量以上かどうかを確認する．ただし，摂取量の中央値が目安量未満の場合，不足状態にあるかどうか判断できない．耐容上限量については，測定値の分布と耐容上限量から過剰摂取の可能性を有する人の割合を算出する．目標量については，測定値の分布と目

カットポイント法
　集団において，習慣的な摂取量が推定平均必要量以下である人の割合は，必要量を満たしていない人の割合とほぼ一致する．このことを用いて，集団における摂取不足の割合を算出する方法．

表 2.5 集団の食事改善を目的として食事摂取基準を活用する場合の基本的事項

目的	用いる指標	食事摂取状況のアセスメント	食事改善の計画と実施
エネルギー摂取の過不足の評価	体重変化量 BMI	○体重変化を測定 ○測定された BMI の分布から，BMI が目標とする BMI の範囲を下回っている，あるいは上回っている者の割合を算出	○BMI が目標とする範囲内に留まっている者の割合を増やすことを目的として計画を立案 〈留意点〉一定期間をおいて 2 回以上の評価行い，その結果に基づいて計画を変更し，実施
栄養素の摂取不足の評価	推定平均必要量 目安量	○測定された摂取量の分布と推定平均必要量から推定平均必要量を下回る者の割合を算出 ○目安量を用いる場合は，摂取量の中央値と目安量を比較し，不足していないことを確認	○推定平均必要量では，推定平均必要量を下回って摂取している者の集団内における割合をできるだけ少なくするための計画を立案 ○目安量では，摂取量の中央値が目安量付近かそれ以上であれば，その量を維持するための計画を立案 〈留意点〉摂取量の中央値が目安量を下回っている場合は，不足状態にあるかどうかは判断できない
栄養素の過剰摂取の評価	耐容上限量	○測定された摂取量の分布と耐容上限量から，過剰摂取の可能性を有する者の割合を算出	○集団全員の摂取量が耐容上限量が耐容上限量未満になるための計画を立案 〈留意点〉耐容上限量を超えた摂取は避けるべきであり，超えて摂取している者がいることが明らかになった場合は，問題を解決するために速やかに計画を修正，実施
生活習慣病の予防を目的とした評価	目標量	○測定された摂取量の分布と目標量から，目標量の範囲を逸脱する者の割合を算出する．ただし，予防を目的としている生活習慣病が関連する他の栄養関連因子ならびに非栄養性の関連因子の存在と程度も測定し，これらを総合的に考慮したうえで評価	○摂取量が目標量の範囲内に入る者または近づく者の割合を増やすことを目的とした計画を立案 〈留意点〉予防を目的としている生活習慣病が関連する他の栄養関連因子並びに非栄養性の関連因子の存在とその程度を明らかにし，これらを総合的に考慮した上で，対象とする栄養素の摂取量の改善の程度を判断．また，生活習慣病の特徴から考え，長い年月にわたって実施可能な改善計画の立案と実施がのぞましい

標量から目標量の範囲を逸脱する人の割合を算出する．

　エネルギーの過不足に関する食事改善の計画・立案には，BMI または体重変化量を用いる．BMI が目標とする範囲内に留まっている人の割合を増やすことを目的として計画を立てる．栄養素の摂取不足からの回避を目的とした食事改善の計画・立案には推定平均必要量を用いる（ない場合は目安量を用いる）．

2.4 エネルギー・栄養素別食事摂取基準

● 2.4.1 エネルギー ●

　エネルギーの必要量は，WHO の定義に従い，「ある身長・体重と体組成の個人が，長期間に良好な健康状態を維持する身体活動レベルのとき，エネルギー消費量との均衡がとれるエネルギー摂取量」と定義されている．つま

り，健康の保持・増進を目的とする場合において，単にエネルギー消費量に見合った摂取をすればよいというだけのものではない．エネルギー必要量には「充足」という考え方は存在せず，「適正」という考え方だけが存在する．このような考え方から，エネルギー必要量は，望ましい BMI を維持するエネルギー摂取量とし，そのエネルギー収支バランスの指標として BMI が採用された．

エネルギー必要量は，総エネルギー消費量の推定値から，

推定エネルギー必要量＝基礎代謝基準値(kcal/kg 体重/日)
×参照体重(kg)×身体活動レベル

の方法で算出した．また，小児，乳児，および妊婦，授乳婦では，これに成長や妊娠継続，授乳に必要なエネルギー量を「付加量」として加えた．

● 2.4.2　エネルギー摂取量の過不足の評価方法：成人の目標とする BMI ●

望ましい BMI は，観察疫学研究において報告された総死亡率がもっとも低かった BMI の範囲がまとめられ，それらに疾患別の発症率や死亡率と BMI との関係，および日本人の BMI の実態を考慮し，「当面目標とするべき BMI の範囲」として示された．特に 65 歳以上では，総死亡率が最も低かった BMI と実態との乖離がみられるため，フレイルおよび生活習慣病の予防の両方に配慮する必要があることも踏まえて設定した．ただし，総死亡率に関与する要因（生活習慣を含む環境要因，遺伝要因など）は数多く，BMI だけを厳格に管理する意味は乏しい．あくまでも BMI は，健康を維持し，生活習慣病の発症予防を行うための要素の 1 つとして扱うに留めておく必要がある．

● 2.4.3　たんぱく質 ●

たんぱく質の推定平均必要量は，最新のメタ・アナリシスと諸外国の基準設定方法を踏まえ，1 歳以上全年齢区分で男女ともに同一のたんぱく質維持必要量（0.66 g/kg/日）を用いて算定した．高齢者では，たんぱく質の利用効率が下がることを示した科学的根拠はないことから，同一の値を用いて算定した．

要因加算法
　ある結果を導くために，それに影響を与える因子を列挙して，可算していく方法．カルシウムや鉄の推定平均必要量も要因加算法で算出された．

1～17 歳の小児では，たんぱく質維持必要量と成長に伴い蓄積されるたんぱく質蓄積量から要因加算法によって算出した．乳児については，目安量として策定した．ただし，離乳期になると母乳以外のたんぱく質を摂取するため，たんぱく質の算定方法は異なる．そこで，乳児期（0～11 カ月）を 3 区分，すなわち 0～5 カ月，6～8 カ月，9～11 カ月とし，それぞれの区分において目安量を算定した．

妊娠期の体たんぱく質蓄積量は体カリウム増加量より間接的に算定することができる．妊娠各期におけるたんぱく質蓄積量の比を用いて，妊娠初期

外挿法
　ある因子間に一定の量的関係がある場合に，片方の因子量を用いてもう一方の因子量を算出する方法．エビデンスのない性別・年齢階級の指標の算出に用いる．

0 g/日，中期 5 g/日，後期 25 g/日として付加量（推奨量）を算定した．授乳婦については，母乳中のたんぱく質濃度（12.6 g/l）×1 日の泌乳量（0.78 l/日）×食事性たんぱく質から母乳たんぱく質への変換効率（70%）から，推奨量算定係数 1.25 を乗じて算出した．目標量は，たんぱく質摂取量は低すぎても高すぎても他のエネルギー産生栄養素とともに主な生活習慣病の発症予防及び重症化予防に関連することから，範囲として設定した．目標量の下限は，推奨量以上であり，かつ高齢者においてはフレイル等の発症予防も考慮した値であることが望まれる．しかし，フレイルの発症予防を目的とした量を算定することは難しいため，少なくとも推奨量以上とし，高齢者については摂取実態とたんぱく質の栄養素としての重要性を鑑みて，他の年齢区分よりも引き上げた．

● 2.4.4　炭水化物 ●

　炭水化物と食物繊維に限定して策定された．炭水化物の栄養学的な役割は，脳や神経組織，赤血球など通常はブドウ糖しかエネルギー源として利用できない組織にブドウ糖を供給することである．しかしながら，炭水化物の推定平均必要量を算定するだけの科学的根拠はまだ報告例が乏しい．よって，炭水化物の望ましい摂取量として，目標量（%エネルギー）が設定された．

　食物繊維については，その摂取不足が生活習慣病の発症に関連するという報告が多いことから，目標量が設定された．とくに心筋梗塞のリスクと負の関連性が示唆されたため，その予防を目的として，現在の日本人における食物繊維摂取量の中央値より算出した．また，生活習慣病の発症には長時間にわたる習慣的な栄養素摂取量が影響することなどから，小児期（3歳以上から）においても基準を設定することとした．

● 2.4.5　脂　質 ●

　脂質は，細胞膜の主要な構成成分であり，エネルギー産生の主要基質である．また，脂溶性ビタミンやカロテノイドの吸収を助けたり，ステロイドホルモンやビタミン D の前駆体でもある．脂質の食事摂取基準については，脂質，飽和脂肪酸，n-6 系脂肪酸，n-3 系脂肪酸について，設定した．

a. 脂質

　1 歳以上は目標として，乳児は目安量として，脂肪エネルギー比率（%エネルギー）を設定した．

　脂質の目標量の上限は，日本人の脂質及び飽和脂肪酸摂取量の特徴に基づき，飽和脂肪酸の目標量の上限（7%エネルギー）を超えないと期待される脂質摂取量の上限として算定した．また下限は，必須脂肪酸の目安量を下回らないように算定した．

b. 飽和脂肪酸

　飽和脂肪酸は，体内合成が可能であるため必須栄養素ではない．その一方，高 LDL コレステロール血症の主なリスク要因の１つであり，心筋梗塞を始めとする循環器疾患の危険因子である．また，重要なエネルギー源の１つであるために肥満の危険因子としても忘れてはならない栄養素である．したがって目標量が３歳以上で設定された．

c. n-6 系脂肪酸

　リノール酸やアラキドン酸といった生体内では合成することができない必須脂肪酸で，経口摂取する必要がある．欠乏すると皮膚炎などが発症する．日本人を対象とした人体への影響について調べた研究は少ないため，国民健康・栄養調査の結果から算出された摂取量の中央値を目安量とした．

d. n-3 系脂肪酸

　n-6 系脂肪酸と同様，生体内で合成できず，欠乏すると皮膚炎などが発症する．食用調理油由来の α-リノレン酸，魚由来のエイコサペンタエン酸（EPA），ドコサヘキサエン酸（DHA）などがある．n-3 系脂肪酸の生理作用は n-6 系脂肪酸の生理作用と競合して生じるものではなく，n-3 系脂肪酸のもつ独自の生理作用も考えられるため，両者の比ではなく，n-3 系脂肪酸自体の摂取基準を国民健康・栄養調査の結果から目安量として設定した．

e. その他の脂質

　一価不飽和脂肪酸は必須脂肪酸ではなく，主な生活習慣病への量的な影響も明らかではないため基準の設定はしなかった．

　コレステロールは体内で合成され，脂質異常症及び循環器疾患の発症予防の観点から目標量を設定するのは難しいが，脂質異常症を有する者及びそのハイリスク者においては，摂取量を低く抑えることが望ましいと考えられる．よって，脂質異常症の重症化予防のための量を設定し，飽和脂肪酸の表の脚注として記載した．

　トランス脂肪酸の摂取による健康への影響は，飽和脂肪酸の摂取によるものと比べて小さいと考えられるものの，飽和脂肪酸と同じく冠動脈疾患に関与する栄養素として，摂取に関する参考情報を，飽和脂肪酸の表の脚注として記載した．

● 2.4.6　エネルギー産生栄養素バランス ●

　エネルギーを産生する栄養素，つまりたんぱく質，脂質，炭水化物（アルコールを含む）が総エネルギー摂取量に占めるべき割合（％エネルギー）を示した（巻末付表参照）．この目標量が設定された目的は，これらの栄養素の摂取不足を回避するとともに，生活習慣病の発症予防とその重症化予防である．

● 2.4.7 ビタミン ●

a. ビタミン A

数値はレチノール相当量として示し，レチノール活性当量（retinol activity equivalents, RAE）という単位で算定した．肝臓のビタミン A 貯蔵量がビタミン A の体内貯蔵量のもっともよい指標と考えられている．成人が 4 カ月にわたってビタミン A の含まない食事しか摂取していない場合でも，肝臓内貯蔵量の最低（$20\,\mu g/g$）が維持されている限り，免疫力の低下や夜盲症のようなビタミン A 欠乏症に陥ることはない．このことより，肝臓内ビタミン A 最小貯蔵量を維持するために必要なビタミン A 摂取量が，推定平均必要量を算出するための根拠となった．また，成人で，肝臓へのビタミン A 過剰蓄積による肝臓障害を指標に，乳児で，ビタミン A 過剰摂取による頭蓋内圧亢進の症例報告をもとに耐容上限量を算定した．また，その算出にはカロテノイドは含まれない．

b. ビタミン D

骨折のリスクを上昇させないビタミン D の必要量に基づき，目安量を設定した．具体的には，アメリカ・カナダの推奨量から，日照により皮膚で産生されると考えられるビタミン D を差し引き，摂取実態を踏まえて設定した．また，成人では，ビタミン D の過剰摂取による健康障害は，高カルシウム血症を指標とし，耐容上限量を算定した．乳児については，ビタミン D 過剰摂取によって成長障害が生じる危険があるため，耐容上限量を算定した．

c. ビタミン E

ビタミン E には，8 種類の同族体が存在するが，食事摂取基準では，α-トコフェロールのみを指標とした．平成 28 年国民健康・栄養調査におけるビタミン E 摂取量の中央値をもとに目安量を設定した．ビタミン E を過剰に摂取すると，出血傾向が上昇することが知られているため，乳児以外で耐容上限量を設定した．

d. ビタミン K

血液凝固因子の活性化に必要なビタミン K 摂取量は明らかではないため，平成 28 年国民健康・栄養調査のビタミン K 摂取量（非納豆摂取者）をもとに目安量を算定した．骨粗鬆症治療薬として大量服用しても副作用が発生した例は今までに報告がないため，耐容上限量は設定しなかった．

e. ビタミン B_1

水溶性ビタミンは，一般的に必要量を超えると尿中に排泄される．また，ビタミン B_1 は，エネルギー代謝に関与するビタミンであることから，エネルギー摂取量当たりのビタミン B_1 摂取量と尿中へのビタミン B_1 排泄量との関係から推定平均必要量を算定した．妊婦付加量は，ビタミン B_1 がエネ

ルギー要求量に応じて増大するという代謝特性から算定した.

f. ナイアシン

食事摂取基準の数値は，ナイアシン当量という単位で設定した．推定平均必要量は，ナイアシン欠乏症のペラグラの発症を予防できる摂取量に基づき，エネルギー摂取量当たりで算定した．

g. 葉酸

体内の葉酸栄養状態を表す生体指標として，中・長期的な指標である赤血球中葉酸濃度と血漿総ホモシステイン値の維持量についての報告（Milne et al., 1983 ほか章末文献参照）をもとに，推定平均必要量を算定した．必要量に性差があるという報告がみられないため，男女差はつけなかった．妊娠中は葉酸の必要量が増大するため，妊婦の赤血球中の葉酸レベルを適正に維持できる量として，付加量を算定した．

h. ビタミン C

アスコルビン酸量として設定した．心臓血管系の疾病予防効果ならびに有効な抗酸化作用を指標として推定平均必要量を算定した．妊婦付加量は，新生児の壊血病を予防する観点から算定した．ビタミン C は広い摂取範囲で安全と考えられているため，耐容上限量は設定しなかった．ただし，総合的に考えると，いわゆるサプリメント類からの 1 g/日以上の量を摂取することは推奨できないとしている．

● 2.4.8　ミネラル ●

a. ナトリウム

便や尿といった不可避損失量を補うと必要量が満たされる，という考えから推定平均必要量を算定した．ただし，ナトリウムを食事摂取基準に含める意味は，むしろ過剰摂取による生活習慣病のリスク上昇，重症化を予防することにあるため，目標量を設定した．国内外のガイドラインを踏まえて，高血圧および慢性腎臓病（CKD）の重症化予防のため，食塩相当量 6 g/日未満をナトリウムの表の脚注に記載した．

b. カリウム

不可避損失量の推定値，体内貯蔵量を一定に保ち血漿および組織間の濃度を基準範囲内に維持する値，および平成 28 年国民健康・栄養調査から男性 2500 mg/日，女性 2000 mg/日を目安量とした．

小児（1～2 歳）におけるカリウム摂取と生活習慣病予防についての量的な根拠となり得る報告は乏しいことから，3 歳以上男女において目標量が設定された．

c. カルシウム

1 歳以上で，体内蓄積量，尿中排泄量，経皮的損失量を算出し，これらの合計を見かけの吸収率で除して，推定平均必要量とした（要因加算法）．

　　妊婦では，妊娠中は母体の代謝動態が変化し，腸管からのカルシウム吸収率が著しく増加すること，通常より多く母体に取り込まれたカルシウムは尿中へ排泄されることから付加量は必要ないとした．授乳中も，腸管でのカルシウム吸収率が非妊娠時に比べて軽度に増加し，母親のカルシウム排泄量は減少する，ということから付加量は必要ないとした．

　　ミルクアルカリ症候群の報告をもとに，耐容上限量を設定した．

d. 鉄

　　0〜5カ月児を除き，要因加算法を用いて①男性・月経のない女性と②月経のある女性それぞれで推定平均必要量を算定した．

　　妊娠期に必要な鉄は，基本的鉄損失に加え，①胎児の成長に伴う鉄貯蔵，②臍帯・胎盤中への鉄貯蔵，③循環血液量の増加に伴う赤血球量の増加に伴う赤血球量の増加による鉄重要の増加があり，それぞれ妊娠の初期，中期と後期によって異なるため，2期に分けて算定した．なお，これらの付加量は，月経がない場合の推定平均必要量および推奨量に付加する値である．

　　鉄の長期摂取による慢性的な鉄沈着症などを考慮し，耐容上限量を算定した．

2.5 ライフステージ別食事摂取基準

● 2.5.1 食事摂取基準（2020年版）の年齢区分 ●

　　旧来の食事摂取基準から年齢区分が変更された．高齢者については65歳以上とし，年齢については，65〜74歳，75歳以上の2つの区分を設けた．

● 2.5.2 各ライフステージの食事摂取基準 ●

a. 妊婦・授乳婦の食事摂取基準

　　妊娠期を妊娠初期（〜13週6日），妊娠中期（14週0日〜27週6日），妊娠後期（28週0日〜）の3区分としている．妊娠期特有の変化（胎児発育に伴う蓄積量と妊婦の体蓄積量）を考慮し，付加量を設定した．たんぱく質付加量は，妊娠期の体たんぱく蓄積量を体カリウム増加量より算定し，妊娠中の最終的な体重増加量を11kgとして，妊娠初期，中期，後期に分けて設定した．ビタミンA付加量は，最後の3カ月でほとんどが蓄積されることから，妊娠後期にのみ付加量が設定された．授乳婦については，母乳含有量を基に，付加量を設定した．

b. 乳児の食事摂取基準

　　乳児は臨床研究は容易ではない，また，健康な乳児が摂取する母乳の質と量は乳児の栄養状態にとって望ましいものと考えられる．このことから，乳児における食事摂取基準は，目安量を算定するものとし，母乳中の栄養素濃度と健康な乳児の哺乳量（0.78L/日）との積とした．

c. 小児の食事摂取基準

　小児を対象とした研究は少ないことから，十分な資料が存在しない場合は，外挿法を用いて成人の値から推定した．エネルギー摂取量の過不足のアセスメントは，成長曲線（身体発育曲線）を用いて成長の過程を縦断的に観察する．具体的には，体重や身長を計測し，成長曲線（身体発育曲線）のカーブに沿っているか，成長曲線から大きく外れるような成長の停滞や体重増加がないかなどを検討する．たんぱく質は，たんぱく質維持必要量と成長に伴い蓄積されるたんぱく質蓄積量から，要因加算法によって算出した．飽和脂肪酸については，3歳以上，男女共通で目標量を設定した．食物繊維とカリウムについては，3歳以上について目標量を設定した．

d. 高齢者の食事摂取基準

　生活習慣病の発症予防を目的としたたんぱく質の目標量は，フレイルの発症予防も視野に入れ設定した．また，サルコペニア発症予防も考慮されている．その他の栄養素で，骨粗鬆症との関連においてビタミン D，認知機能低下との関連において葉酸，ビタミン B_6，ビタミン B_{12}，ビタミン C，ビタミン E，ビタミン D および n-3 系脂肪酸などの報告がいくつかあるが，科学的根拠はまだ不十分である．

参 考 文 献

厚生労働省：日本人の食事摂取基準（2020 年版），2019

佐々木　敏：食事摂取基準入門―その心を読む―，同文書院，2010

Milne, D. B., Johnson, L. K., Mahalko, J. R., *et al.*：Folate status of adult males living in a metabolic unit: possible relationships with iron nutriture. *Am J Clin Nutr*, **37**, 768-773, 1983

O'Keefe, C. A., Bailey, L. B., Thomas, E. A., *et al.*：Controlled dietary folate affects folate status in nonpregnant women. *J Nutr*, **125**, 2717-2725, 1995

McPartlin, J., Halligan, A., Scott, J. M., *et al.*：Accelerated folate breakdown in pregnancy. *Lancet*, **341**, 148-149, 1993

Wolfe, J. M., Bailey, J. B., Herrlinger-Garcia, K., *et al.*：Folate catabolite excretion is responsive to changes in dietary folate intake in elderly women. *Am J Clin Nutr*, **77**, 919-923, 2003

3. 成長，発達，加齢

■到達目標（point）

・成長，発達，加齢の概念が説明できる

・各器官の発育パターンを理解する

・老化のメカニズムを理解し，栄養との関係を説明できる

3.1 成長，発達，加齢の概念

● 3.1.1 ライフサイクル ●

　ライフサイクルは「人生循環」とも訳されるが，人生の中に区切りを見出し，その時期の特徴を表し，人生が1代では完結せず生殖を通して次の世代につながっていくという考え方を前提としている．ライフサイクルの各ステージに起こる身体機能変化の理解を通して，心身の健康を考える．

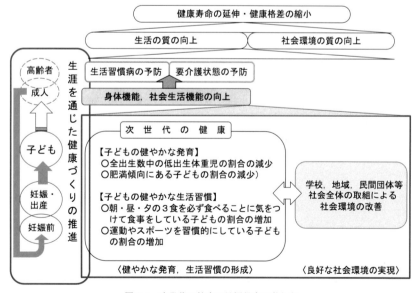

図3.1　次世代の健康の目標設定の考え方
（厚生労働省：健康日本21（第二次）の推進に関する参考資料，2012）

　　健康日本 21（第二次）では，図 3.1 に示すようにライフサイクルを通じた健康づくりを提唱している．このようにライフサイクルに応じたトータルな栄養管理が望まれる．

● 3.1.2　成　長 ●

　　成長（growth）は，発達と同義語として使われることが多い．成長とは，主として形態的あるいは量的増大，すなわち身長や体重の増加を指し，発達とは機能的な成熟，すなわち複雑化，分化，総合化を指す．両者をあわせた意味で広義に発育という言葉が用いられることもある．本書ではライフステージを，妊娠期・授乳期，新生児期・乳児期，成長期（幼児期・学童期・思春期），成人期・更年期，高齢期に分け各章で解説した．

　　図 3.2 にスキャモンの発育曲線を示した．これは誕生から成熟期までの成長・発達を経時的変化で示し，成熟期（20 歳）を 100％としたときの割合を示し，4 つの型に分類している．一般型（身長，体重，消化器官，筋肉，血液量など）は，幼児期までに急激に発達し，その後緩やかになり，第二次性徴が現れる思春期および思春期以降に再び発達する．神経型（脳・脊髄・頭囲など）は，出産直後から急激に発達し 4, 5 歳で成人の約 80％に達する．リンパ型（胸腺・リンパ腺・扁桃腺など）が生後から 12, 13 歳頃まで急激に成長し，大人のレベルを超えるが，その後次第に大人のレベルに戻る．生殖型（睾丸・卵巣・子宮・前立腺など）は思春期まではわずかな成長だが，その後急激に発達し，男性ホルモンや女性ホルモンなどの性ホルモンの分泌も多くなる．

● 3.1.3　発　達 ●

　　発達（development）とは成長に伴って生体の諸機能が分化し，発現する

第二次性徴
　思春期に出現する性成熟，男性は声変わり，筋骨の発達など，女性では乳房発達，初経などが発現する．

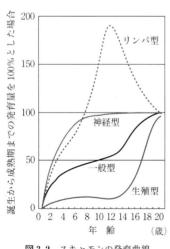

図 3.2　スキャモンの発育曲線

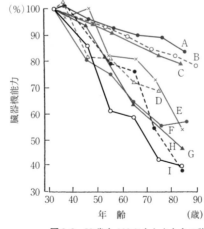

A. 神経伝導速度
B. 基礎代謝率
C. 細胞内水分量
D. 心拍数
E. 標準糸球体濾過率
F. 肺活量
G. 標準腎血漿流量（ダイオドラスト）
H. 標準腎血漿流量
　　（PAH：パラアミノ馬尿酸ナトリウム）
I. 分時最大換気量

図 3.3　30 歳を 100％としたときの諸生理機能の推移（Shock）

ことである．言葉の数，運動機能・免疫機能を含む身体の機能・臓器の働き・精神能力などの機能面が変化し，働きが成熟することをいう．物的な成熟である成長と対比している．20歳頃までは上昇の一途をたどる．細胞の数が増え，大きくなるにつれて機能も増す．各器官・組織に本来備わるべき細胞が量・大きさとも十分になって初めて働きが活発になる．

● **3.1.4　加　齢** ●

加齢（aging）とは，生まれてから死ぬまでの物理的な時間の経過をさす．加齢の過程で細胞・組織・臓器の退行性変化が生じ（図3.3），とくに衰退期からみられる生体機能の退行性変化を老化という．細胞の変性・消失，再生能力の低下などにより細胞数の減少があり，臓器の機能および予備能力の低下が著しくなる．老化の原因としては，プログラム説やエラー蓄積説が提唱されている．50歳までの疾病は感染症や外傷など主として外部の要因からもたらされたもの，50歳を過ぎると老化という内部の要因からもたらされることが多く，複数の疾患をもたらすこともある．生活習慣病である糖尿病，脂質異常症，高血圧，肥満は疾病というよりも老化を加速させて重篤疾患へのリスクを増加させることを意味する．

成長・発達・加齢は，人間だれしもが同じように進むわけではなく，個人差が大きい．

プログラム説
老化を支配する遺伝子がそれぞれの動物にはプログラムされており，その発現が老化であるという説．

エラー蓄積説
活性酸素による細胞膜への障害が蓄積し，細胞の機能障害につながるという考え方．

3.2　成長，発達，高齢期の生理的変化に伴う身体的・精神的変化と栄養

● **3.2.1　身長，体重，体組成** ●

巻末に日本人の食事摂取基準（2020年版）における参照体位を示した．身長は，性差はあるが，新生児では約50 cm，1歳児で1.5倍（約75 cm），4歳児で2倍（約100 cm）となる．

体重は，新生児で約3 kgであるが，1歳児で3倍（約9 kg），3歳児で4倍（約12 kg），4歳児で5倍（約15 kg）となる．この時期は一生のなかでも最大の成長を示す時期である．その後の成長は緩やかになり，学童期における身長の伸びは年に約5 cm，体重は3 kg程度となる．思春期に入ると第二次性徴を示し，急激な成長を示す．男子の11〜13歳，女子の9〜11歳の発育速度が最大になる．第二次性徴は女子の方が男子より2歳程度早く現れる．そのため学童期後半では女子の方が身体的に大きくなる時期があるが，数年で男子の方が大きくなる．

身体各部の割合を胎生期から成人期までの各時点で比較したものを図3.4に示した．新生児の胴・腕・足の発達割合が成人期に比べて極端に小さく，頭の割合が大きいことがわかる．頭高と身長の割合は，新生児期では頭高1に対して身長は4であるが，幼児期では5.5頭身程度，成長期では8頭身と

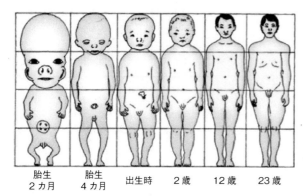

胎生
2カ月　　胎生
4カ月　　出生時　　2歳　　12歳　　23歳

図3.4　身体各部の割合の比較（W. J. Robbin, 1928）

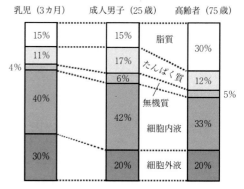

図3.5　人体の構成成分

なり，頭部に比べて四肢や内臓の成長と発達が著しい.

　このことから，発育期の子どもは，大人を単に小さくしたものではなく，独自の特徴をもったものだといえる.

　乳児の体重当たりの体表面積は成人に比較して大きい. このことから発汗や不感蒸泄によって失われる水分量が多い. 乳児の体内水分量は80%，小児では70〜75%ではあるが，徐々に減少し，成人では55〜60%となる. 体たんぱく質の割合は小児で約13%，成人で約16%である（図3.5）.

不感蒸泄
　呼気中の水蒸気から，あるいは汗以外に皮膚表面から失われる水分. 1日に約800〜1000 ml排泄される.

● 3.2.2　消化，吸収 ●

　新生児では，まだ唾液分泌量は少ない. 生後5〜6カ月で離乳が始まるが，その時期になると多糖類を分解するために，唾液およびアミラーゼの分泌が増加する. 離乳食から幼児食へと食品摂取の種類が増えるとともに，口・胃や腸における消化酵素の分泌，また消化管の運動も徐々に盛んになり，消化・吸収機能が発達していく.

離乳
　母乳または育児用ミルクなどの乳汁栄養から幼児食へと移行する過程. この期間に乳児の摂食機能は，乳汁を吸うことから食物を噛みつぶし飲み込むことへと発達する.

　乳歯は生後6カ月頃から生え始め，3歳頃までに上下10本ずつ20歯が揃い，咀しゃく力が発達する. 6歳頃から永久歯が生え始め10歳頃までにすべて生え変わる. 乳歯が萌出する時期には永久歯が形成されている. そのことから，早い時期から歯の形成に必要な栄養素を摂取しておく必要性がある.

　胃は徐々に乳児期の筒状から幼児期・学童期になると独自のかぎ針状へと変化し，胃内容量も徐々に増加する. 新生児では50 ml，2歳児で500 ml，成人では3000 mlとなる. 腸の長さも増して蠕動運動も活発になっていく.

蠕動運動
　取り入れた食物を腸の輪状筋の収縮により内容物を移動させる運動. この運動は自律神経の働きにより行われているもので，意識的に蠕動運動を活発にさせることはできない.

　消化された栄養素は，脂肪類以外は小腸から門脈血管内に吸収され，肝臓に運ばれる. 肝臓では吸収された栄養素の合成・分解・貯蔵・解毒などが行われる. 肝臓は出生時130 gほどであるが，成人になると1〜1.5 kgになり，物質代謝の中心的役割を果たす. また肝臓は，胎児期における重要な造血器官でもある.

● 3.2.3　代　謝 ●

　呼吸法は，乳児の頃は腹式呼吸法であるが，呼吸筋の発達や胸部の拡張などにより，3歳頃から胸式呼吸法が加わり，7歳頃から併合型になる．幼児は新陳代謝が盛んなため多くの酸素を必要とするのに加え，肺が小さく1回に吸う空気の量が少ないので呼吸数は成人よりも多い．新生児で40〜50回/分，乳児では30〜40回/分，幼児では20〜30回/分，学童期になると18〜20回/分，成人は16〜18回/分程度で，成長に伴い減少する．

　幼児の体温は，成人と比べ高い．厚生労働省予防接種ガイドラインでは明らかな発熱を37.5℃以上としている．また汗腺の発達が不十分なので，脱水しやすく，体温調節が十分ではないが，10歳頃には成人と同程度になる．体温が1℃上昇すると脈拍数も毎分15〜20回増加するといわれている．

　幼児の安静時の脈拍数は，1分間で90〜100程度だが，心臓の重量が増加し，心筋の収縮力が強まるとともに回数が少なくなり，成人では70くらいになる．

　血圧は，幼児で収縮期血圧が80〜100 mmHg程度，拡張期血圧が50〜70 mmHg程度で，年齢とともに上昇する．乳幼児では心臓の拍出力が弱い上に血管の弾性が大きいためである．

　胎児は母体から胎盤を通して免疫抗体を受け取り，出生後は初乳から抗体を獲得する（受動免疫）．体内において免疫形成は徐々に行われているが，生後6カ月くらいで母体からもらった免疫力（IgG）も弱まるために感染に対する抵抗力が他の時期に比べ弱くなる．体内での免疫形成は乳児の発育に伴い，病気にかかったり，予防接種を受けたりすることにより自分自身で抗体を産生して免疫力をつけていく（能動免疫）．

　免疫グロブリン値の年齢による変化を図3.6に示した．

　生命維持に最低限必要なエネルギー量を基礎代謝量という．基礎代謝量と基礎代謝基準値を巻末の表に示した．幼児期以降の推定エネルギー必要量は基礎代謝基準値を用いて算出される．基礎代謝基準値は，ライフステージの

Ig
　免疫の中で大きな役割を担っている免疫グロブリン（Immunoglobulin）のことで，血液中や組織液中に存在している．ヒトではIgG，IgM，IgA，IgD，IgEの5種類がある．

IgG（免疫グロブリンG）
　ヒト血清中で最も高濃度に存在する免疫グロブリンである．ヒトの胎盤を通過できるため，新生児の生体防御に重要である．

IgM（免疫グロブリンM）
　免疫初期に産生される抗体である．抗原が体内に侵入した時，まずこの抗体がつくられる．5種類のグロブリンの中で最も大きい分子量を持つ．

IgA（免疫グロブリンA）
　腸管等の粘膜で外来抗原の侵入を阻止し，アレルギー発生抑制に働く．分泌型IgAは初乳中に含有され，新生児の消化管を細菌・ウイルス感染から守る働きを有している（母子免疫）．

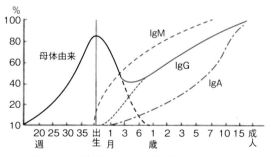

図3.6　血清免疫グロブリン値の年齢による変化
（成人値を100とする相対値）（矢田純一，2003より）

なかで1～2歳が一番高値を示す．その後，年齢を重ねるごとに値は低下していく．

● 3.2.4 運動，知能，言語，精神，社会性 ●

　乳児・幼児期は，一生のなかでもっとも著しい感覚・神経系，運動能力の発達に伴う行動の変化を示す．

　人の運動機能の発達には一定の順序（方向性）があり，これは新生児から3歳くらいの幼児にみられる．2つの方向がみられ，頭部から足部（尾部）への方向と，中心部（中枢）から周辺部歩行（末梢）への方向である．歩行が可能になるためには，筋肉や骨格の発達ともに中枢神経の発達が不可欠であり，伏位から立位へという姿勢の制御と上肢から下肢へという運動の展開が準備運動になる．ほとんどの子どもが，生後2～4カ月くらいで首が座り，5～7カ月で身体がしっかりして一人で座ることができ，7～10カ月頃つかまり立ちをするようになる．また約8カ月で腹ばいでの前進後退が可能になり，9カ月で四つんばいで移動し，支えなしで立ち続けられるようになる．その後二足での歩行へと進む．平成22年乳幼児身体発育調査報告書から乳幼児の運動機能通過率を図3.7に示した．早い子どもでは9～10カ月頃から一人歩きを始め，1歳で約50％，1歳4カ月までに95％が歩けるようになる．

　さらに幼児期は知能・情緒や言語など精神発達が著しい．図3.8には幼児の言語機能通過率を示した．生後4～5カ月頃から喃語（なんご）を発声し，その後6カ月位から早い子どもでは単語を話し始める．また，5歳くらいまでに2000語以上の言葉を理解できるといわれている．また社会性の発達もみられ，家族関係から近所の人間との関係，保育所・幼稚園での集団生活への適応もみられる．学童・思春期に入ると自我の確立，自主性などがみられ，親への依存度の低下や精神状態の複雑化などがみられる．

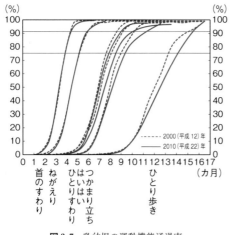

図3.7 乳幼児の運動機能通過率
（平成22年乳幼児身体発育調査報告書より）

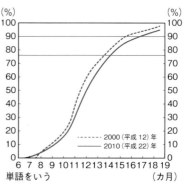

図3.8 幼児の言語機能通過率
（平成22年乳幼児身体発育調査報告書より）

2010（平成 22）年度の乳幼児の運動機能・言語通過率については，2000（平成 12）年の調査に比べてやや遅くなっている傾向がうかがえた．

● 3.2.5　食生活，栄養状態 ●

　生後 5〜6 カ月くらいになると，乳汁栄養だけでは成長のための十分な栄養を満たすことが難しくなり，離乳食を経て幼児食へと移行する．成長・発達に伴い食生活を中心に生活習慣の確立が重要である．この時期から正しい食習慣を身につけることが後の好き嫌いなどの食の問題点を回避するためにも大切である．幼児期前半はとくに脳の発達の重要な時期でもあるので，幼児の特徴を踏まえて，栄養を過不足なく与える．

　味覚や嗜好の形成の意味からも，乳幼児期は食の経験が大切である．乳児期の授乳期間中に味覚器官の形態と機能は完成し，離乳期には多様な食べ物を味わう能力が備わっていると考えられている．食嗜好は食経験による記憶の蓄積に応じて変化するので，幼児期の発達段階で食品に対する五感（味覚・視覚・触覚・嗅覚・聴覚）の情報を蓄積することが幼児の食べる力を増すことにつながる．脳が基本的に完成する 3〜6 歳頃の食経験が味覚の発達に重要であり，この時期にさまざまな食べ物の味を体験させることが，豊かな味覚の形成につながり偏食などの食の問題も防ぐことができる．幼児は胃の容量が小さいことから，1 日 3 食の食事だけではなく間食を入れ，補食の意味からも内容を吟味する．

　学童・思春期では，運動不足や栄養過多などによる肥満傾向の子どもが増加している．令和 2 年度の学校保健統計調査結果（文部科学省）によると，11 歳の肥満傾向児（性別・年齢別・身長別標準体重を求め，肥満度が 20% 以上のもの）の割合は男子 13.31%，女子 9.36% と報告されている．子どもの肥満は，将来の肥満や生活習慣病にも結びつきやすいので注意を要する．

　またこの時期は，偏食・朝食欠食・ダイエットなどによるやせや貧血の問題も生じる．

● 3.2.6　加齢に伴う身体的・精神的変化と栄養 ●

　加齢に伴って，生殖機能，運動機能，代謝機能，感覚機能など身体的，生理的，精神的にも退化する．これを老化現象という．これは，誰にでも起こることだが，その現れ方には個人差が大きい．また，疾患を伴う場合は，身体的機能の低下は著しい．高齢期になると慢性疾患などの治療薬常用による食欲低下も起こしやすくなる．複数の疾患の治療による服薬がある場合，薬剤の相互作用などにも配慮が必要となる．

　運動不足や過食による肥満については，生活習慣病への引き金となる可能性が高い．生活習慣病のリスクを上げるものは，不適切な食生活，運動・休養の不足，喫煙，節度を越えた慢性的飲酒などである．また，高齢期の食生

表3.1　加齢に伴う身体的変化

身体部位	変化・注意点
体組成	20歳代と比較するとたんぱく質の割合は減少し，脂肪の割合は増加，細胞内水分量の減少が起こる．
泌尿器系	尿濃縮能や尿細管機能の低下が起こり，多尿，低比重尿がみられる．
呼吸器系	肺の弾力性が低下することにより残気量が増加し，反射・繊毛運動低下により感染症にかかりやすくなる．
脳神経系	脳萎縮が起こり，口渇中枢低下のため脱水症状に陥りやすい．味覚では，味覚閾値の上昇に伴い，特に塩味閾値の上昇がみられる．視覚では，暗順応の低下が起こり，聴覚では高音域の難聴がみられる．
消化器系	歯の欠損により咀しゃく機能や嚥下機能の低下を引き起こし，誤嚥性肺炎のリスクとなる．消化液の分泌低下や消化管運動の低下が起こる．
循環器系	心臓の肥大が起こり，動脈硬化から血圧上昇がみられ，虚血性心疾患などから脳卒中の危険性が高まる．
運動器系	骨・筋肉の萎縮があり，特に女性の骨塩量減少は更年期から生じているので，骨粗鬆症・骨折に注意する．
免疫系	免疫応答の低下が起こり，感染症や悪性腫瘍などの危険が高まる．

活を取り巻く身体的・精神的・社会的要因などにより，脱水症や低栄養状態に陥らないように十分に注意を払うことが大切である．

表3.1に加齢に伴う身体的変化を挙げる．

高齢者の生理的特徴等については，第8章を参照．

参 考 文 献

久木野憲司，山本　茂監修・編集代表：栄養学英和辞典 改訂第2版，金原出版，2008

江田節子他：応用栄養学—ライフステージ別—，第一出版，2010

奥田援史他編著：健康保育の科学，みらい，2006

木戸康博他編：栄養学実践用語集，医歯薬出版，2014

木戸康博他編：応用栄養学 第4版，医歯薬出版，2015

厚生労働省：健康日本21（第二次）の推進に関する参考資料，2012

近藤充夫編著：健康，ひかりのくに，2001

CHS子育て文化研究所編：乳児保育，萌文書林，2009

巷野悟郎：最新保育保健の基礎知識 第6版改訂，日本小児医事出版社，2006

渡邊令子他編：応用栄養学 改訂第7版，南江堂，2020

二階堂邦子編著：新子どもの言葉，三晃書房，2010

服部照子・岡本雅子編著：保育発達学，ミネルヴァ書房，2006

林　淳三編：セミナー子どもの食と栄養，建帛社，2014

松川利広監修：子どもの育ちと「ことば」，保育出版社，2010

森　基子他：応用栄養学 第11版，医歯薬出版，2021

4. 妊娠期・授乳期の栄養

■到達目標（point）
・妊娠期・授乳期の母子の生理的特徴を理解する.
・妊娠期の区分ごとに必要な栄養（栄養素・摂取量）を理解する.
・妊娠期・授乳期の栄養アセスメントと疾患を理解し, 栄養ケアの方法を知る.
・出産後の健康・栄養状態と QOL の維持・向上を理解する.

4.1 妊娠期・授乳期の生理的特徴

● 4.1.1 妊娠の成立・維持 ●

a. 性周期

月経周期と性腺刺激ホルモン, 女性ホルモンなどの動態を図4.1に示す.

b. 妊娠の成立・維持

生まれたときの女子の卵巣には, 約数十万個の原始卵胞が蓄えられている. 思春期を迎えると, 卵胞刺激ホルモンにより, いくつかの卵胞が成長し, 最速に成熟した卵胞の膜が破裂し, 中の卵子が卵巣外へ出てくる. これを排卵という. この卵子が卵管采から卵管に入り, その移動中に精子と出会い, 卵子と精子の核が融合して受精する. 受精卵は, 受精後24時間以内に細胞分裂を開始し, 1個から2個, 4個, ……と分裂を繰り返しながら, 卵管を進み, 約1週間で子宮腔内に到達し, 子宮内膜に着床する. この時点が妊娠の成立である. 排卵から着床までの様子を図4.2に示す.

分娩予定日は, 最終月経の初日の月に9, 日付に7を加え, 満280日, 妊娠40週0日と概算される. 妊娠期間については, 妊娠初期（妊娠満15週: 4カ月まで）, 妊娠中期（満16週～満27週: 7カ月まで）, 妊娠後期（満28週～: 8カ月以降）に分類される. また, 在胎期間により, 満21週までに妊娠終了（流産）, 満22週～満36週までに出産（早産）, 満37週～満41週までに出産（正期産）, 満42週以降に出産（過期産）という. 妊娠の定義を表4.1に示す.

妊娠が成立した後は, 母体は胎児を体内で成長・発育させるために妊娠を維持・継続していくが, それには内分泌系と免疫系が大きく関与する.

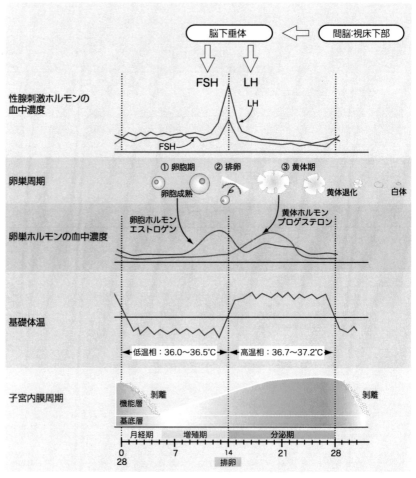

図 4.1　月経周期と女性ホルモンの動態
（浅野伍朗：からだのしくみ事典，成美堂出版，2010）

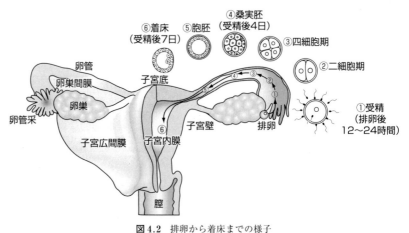

図 4.2　排卵から着床までの様子
（浅野伍朗：からだのしくみ事典，成美堂出版，2010）

表 4.1　妊娠の定義

妊娠初期				妊娠中期			妊娠後期				
妊娠前半期					妊娠後半期				分娩予定日は満 280 日 (40 週 0 日) とする		
(満) 0〜3 (週)	4〜7	8〜11	12〜15	16〜19	20〜23	24〜27	28〜31	32〜35	36〜39	40〜43	44〜
早期流産 (12 週未満)			後期流産 (12 週以降 22 週未満) 人工流産可能→				早産 (22 週以降 37 週未満) (出生児の生育可能の限界)			正期産 37 週から	過期産 42 週から
胎芽→		胎児→									
		8 週			胎児体重 500 g (WHO)		胎児体重 1000 g (WHO)				

(管理栄養士国家試験研究会：管理栄養士受験講座　応用栄養学，第一出版，2007 から作成)

c.　内分泌系ホルモン

1) ヒト絨毛性ゴナドトロピン (human chorionic gonadotropin, hCG)

妊娠が成立すると急速に分泌される糖たんぱく質ホルモンで，胎盤絨毛の合胞体栄養膜細胞から産生され，尿中や血中に排出される．妊娠週数が進むにつれて高濃度になってくるが，妊娠 8〜10 週頃にピークとなり，以後は減少してくる．黄体形成ホルモン (luteinizing hormone, LH) と同様に，黄体を刺激してエストロゲン，プロゲステロンを分泌する．妊娠検査薬で陽性反応が出る成分で，通常は生理予定日から 1 週間後に検査できるタイプのものは，50 mIU/ml で反応する．

2) ヒト胎盤ラクトゲン (human placental lactogen, hPL)

hCG とともに，胎盤で産生される代表的なホルモンであるが，hCG と異なり，糖質を含まない分子量 22000 の単純たんぱく質ホルモンであり，直接，胎児に作用することはなく，母体での糖・脂質代謝を介して，胎児発育の促進に関与する．妊娠初期は，切迫流産，胞状奇胎の指標となり，妊娠後期・末期には，測定値の経時的推移により，胎児-胎盤機能の管理 (胎児発育遅延，胞状奇胎，胎盤機能不全，胎児死亡，SFD (低体重児) 妊娠など) に有用とされる．また，胎児に優先的にグルコースを送るために，母体のグルコース取り込みを抑制する抗インスリン作用と母体への栄養補給のための脂質分解作用も有している．

3) エストロゲン (卵胞ホルモン) (estorogen, E)

ステロイドホルモンであり，エストロン (E1)，エストラジオール (E2)，エストリオール (E3) の総称である．排卵前に卵子を包んでいる卵胞は，このホルモンを分泌している．乳汁分泌の準備，妊娠中の分泌抑制，妊娠維持と分娩の準備など相反する作用を同時に行っている．

4) プロゲステロン (黄体ホルモン) (progesteron, P)

ステロイドホルモンであり，排卵後の卵胞は，内分泌腺である黄体に変化

し，このホルモンを分泌する．乳汁分泌の準備，妊娠維持の作用がある．また，下垂体に作用し，黄体形成ホルモン（LH）の分泌を抑制し，排卵が起こらないような働きを有する．エストロゲンとプロゲステロンは，子宮内膜に作用し，受精卵が着床しやすいように子宮内膜を厚くさせ，やわらかいベッドをつくる．

● 4.1.2　胎児付属物 ●

　母体の子宮には，胎児および胎児付属物として胎盤，臍帯，卵膜，羊水がある．子宮内の様子を図4.3に示す．

a. 胎盤

　胎盤（placenta）は，子宮内膜の変化した脱落膜，胎児の栄養細胞（絨毛）の一部，毛細血管（臍帯血管末梢）から形成された臓器であり，妊娠16週頃に完成される．母体と胎児との間の酸素，栄養素，二酸化炭素，老廃物の交換や種々のホルモンを分泌し，妊娠を維持する重要な役目をしている．また，胎児にとっては，小腸・腎・肝などの役割を有する．胎児とともに成長し，扁平円盤状・海綿様を呈

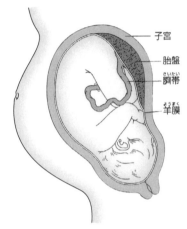

図4.3　子宮内の様子
（浅野伍朗：からだのしくみ事典，成美堂出版）

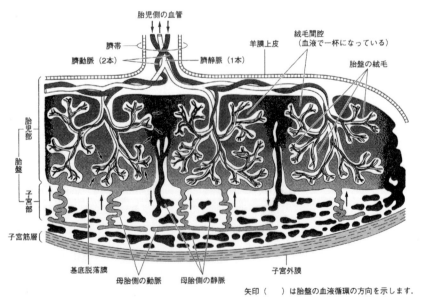

図4.4　胎盤の模式図
（寺田和子他：応用栄養学，南山堂，2004）

し，分娩時の重量は，新生児体重の 1/6 程となり，胎児晩出後は，後産として排出される．胎盤の模式図を図 4.4 に示す．胎児への代謝を理解するためには，胎盤機能および母児間の物質輸送は重要であり，胎盤機能低下は，胎児の生存に過大な影響を与えることが臨床的にも多く報告されている．

b. 臍帯

臍帯（umbilical cord）は，胎児と胎盤をつなぐ直径 2.0 cm，約 50～60 cm の軟らかい組織で取り巻かれた管状のもので，母体から胎児へ酸素，栄養素を含むきれいな動脈血を送る臍帯静脈（umbilical vein, UV）の太い 1 本と，胎児から母体へ二酸化炭素，老廃物を含む血液（静脈血）を送る臍帯動脈（umbilical artery, UA）の，細い 2 本が通っている．

c. 卵膜

卵膜（egg membrance）は，胎児と羊水を包む膜のことで，外側から脱落膜，絨毛膜，羊膜の 3 層構造になっており，細菌の侵入，羊水の保持など外界と胎児を隔離するバリアーの役目を果たしている．この膜が破れ，羊水が外へ流出することを破水という．

d. 羊水

妊娠初期の頃の羊水（amniotic fluid）は，子宮を包む卵膜のうち羊膜上皮からの分泌物によってつくられ，成分は主に，羊膜から滲み出る母体の血漿，細胞の新陳代謝が始まる前の皮膚を通して滲み出た胎児の血漿などが含まれる．胎児は，羊水を飲んで尿として排出しており，妊娠中期以降には飲む量の増加により，尿量も増え，羊水の多くは尿成分となる．妊娠後期には，200～500 ml/日も羊水を飲み，25 ml 前後/時の尿を排出するので，1 日で羊水の約半分が胎児を通して交換される．また，羊水には，腎臓，気道，消化管などから分泌される成分も含まれるため，胎児の発育・発達を促す働きをしている．

● **4.1.3　胎児の成長** ●

着床した受精卵は，1 個の細胞であり，わずか 0.2 mm と目にはみえない大きさであるが，その周囲に絨毛組織をつくり，子宮から酸素，栄養素を受け取り，次第に分化しながら，受精後 4 週間程度で，胎芽といわれる状態になる．在胎 8 週頃までを胎芽期という．そして，ヒトとしての形成がみられるようになり，約 3 kg の胎児まで成長していく（胎児期）．とくに，妊娠初期の発達は著しく，妊娠 10 週頃には，胎児の形態，臓器はほとんど完成し，出産予定近日では，呼吸・消化吸収・体温調節機能などの出産後の胎外生活に必要とされる機能が整えられる．しかし，母体，胎児に何らかの障害がみられた場合は，子宮内で胎児発育が遅延し，在胎週数に比べて体重の低い子宮内胎児発育遅延（intrauterine growth restriction, IUGR）を起こすことがある．胎児の発育と異常の起こりやすい時期を図 4.5 に示す．

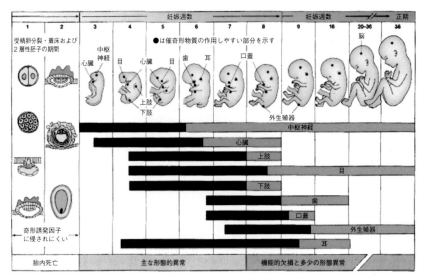

図 4.5　胎児の発育と異常の起こりやすい時期
（寺田和子他：応用栄養学，南山堂，2004）

● 4.1.4　母体の生理的変化 ●

a. 子宮の増大

　子宮の大きさは，表 4.2 に示したように，非妊娠時の縦の長さ約 7 cm，横の長さ約 5 cm，壁の厚さは約 3 cm，重さは約 50 g，容量 5 ml. それが，妊娠後期になると，長さや幅は約 5 倍，重さは約 20 倍，容量約 800 倍と，妊娠経過とともに増大していく.

b. 皮膚の変化

　皮下脂肪が蓄積され，腹壁の急速な伸びにより，皮下組織の断裂による妊娠線が乳房，大腿前部，臀部などにも出現する. さらに，増加したエストロゲン，プロゲステロンがメラニン色素を生成するメラノサイト（色素細胞）を刺激するため，脇の下，外陰部，乳首，腹壁正中線などが黒ずんできたり，しみ，そばかすなどの色素沈着が出現する.

腹壁正中線
　へそを中心に腹部の真ん中を上下に伸びる一本の黒い線.

c. 乳腺の変化

　乳腺は，妊娠 10 週頃から肥大・増殖し，妊娠後期には重量が約 2〜3 倍にもなる. 乳房の肥大に伴い，形も変化し，妊娠線が現れ，静脈の怒張が起こる. 乳頭，乳輪には，色素沈着がみられ，乳輪は大幅になり，そのなかにモンゴメリー腺（小突起）が生じる.

d. 体重・体格の変化

　妊娠週期の経過とともに，胎児とその付属物，母体の皮下脂肪・たんぱく質の沈着により，体重は増加する. 急速な体重増加は，母体の水分蓄積の過剰の兆候であるので，注意が必要である. 通常は，妊娠 5 カ月末で約 4 kg，10 カ月末で約 11 kg 増加する. 胎児よりも母体の体重増加の方が大きくな

表 4.2 子宮の大きさ

項目	非妊娠時	妊娠後期
子宮の長さ（cm）	7	35
子宮の幅（cm）	5	25
子宮の厚さ（cm）	3	22
子宮の重量（g）	50	1000
子宮の容量（ml）	5	4000

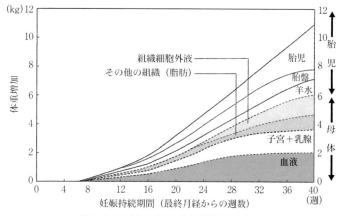

図 4.6 妊娠中の母体・胎児関連組織の発育
（森 基子他：応用栄養学 第 9 版, 医歯薬出版, 2010）

る傾向にある. 妊娠中の母体・胎児関連組織の発育を図 4.6 に示す.

e. 血液量・成分の変化

　妊娠後半期には, 循環血液量が著しく増加する. 全血液量は, 8 週を過ぎると急速に増加し, 28〜36 週の間に 1500 ml 増加（非妊娠時の＋35〜50％）する. 血漿量は, 妊娠初期から増加し始め, 24〜36 週にも増加（非妊娠時の＋40〜50％）してくる. 赤血球量も増加（非妊娠時の＋15〜20％）する.

　血液量増加のために, 赤血球量も増加するが, それ以上に血漿量の増加が著しいため, みかけ上の赤血球数, ヘモグロビン濃度, ヘマトクリット値は低下する. しかし, ヘモグロビン濃度, ヘマトクリット値は, 妊娠後期には次第に上昇してくる. 妊娠による血液成分の変化を表 4.3 に示す.

f. 呼吸・循環器系の変化

　増大した子宮により, 横隔膜がもち上げられ, 肩で呼吸をするようになる. 肺の換気能は高まり, 肺活量は減少しない. 呼吸数・呼吸の深さは, 増加する. 循環血液量の増大に伴い, 1 回拍出量は妊娠 8 週頃から増加し, 20 週でピークとなり, 38 週まで漸減する. 心拍出量は, 妊娠 5 週頃〜24 週ま

仰臥位低血圧症候群
　妊娠後期になると増大した胎児, 羊水のために子宮は, かなりの大きさ・重量になる. 妊娠中期から後期に仰臥位（天上を向いて寝る）になると, 急激な血圧低下を起こすことがある.

表 4.3 妊娠による血液成分の変化

項　目	正常値	妊娠中の変化
白血球数（WBC）	4000〜8500 個/mm^3	↑（増加）
赤血球数（RBC）	380〜500×10^{4}個/mm^3	↓（減少）
ヘモグロビン濃度（Hb）	12〜16 g/dl	↓
ヘマトクリット（Ht）	34〜42％	↓
血漿フィブリノーゲン	165〜400 mg/dl	↑
総たんぱく質（T.P.）	6.7〜8.3 g/dl	↓
アルブミン（Alb）	3.8〜5.3 g/dl	↓
尿素窒素（BUN）	8〜20 mg/dl	↓
総コレステロール（T.C.）	220〜239 mg/dl（境界域）	↑
HDL コレステロール（HDL-C）	45〜75 mg/dl	↑
中性脂肪（TG）	25〜149 mg/dl	↑

（寺田和子他：応用栄養学, 南山堂, 2004）

での間に約 50% 増加し，38 週まではほぼ一定となり，心臓の機能亢進・肥大がみられる．

g. 骨・関節の変化

下腹部が前方に突き出すため，脊柱の湾曲が変化し，関節の結合組織，靱帯の軟化が起こり，腰痛を起こしやすくなる．

h. 泌尿器系の変化

子宮や胎児の圧迫により，膀胱・尿管の形や位置が変化し，尿意頻数，尿失禁，尿の滞留が起こりやすくなる．一過性の軽度たんぱく尿，尿糖陽性をきたす場合がある．

i. 消化器系の変化

一般には著しい変化はみられないが，妊娠初期に「つわり」がある．経産婦よりも初産婦に多くみられ，妊娠 12〜16 週頃には自然消失する．

j. 体温の変化

妊娠 13〜16 週頃までは，基礎体温は高温になるが，16 週を過ぎると平温にもどる．

k. 精神・神経系の変化

感情が不安定になり，憂うつ傾向，全身倦怠感，出産への不安などの精神症状，頭痛，歯痛，神経痛などがみられる．また，味覚・嗅覚・視覚の変化，自律神経系の変調（乗り物酔いなど）が起こる場合もある．

l. 代謝の変化

基礎代謝量は，妊娠初期にはプロゲステロンの上昇により 5% 程増加し，妊娠後期には 15〜20% 増加する．これは，母体側の心・呼吸・腎機能の生理的変化，胎児付属物の増大，胎児の成長などに伴う増加量であり，この 1/2 は胎児および胎盤によるものである．

たんぱく質代謝は，胎盤におけるホルモンの作用により，同化，異化も亢進する．糖質代謝は，インスリン抵抗性が増大し，血糖値は上昇しやすくな

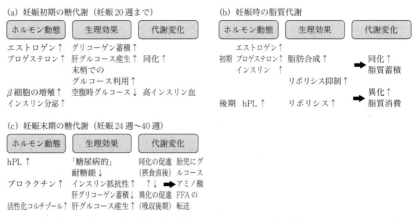

図 4.7 妊娠時の糖・脂質代謝（一條元彦：母子にすすめる栄養指導，メディカ出版，1997）

る．エストロゲン，プロゲステロンの作用により，インスリン分泌は妊娠初期に高まり，脂質の蓄積も著明にみられる．妊娠6カ月以降には，グルカゴン，プロラクチン，コルチゾール，ヒト胎盤ラクトゲンも増加し，脂質・糖原分解作用が促進される．妊娠時における糖・脂質代謝を図4.7に示す．

脂質代謝は，母体蓄積の脂質，グリコーゲンも分解され，遊離脂肪酸（FFA）が母体のエネルギー源として転換される．母体は，FFAを効率よく分解し，自分の身体維持に役立て，グルコースを節約して胎児側へ転送するが，このような転換は，妊娠後半期における母体の代謝の特性といえる．

● 4.1.5 乳汁分泌の機序 ●

乳汁を分泌する乳腺細胞の集まりを腺房，さらに腺房の集まりを乳腺小葉という．乳房は，脂肪と乳腺小葉からなっており，乳腺からは乳管が形成され，これは乳頭部で乳頭管となって，外部に開口している．乳房の構造を図4.8に示す．

妊娠中は，卵巣でなく胎盤が卵胞ホルモン，黄体ホルモンを分泌するため，乳房は大きくなるが，乳汁は出てこない．妊娠すると，乳腺小葉は発達し，出産と同時に胎盤が排出されると，卵胞・黄体ホルモン分泌は，いったん停止するが，脳下垂体前葉からプロラクチン（PRL，催乳ホルモン）が分泌され，乳腺に作用して，乳汁の分泌が促進される．乳児が乳頭に吸いつく吸啜刺激により，今度は脳下垂体後葉からオキシトシン（射乳ホルモン）が分泌され，乳房の筋組織が収縮し，乳頭管（約20本）から乳汁が排出される．乳汁分泌のしくみを図4.9に示す．

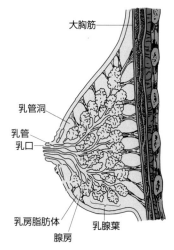

図4.8 乳房の構造
（五明紀春他編：スタンダード人間栄養学
応用栄養学 第2版，朝倉書店，2017）

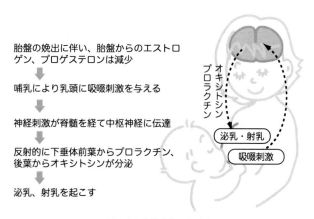

胎盤の娩出に伴い、胎盤からのエストロゲン、プロゲステロンは減少

哺乳により乳頭に吸啜刺激を与える

神経刺激が脊髄を経て中枢神経に伝達

反射的に下垂体前葉からプロラクチン、後葉からオキシトシンが分泌

泌乳、射乳を起こす

図4.9 乳汁分泌のしくみ
（渡邉早苗他編：スタンダード人間栄養学 応用栄養学 第3版，朝倉書店，2021）

表 4.4　母乳の成分

泌乳期	全固形分 (g)	エネルギー (kcal)	たんぱく質 (g)	脂質 (g)	乳糖 (g)	灰分 (g)	Ca (mg)	P (mg)	Fe (μg)	Na (mg)	K (mg)	VA (μg)
初　乳（3～5 日）	12.7	65.7	2.1	3.2	5.2	0.31	29.4	16.8	45.1	33.7	73.8	192.1
移行乳（6～10 日）	12.7	66.6	1.9	3.4	5.4	0.32	30.1	18.6	42.0	27.5	73.3	145.4
成熟乳（10～240 日）	12.1	65.7	1.1	3.6	6.2	0.22	26.0	13.6	25.3	12.6	48.7	63.8

夏季乳と冬季乳の平均値を示す.
（井戸田　正他：人乳組織に関する全国調査〔第 1 報〕，日本小児栄養消化器病学会雑誌，**5**（1），145-158，1991；矢賀部隆史他：最近の日本人人乳組成に関する全国調査〔第 7 報〕—ビタミン A，β-カロチンおよびビタミン E 含量について—．日本小児栄養消化器病学会雑誌，**9**（1），8-15，1995）

表 4.5　母乳育児がうまくいくための 10 のステップ（「母乳育児成功のための 10 カ条」2018 年改訂版）

施設として必須の要件

1a. 「母乳代用品のマーケティングに関する国際規準」と世界保健総会の関連決議を完全に順守する.
1b. 乳児栄養の方針を文書にしスタッフと親にもれなく伝える.
1c. 継続したモニタリングとデータ管理システムを確立する.
2. スタッフが母乳育児を支援するための十分な知識，能力，スキルを持つようにする.

臨床における必須の実践

3. 母乳育児の重要性とその方法について，妊娠中の女性およびその家族と話し合う.
4. 出産直後からのさえぎられることのない肌と肌との触れ合い（早期母子接触）ができるように，出産後できるだけ早く母乳育児を開始できるように母親を支援する.
5. 母親が母乳育児を開始し，継続できるように，また，よくある困難に対処できるように支援する.
6. 医学的に適応のある場合を除いて，母乳で育てられている新生児に母乳以外の飲食物を与えない.
7. 母親と赤ちゃんがそのまま一緒にいられるよう，24 時間母子同室を実践する.
8. 赤ちゃんの欲しがるサインを認識しそれに応えるよう，母親を支援する.
9. 哺乳びん，人工乳首，おしゃぶりの使用とリスクについて，母親と十分話し合う.
10. 親と赤ちゃんが継続的な支援とケアをタイムリーに受けられるよう，退院時に調整する.

（WHO/UNICEF：The Ten Steps to Successful Breastfeeding, 2018）

● 4.1.6　初乳，成乳 ●

　分娩後すぐから 1 週間以内に分泌される母乳を初乳といい，これは成分を変化させながら移行乳を経て，分娩後 10 日頃から成乳（成熟乳）となる（表 4.4）．初乳の特徴として，①黄色（クリーム色），②ドロッとした粘りがある，③分泌量は少ない，④たんぱく質，ビタミン類が多い，⑤脂質，乳糖は少ない，⑥免疫グロブリン A（IgA），ラクトフェリンなど，生まれたばかりの乳児にとって必要なものがすべて含まれている．移行乳は，約 2 週間の間に量が増え，免疫グロブリン，たんぱく質は減少してくるが，脂肪や乳糖は増加してくる．成乳は，さらさらしており，水っぽく，白色で，脂肪，乳糖は多く，乳児の健やかな成長・発達に必要なすべての栄養素が含まれている．

● 4.1.7　母乳成分・母乳量の変化 ●

　母乳の成分は，毎回の授乳中の最初から終了時にかけて，乳児のニーズに適合するように変化していく．授乳の初めは，脂肪分が少なく，たんぱく

質，乳糖，ビタミン，ミネラル，水分が豊富に含まれるさらっとした母乳が分泌され，授乳が進行するにつれて，脂肪の多い，こってりとした母乳に変化していく．

母乳は，乳首の吸綴刺激などにより分泌され，この頃の乳汁産生量は，授乳，搾乳による乳房から排出の乳汁量によって決まり，調整される．母乳分泌量は，徐々に増え，産後6カ月目には550〜1150 ml/日，平均800 ml/日の母乳が分泌されるようになる．WHO/UNICEF による「母乳育児がうまくいく10のステップ」を表4.5に示す．

4.2　妊娠期・授乳期の栄養アセスメントと栄養ケア

● 4.2.1　妊婦・授乳婦の食事摂取基準 ●

妊婦・授乳婦の食事摂取基準量は，非妊娠時の年齢階級別（18〜29歳）における食事摂取基準を踏まえた上で，妊娠期特有の変化，すなわち胎児発育に伴う蓄積量を考慮することとされ，この蓄積量を考慮する際には，妊娠期間を280日とした場合の1日当たりの量として表し，健康な「ふつう体型」の妊婦が適度の身体活動を行い，かつ良好な妊娠転帰（健康な適正体重の正期産児）を得るための必要量を満たすものとされた．

a. 推定エネルギー必要量

妊婦の推定エネルギー必要量（kcal/日）＝妊娠前の推定エネルギー必要量（kcal/日）＋妊婦のエネルギー付加量（kcal/日）

エネルギー付加量は，妊娠による総消費エネルギー変化量（kcal/日）に妊娠各期のたんぱく質と脂肪のエネルギー蓄積量を加え，**初期50 kcal/日**，**中期250 kcal/日**，**後期450 kcal/日**とされている．

授乳婦の推定エネルギー必要量（kcal/日）＝妊娠前の推定エネルギー必要量（kcal/日）＋授乳婦のエネルギー付加量（kcal/日）として求められており，エネルギー付加量は，泌乳量を哺乳量（0.78 l/日）と同量であるとし，母乳中のエネルギー含有量は，663 kcal/l とすると，母乳のエネルギー量（kcal/日）＝0.78（l/日）×663（kcal/l）≒517（kcal/日）となる．

出産後における体重減少（体組織の分解）により，エネルギーが得られる分，必要エネルギー量は減少する．体重減少分のエネルギー量（kcal/日）＝6500 kcal/kg（体重1 kg 当たりの体重減少分のエネルギー）×0.8 kg/月（体重減少量）÷30（日）≒173（kcal/日）．したがって，**授乳婦のエネルギー付加量**（kcal/日）＝517−173＝344≒**350（kcal/日）**とされた．

b. たんぱく質（推定平均必要量，推奨量）

妊娠各期の体たんぱく質蓄積量は，体カリウム増加量より間接的に算定された．妊娠後期の平均の体カリウム増加量の平均値は，2.08 mmol/日であるとした．

$$\text{たんぱく質蓄積量(g/日)} = \text{体カリウム増加量} \div 2.15(\text{カリウム・窒素比}) \times 6.25 \text{（たんぱく質換算係数）}$$

妊娠各期のたんぱく質蓄積量の比は，初期：中期：後期＝0：1：3.9であるという報告を用い，この期間の総たんぱく質蓄積量を求めると（妊娠日数280日×2/3），1日当たりのたんぱく質蓄積量は，初期0 g/日，中期1.94 g/日，後期8.16 g/日となり，これをたんぱく質蓄積効率（43％）で割り，付加量は，**初期0 g/日，中期5 g/日，後期20 g/日**とされた.

授乳期の付加量は，1日の平均哺乳量（0.78 l/日），平均母乳中のたんぱく質濃度（12.6 g/l），食事性たんぱく質から母乳たんぱく質への変換効率（70％）とされ，**授乳婦の付加量（推定平均必要量）＝12.6(g/l)×0.78(l/日) ÷0.70＝14.04(g/日)，丸めて15(g/日)，付加量（推奨量）＝14.04(g/日)× 1.25(推奨量換算係数)＝17.55≒17.6（g/日），丸めて20（g/日）**とされた.

c. ビタミンA（推定平均必要量，推奨量）

ビタミンAは，上皮細胞の新陳代謝に役立ち，病原体の体内侵入を防ぐ作用や臓器の成長・分化に関与するため，妊婦の摂取量には胎児へのビタミンAの移行蓄積量を付加する必要がある．37〜40週の胎児では，肝臓のビタミンA蓄積量は，1800 μg程度であるので，この時期の体内ビタミンA貯蔵量を肝臓蓄積量の2倍として，3600 μgが胎児に蓄積される．母親のビタミンA吸収率を70％と仮定すると，最後の3カ月でこの量のほとんどが蓄積される．そこで，**初期と中期の付加量は，0 μgRAE/日**とし，**後期は推定平均必要量60 μgRAE/日，推奨量80 μgRAE/日**とした.

また，母体のビタミンAの過剰摂取は，口唇口蓋裂，心臓・血管・眼・耳の異常などの胎児奇形を及ぼすため，耐容上限量（18〜29歳）は2700 μgRAE/日とされている.

授乳婦の付加量は，乳汁中に分泌される量（320 μgRAE/日）とし，**推定平均必要量を300 μgRAE/日**とし，**付加量（推奨量）は，450 μgRAE/日**とした.

d. 葉酸

なお，日本人の食事摂取基準（2020年版）の成人の葉酸摂取の推奨量は，240 μg/日であり，栄養補助食品などの通常の食品以外から摂取される葉酸の耐容上限量（18〜29歳）は900 μg/日とされており，通常の食品から摂取する場合と異なり，サプリメントや栄養補助食品の常用は安易にこの上限量を超えて摂取することになるので，注意が必要である.

● 4.2.2　妊産婦のための食生活指針 ●

「妊産婦のための食生活指針」が2006（平成18）年2月に，厚生労働省の「健やか親子21」推進検討会から発表された．しかし，策定から15年経過し，食育基本法の制定，「健康日本21（第二次）」「健やか親子21（第二次）」

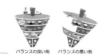
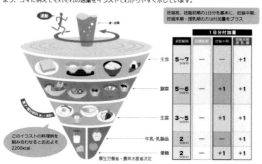
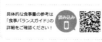
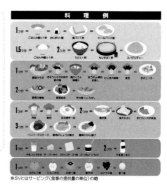

図4.10　妊産婦のための食事バランスガイド（厚生労働省，2021）

の開始，食事摂取基準の改訂を受け，「妊娠前からはじめる妊産婦のための食生活指針―妊娠前から健康なからだづくりを―」が2021（令和3）年3月に改定された．

①妊娠前から，バランスのよい食事をしっかりとりましょう

②「主食」を中心に，エネルギーをしっかりと

③不足しがちなビタミン・ミネラルを，「副菜」でたっぷりと

④「主菜」を組み合わせてたんぱく質を十分に

⑤乳製品，緑黄色野菜，豆類，小魚などでカルシウムを十分に

⑥妊娠中の体重増加は，お母さんと赤ちゃんにとって望ましい量に

⑦母乳育児も，バランスのよい食生活のなかで

⑧無理なくからだを動かしましょう

⑨たばことお酒の害から赤ちゃんを守りましょう

⑩お母さんと赤ちゃんのからだと心のゆとりは，周囲のあたたかいサポートから

　妊産婦のための食事バランスガイドを図4.10に示す．料理区分の基本量は，主食（5〜7 SV），副菜（5〜6 SV），主菜（3〜5 SV），牛乳・乳製品（2 SV），果物（2 SV）とする．妊娠初期は付加量が少ないことから，基本量を目安とし，妊娠中期は基本量に対する付加量として，副菜，主菜，果物を各1 SV追加する．妊娠後期・授乳期は，すべての料理区分から，各1 SVを追加する．

● 4.2.3　やせと肥満 ●

　妊婦のBMI（2.2節参照）は，22.0前後が望ましい．BMI 18.5以下の「低体重（やせ）」体格で妊娠・出産すると，切迫流産，早産，低出生体重児の分娩のリスクが増加する傾向にある．2500 g未満の低出生体重児の割合

生活習慣病胎児期発症説

　「受精時，胎芽期，胎児期または乳幼児期に，低栄養または過栄養の環境に曝露されると，成人病（生活習慣病）の（遺伝）素因が形成され，その後の生活習慣の負荷により成人病が発症する」という「生活習慣病胎児期発症（起源）説」（fetal origins of adult disease, FOAD）が近年では注目されており，次世代の健康と成人病をいかに防ぐかを考えるとき，胎内栄養環境が重要な課題となってくる．

は，2009（平成 21）年の出生数 107 万人中 9.6％であり，1990（平成 2）年
の出生数 122 万人中 6.3％と比べ，年々，増加傾向をたどっており，この推
移を図 4.11 に示す．この要因としては，多胎妊娠，妊娠前の母親のやせ，
低栄養，妊娠中の体重増加抑制があげられている．

　肥満妊婦では，非肥満妊婦に比べ，産科合併症の頻度が高いことがハイリ
スクとなる．肥満症では，高血圧，耐糖能異常，心機能異常，肺機能低下が
みられることが多く，合併症や妊娠に伴う特有の代謝変化により，症状の増
悪や新たな産科異常をきたす．この主な異常を表 4.6 に示す．また，肥満妊
婦では，妊娠糖尿病，巨大児分娩，帝王切開分娩，妊娠高血圧症候群，児の
神経管閉鎖障害のリスクが高まる．日本肥満学会では，妊娠中の妊婦の
BMI 値が妊娠初期では 24.9 kg/m^2，中期 27.1 kg/m^2，後期 28.2 kg/m^{2}を
超える妊婦を肥満妊婦と判定する基準を提唱しており，このような肥満妊婦
では，体重増加の推奨量は，標準体重の 120％未満（軽肥満妊婦）では 5 kg
以下，標準体重の 120％以上（高度肥満妊婦）では 7 kg 以下としている．

　妊娠全期間を通しての推奨体重増加量は，分娩直前の体重と妊娠前の体重
の差とし，各種分娩異常との関連をみた上で，体重増加量の範囲を示して各
種分娩異常（低出生体重児および巨大児（4000 g 以上）出産，妊娠高血圧
症候群，帝王切開・遷延分娩，分娩時大量出血など）との関連をみた上で体

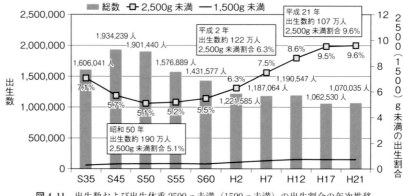

図 4.11　出生数および出生体重 2500 g 未満（1500 g 未満）の出生割合の年次推移
（厚生労働省：動態統計）

表 4.6　肥満による産科異常

・妊娠中の異常	・帝王切開術と関連する異常
妊娠高血圧症候群	創部感染，創部離開，肺塞栓症
異常胎盤早期剥離，子癇，脳出血，腎不全	・新生児の異常
妊娠糖尿病	巨大児，肩甲難産（妊娠糖尿病に多い）
・分娩時の異常	低血糖
難産道の異常（難産道強靭症）	IUGR（妊娠高血圧症候群に多い）
産道損傷	・その他
CPD，回旋異常	静脈血栓症，産褥卵巣機能回復遅延
微弱陣痛	腎盂腎炎
分娩時大量出血，弛緩出血	

（堂地　努：妊娠と肥満．臨床栄養，**95**，2，1999）

CPD（cephalopelvic dis-
proportion，児頭骨盤不均
衡）
　胎児の頭部と母体の骨盤
の間に大きさの不均衡が
あって分娩が進行できない
状態．

表 4.7　妊娠中の体重増加指導の目安[*1]

妊娠前の体格[*2]	BMI	体重増加量指導の目安
低体重（やせ）	18.5 未満	12〜15 kg
ふつう	18.5 以上 25.0 未満	10〜13 kg
肥満（1 度）	25.0 以上 30.0 未満	7〜10 kg
肥満（2 度以上）	BMI 30.0 以上	個別対応（上限 5 kg までが目安）

[*1]　「増加量を厳格に指導する根拠は必ずしも十分ではないと認識し，個人差を考慮したゆるや
　　かな指導を心がける」産婦人科診療ガイドライン産科編 2020 CQ010 より
[*2]　日本肥満学会の肥満度分類に準じた．
（厚生労働省：妊娠前からはじめる妊産婦のための食生活指針，2021）

表 4.8　つわり，悪阻の食事方針

・悪心・嘔吐をもよおす食物は遠ざける
・調理法の工夫
・ビタミン類の摂取
・人に作ってもらう，外食する
・空腹を避ける
・水分の補給
・便通を整える食事

（一條元彦：母子にすすめる栄養指導，メディカ出版，1999）

重増加量の範囲を示したものであり，表 4.7 に示す．

● 4.2.4　鉄摂取と貧血 ●

　妊娠中の貧血は，妊娠に伴う血漿量の増加が赤血球およびヘモグロビン濃度，ヘマトクリット値の増加を上回るために生じる妊娠水血症となる生理的妊娠貧血と，ヘモグロビン濃度が 11 g/dl 未満，ヘマトクリット 33.0%未満になる鉄欠乏性貧血がみられる．

　妊娠期に必要な鉄は，基本的損失に加え，①胎児の成長に伴う鉄貯蔵，②臍帯・胎盤中への鉄貯蔵，③循環血液量の増加に伴う赤血球量の増加による鉄需要の増加がある．このように，妊娠中期以降には，胎児・胎盤における鉄必要量が増大してくるため，妊娠中には 900 mg の鉄が必要となる．鉄必要量は，図 4.12 に示すように，母体の赤血球量と造血組織の増加に 500 mg，胎児 300 mg，胎盤 100 mg，分娩時の出血で 250 mg となる．妊娠初期に鉄欠乏性貧血になると，切迫流産，子宮内胎児発育遅延などの異常をきたす．

● 4.2.5　食欲不振と妊娠悪阻 ●

　妊娠初期には，妊婦の約 80%につわり症状（食欲不振，吐き気，嘔吐，頭痛など）が起きる．しかし，妊娠週数が経過するにつれて，この症状は軽減していく．しかし，なかには，つわり症状が激しく，栄養障害，脱水，意識障害をきたすことがあり，これを妊娠悪阻という．この場合は，高カロリー輸液による水分・栄養素の補給による治療を行うが，急性のビタミン B_1 欠乏症からウェルニッケ脳症を起こすことがある．

　つわり，妊娠悪阻のときの食事の基本方針を表 4.8 に示す．

ウェルニッケ脳症
　眼球運動障害、失調性歩行，精神症状などを主症状とする疾患でありビタミン B_1 不足によってひき起こされる中枢神経障害である．飢餓，アルコール多飲などによるビタミン B_1 欠乏が発症要因と考えられている．

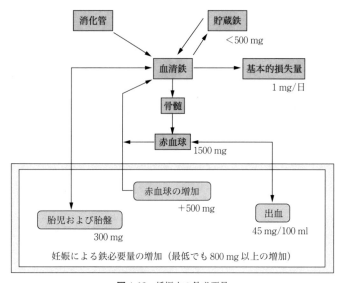

図 4.12　妊娠中の鉄必要量
（古橋信晃：妊産婦栄養の今日的問題点．臨床栄養，**95**，1999）

● 4.2.6　肥満と妊娠糖尿病 ●

　妊婦が高血糖になると，胎児も同じような状態になり，母体では，妊娠高血圧症候群，羊水量の異常，肩甲難産，網膜症，腎症など，胎児では，流産，形態異常，巨大児，心臓の肥大，低血糖，多血症，電解質異常，黄疸，胎児死亡などの合併症が起こる．

　妊娠中に取り扱う糖代謝異常の診断基準（2015（平成 27）年 8 月）の改訂により，妊娠糖尿病は，「妊娠中にはじめて発見または発症した糖尿病に至っていない糖代謝異常である．妊娠中の明らかな糖尿病，糖尿病合併妊娠は含めない」と定義され，一般的な糖尿病と区別されている．妊娠中の糖代謝異常には，①妊娠糖尿病（gestational diabetes mellitus，GDM），②妊娠中の明らかな糖尿病（overt diabetes in pregnancy），③糖尿病合併妊娠（pregestational diabetes mellitus）の 3 つがあり，その診断基準は，表 4.9 に示す．

　妊婦の 7〜9% は妊娠糖尿病と診断されるため，とくに肥満や糖尿病の家族歴，高年妊娠，巨大児出産既往の人などはハイリスクとなるので，妊婦は，きちんと検査を受け，また，出産後 6〜12 週の間にも妊娠糖尿病の再診断をうけることが大切である．一度，妊娠糖尿病に罹患した者は，未罹患者に比べ，高頻度でこの疾患を発症しやすい傾向にある．

　妊娠糖尿病の食事療法は，非妊娠時 BMI<25（普通体格）の妊婦では，標準体重×30＋200（kcal），非妊娠時 BMI≧25（肥満）妊婦では，標準体重×30（kcal）とする．ただし，付加量は，施設や時期によっても変更されることがある．薬物療法は，経口血糖降下薬における催奇形性，胎児への低

表 4.9　糖代謝異常の診断基準

1. 妊娠糖尿病（GDM）

75 g OGTT（75 g 経口ブドウ糖負荷試験）において次の基準の 1 点以上を満たした場合に診断する.
　①空腹時血糖値 ≧ 92 mg/dl（5.1 mmol/l）
　②1 時間値 ≧ 180 mg/dl（10.0 mmol/l）
　③2 時間値 ≧ 153 mg/dl（8.5 mmol/l）

2. 明らかな糖尿病（overt diabetes）[*1]

以下のいずれかを満たした場合に診断する.
　①空腹時血糖値 ≧ 126 mg/dl
　②HbA1c ≧ 6.5%
　＊随時血糖値 ≧ 200 mg/dl あるいは 75 g OGTT で 2 時間値 ≧ 200 mg/dl の場合は，妊娠中の
　　明らかな糖尿病の存在を念頭に置き，1 または 2 の基準を満たすかどうか確認する[*2].

3. 糖尿病合併妊娠（pregestational diabetes mellitus）
　①妊娠前にすでに診断されている糖尿病
　②確実な糖尿病網膜症があるもの

　　＊1　妊娠中の明らかな糖尿病には，妊娠前に見逃されていた糖尿病と，妊娠中の糖代謝の変
　　　　化の影響を受けた糖代謝異常，および妊娠中に発症した 1 型糖尿病が含まれる．いずれも
　　　　分娩後は診断の再確認が必要である.
　　＊2　妊娠中，特に妊娠後期は妊娠による生理的なインスリン抵抗性の増大を反映して糖負荷
　　　　後血糖値は非妊時よりも高値を示す．そのため，随時血糖値や 75 g OGTT 負荷後血糖値
　　　　は非妊時の糖尿病診断基準をそのまま当てはめることはできない.

（日本産婦人科学会，日本糖尿病・妊婦学会）

血糖の影響が否定されないため，インスリン療法が用いられる.

● 4.2.7　食塩・水分摂取と妊娠高血圧症候群 ●

　妊娠高血圧症候群（hypertensive disorders of pregnancy，HDP）は，妊娠時に高血圧を認めた場合であり，妊娠高血圧腎症，妊娠高血圧，加重型妊娠高血圧腎症，高血圧合併妊娠に分類され，母児への影響が大きく，母体死亡や胎児・新生児死亡の原因となる.

　新分類では病型分類から子癇が削除され，これに代わって「高血圧合併妊娠」が加わった.

　本症の病態による分類を表 4.10，症候による分類のうち症候による病型分類を表 4.11，発症時期による病型分類を表 4.12 に示す.

　また，本症における食塩・水分摂取などの食生活指導および栄養管理指針については，表 4.13 に示す.

● 4.2.8　葉酸摂取と神経管閉鎖障害 ●

　葉酸（プテロイルモノグルタミン酸）は，水溶性ビタミンであるビタミンB 群の一種であり，細胞増殖に必要な DNA 合成に関与し，アミノ酸であるホモシステインがたんぱく質合成に必要なメチオニン（必須アミノ酸）に変換される過程で必要とされる.

　妊娠初期は，胎児の細胞増殖が盛んであるため，この時期の葉酸摂取が不足すると胎児の神経管閉鎖障害（neural tube defects, NTD）の発症リスク

ビタミン A
　ビタミン A のうち，動物性由来の「レチノール」は，水に不溶で，油に可溶な性質を持っており，過剰摂取すると体内に蓄積されてしまい，胎児の奇形，流産のリスクを高めてしまう．しかし，不足しても，同様に奇形を招く可能性がある．過剰症のリスクがない β カロテンからビタミン A を摂取するとよい．β カロテンは緑黄色野菜に多く含まれ，β カロテンもビタミンA と同様に油脂と一緒に摂取すると吸収率が高まる.

表 4.10　妊娠症候群の病型分類

病型	定義
妊娠高血圧腎症	1. 妊娠 20 週以降に初めて高血圧を発症し，かつたんぱく尿を伴うもので分娩 12 週までに正常復する場合. 2. 妊娠 20 週以降に初めて発症した高血圧に，たんぱく尿を認めなくても以下のいずれかを認める場合で，分娩 12 週までに正常に復する場合. ①基礎疾患のない肝機能障害（肝酵素上昇【ALT もしくは AST＞40 IU/L】，治療に反応せず他の診断がつかない重度の持続する右季肋部もしくは心窩部痛） ②進行性の腎障害（Cr＞1.0 mg/dL，他の腎疾患は否定） ③脳卒中，神経障害（間代性痙攣・子癇・視野障害・一次性頭痛を除く頭痛など） ④血液凝固障害（HDP に伴う血小板減少【＜15 万/μL】・DIC・溶血） ⑤胎盤機能不全による子宮内胎児発育遅延
妊娠高血圧	妊娠 20 週以降に初めて高血圧を発症し，分娩 12 週までに正常に復する場合.
加重型妊娠高血圧腎症	1. 高血圧が妊娠前あるいは妊娠 20 週までに存在し，妊娠 20 週以降にたんぱく尿，もしくは基礎疾患のない肝・腎機能障害，脳卒中，神経障害，血液凝固障害のいずれかを伴う場合. 2. 高血圧とたんぱく尿が妊娠前あるいは妊娠 20 週までに存在し，妊娠 20 週以降にいずれかまたは，両症状が増悪する場合. 3. たんぱく尿のみを呈する腎疾患が妊娠前あるいは妊娠 20 週までに存在し，妊娠 20 週以降に高血圧が発症する場合. 4. 高血圧が妊娠前あるいは妊娠 20 週までに存在し，妊娠 20 週以降に子宮胎盤機能不全を伴う場合.
高血圧合併妊娠	高血圧が妊娠前あるいは妊娠 20 週までに存在し，加重型妊娠高血圧腎症を発症していない場合.

（日本産科婦人科学会，2018）

表 4.11　妊娠高血圧症候群の判定

妊娠高血圧症候群の判定
収縮期血圧 140 mmHg 以上または拡張期血圧 90 mmHg 以上
重症の判定
1. 妊娠高血圧・妊娠高血圧腎症・加重型妊娠高血圧腎症・高血圧合併妊娠において血圧が次のいずれかに該当する場合   ・収縮期血圧が 160 mmHg 以上   ・拡張期血圧が 110 mmHg 以上   2. 妊娠高血圧腎症・加重型妊娠高血圧腎症において母体の臓器障害または子宮胎盤機能不全を認める場合.

（日本産科婦人科学会，2018）

表 4.12　発症時期による病型分類

妊娠 34 週未満に発症するもの：早発型（early onset type）

妊娠 34 週以降に発症するもの：遅発型（late onset type）

（日本産婦人科学会，2019）

が高まることが数多くの研究から明確にされた.

　神経管閉鎖障害は，脊椎の神経管の癒合不全による先天異常であり，わが国では，このうち脊椎に癒合不全が生じる二分脊椎が大部分であり，この発症率は 1999〜2003 年で出生数 1 万人に対し，5.12 であることが報告されている.

　そこで，2000（平成 12）年に厚生省（当時）は，妊娠の可能性がある女性に対して，葉酸摂取に関する通知を出し，神経管閉鎖障害のリスク低減のために妊娠を計画している女性，または妊娠の可能性がある女性は，通常の食事からの葉酸摂取に加え，いわゆる栄養補助食品から 1 日 400 μg の葉酸を摂取するよう通知が出された.

表4.13 妊娠高血圧症候群の食生活指導および栄養管理指針

1. 生活指導：安静，ストレスを避ける（予防には軽度の運動，規則正しい生活が勧められる）
2. 栄養指導（食事指導）
   1) エネルギー摂取
      非妊娠時 BMI*24 未満の妊娠：30 kcal×標準体重（kg）＋200 kcal
      非妊娠時 BMI 24 以上の妊娠：30 kcal×標準体重（kg）
      （予防には妊娠中の適切な体重増加が勧められる：BMI＜18 では 10〜12 kg 増，BMI 18〜24
      では 7〜10 kg 増，BMI＞24 では 5〜7 kg 増）
   2) 塩分摂取：7〜8 g/日とする（極端な塩分制限は勧められない）.
      （予防には 10 g/日以下が勧められる）
   3) 水分摂取：1 日尿量 500 ml 以下や肺水腫では，前日尿に 500 ml を加える程度に制限するが，
      それ以外では制限しない．口渇を感じない程度の摂取が望ましい.
   4) たんぱく質摂取量：1.0 g/日×標準体重（kg）
      （予防には 1.2〜1.4 g/日×標準体重（kg）が望ましい）
   5) 動物性脂肪と炭水化物は制限し，高ビタミン食とすることが望ましい.
      （予防には食事摂取カルシウム（1 日 900 mg）に加え，1〜2 g/日のカルシウム摂取が有効との
      の報告もある．また，海藻中のカリウムや魚油，肝油（不飽和脂肪酸），マグネシウムを多
      く含む食品には高血圧予防効果があるとの報告もある.）

注　重症，軽症ともに基本的には同じ指導で差し支えない．混合型ではその基礎疾患の病態に応
　　じた内容に変更することが勧められる.
*BMI（body mass index）＝体重（kg）/身長（m）^{2}
（日本産婦人科学会周産期委員会, 1998）

葉酸は，野菜類全般に多く含まれているが，100 g 当たりの含有量の多い
ものとして，枝豆，芽キャベツ，アスパラガス，ブロッコリー，ほうれん
草，春菊など，果実類では，ライチ，いちご，アボカド，マンゴー，肉類で
は，レバーがあげられる.

● 4.2.9 出産後の健康・栄養状態および QOL の維持・向上 ●

産 褥 （さんじょく）とは，妊娠および分娩により変化した母体が非妊娠時の状態まで復
帰することであり，その期間は分娩後 6〜8 週間程である．分娩終了により，
体重は 5 kg 程度減少する．また，子宮や産道からの分泌物（悪露）（おろ）の排出
がみられるが，それも次第に消失する．後陣痛は，子宮がもとの大きさにも
どる（子宮復古）の現象である．オキシトシンは，乳汁分泌作用を有するだ
けでなく，子宮の筋肉の収縮作用があり，妊娠後期ではこの作用が強くなる
だけでなく，出産後はこのホルモンによって子宮の復古が促進される.

産後 3〜10 日間には，哺乳による疲れ，睡眠不足，育児への不安，出産前
に抱いていた児に対するほのかな楽しみと現実とのギャップなどの要因か
ら，精神・情動面の障害として，不眠，集中力低下，情緒不安定などの症状
がみられる．これを「マタニティーブルー」という.

出産後は，次のような項目に注意することが必要である.

①母体が落ち着くまで十分に休養をとる.

②全身および局所の清潔を保つ.

③つねに軽い運動を心がける.

④母乳育児を行うように努める.

⑤乳汁のうっ帯を避けて，乳腺炎を予防する.

後陣痛
　産後，子宮が収縮すると
きに，陣痛のように腹部が
痛むこと．妊娠・出産で大
きくなった子宮は，産後約
12 時間でへその辺りまで
収縮し，その後は次第に小
さくなり，約 1 カ月かけて
もとの大きさまで戻る.

水銀

　メチル水銀の多量摂取による「胎児性水俣病」が証明されたことから，厚生労働省は，内閣府食品安全委員会に依頼し，「魚介類などに含まれるメチル水銀に係わる摂食に関するハイリスクグループを胎児，または耐容週間摂取量として，$2.0\,\mu g/kg/$週（Hgとして）」とする通知（2005年8月）を発表した（表4.14）．

日常生活（アルコール，タバコ，アレルギー発現）のリスク

　アルコールとその代謝産物であるアセトアルデヒドが胎盤通過すると，母体・胎児の血中濃度が過多になり，胎児アルコール症候群（fetal alcohol syndrome, FAS）が生じる．喫煙（タバコ）により，流産，早産，子宮内胎児発育遅延が増加する．また，授乳中は，ニコチンが母乳中に移行し，乳児は不機嫌・不眠・嘔吐といった急性ニコチン中毒の症状が出現してくる．

　アレルギー発現について，妊娠中の牛乳・卵などアレルゲンとなる食品の摂り過ぎは，影響する可能性もあるが，普通量の摂取であれば，関係ないと考えられている．また，母乳中のアレルゲンは，量が少なく，大部分がIgA抗体にブロックされているため，影響は少ないと言われている．

表4.14　妊婦が注意すべき魚介類の種類とその摂食量（筋肉）の目安

摂食量（筋肉）の目安	魚介類
1回約80gとして妊婦は2カ月に1回まで（1週間当たり10g程度）	バンドウイルカ
1回約80gとして妊婦は2週間に1回まで（1週間当たり40g程度）	コビレゴンドウ
1回約80gとして妊婦は週に1回まで（1週間当たり80g程度）	キンメダイ メカジキ クロマグロ メバチ（メバチマグロ） エッチュウバイガイ ツチクジラ マッコウクジラ
1回約80gとして妊婦は週に2回まで（1週間当たり160g程度）	キダイ マカジキ ユメカサゴ ミナミマグロ ヨシキリザメ イシイルカ クロムツ

（厚生労働省：妊婦への魚介類の摂食と水銀に関する注意事項，2005）

（参考1）マグロのなかでも，キハダ，ビンナガ，メジマグロ（クロマグロの幼魚），ツナ缶は通常の摂食で差し支えないので，バランスよく摂食する．
（参考2）魚介類の消費形態ごとの一般的な重量は次の通り．
　　寿司，刺身一貫または一切れ当たり15g程度
　　刺身一人前当たり80g程度
　　切り身一切れ当たり80g程度

⑥人工栄養育児では，適正な食事・運動により，母体の肥満を防止する．
⑦妊娠糖尿病の妊婦は，出生後1～3カ月間にブドウ糖負荷試験（OGTT）を受け，糖尿病に進展するのを防ぐ．
⑧各年齢期の推定エネルギー必要量に，母乳分泌と育児のためのエネルギー量（350 kcal/日）を付加する．
⑨安静度が高い，授乳しない，途中で授乳をやめた場合は，常に運動を心がける．摂取エネルギー量を減らすなどをして，肥満を予防する．

　また，授乳期は，母体回復，乳児の生活リズムを整え，母乳栄養だけでなく，哺乳の際には，乳児に話しかけながら授乳を進め，親子の絆を深めることが，今後の親子関係上においても重要視される．母乳育児には，母性意識，母性行動を高め，心身ともに安定した生活をすることが大事であり，生活環境を考慮した栄養サポートが必要とされる．母子の健康および栄養ケアに関連する因子を図4.13に示す．

　子育て支援の政府施策である「健やか親子21」は，子どもの心の安らかな発達促進と育児不安の軽減のために作成されたものであり，母子保健における心の健康問題に関する取り組みなどが実施されている．出産後の健康・栄養状態の維持・改善，QOL（quality of life, 1.2節参照）の維持・向上のためには，市町村保健センター，母子保健センター，赤ちゃん110番などを

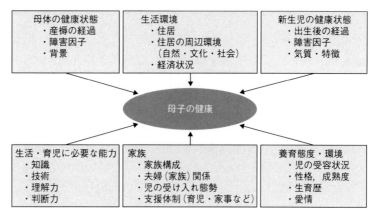

図 4.13 母子の健康および栄養ケアに関連する因子
（前原澄子：母性Ⅱ　改訂版，中央法規出版，2000）

利用して，母子健康や授乳期の支援を受けることも必要である．

　また，授乳量増加のためには，母子の栄養状態，精神安定，十分な休養・睡眠が大事であり，良質で多量の母乳分泌のためには，たんぱく質，カルシウム，鉄，ビタミン B_1・B_2，水分などの摂取に気をつける必要がある．

参　考　文　献

浅野伍朗：からだのしくみ事典，p.223-225，p.230-231，成美堂出版，2010

伊東宏晃：わが国における妊娠高血圧症候群と栄養管理について．Jpn. J. Nutr. Diet., **69**（1），3-9，2011

一條元彦：母子にすすめる栄養指導，メディカ出版，1997

管理栄養士国家試験研究会：管理栄養士受験講座・応用栄養学，p.65-67，第一出版，2007

厚生労働省：妊娠前からはじめる妊産婦のための食生活指針，2021

寺田和子他：応用栄養学，南山堂，2004

堂地　勉：妊娠と肥満．臨床栄養，**95**，2，1999

菱田　明・佐々木　敏：日本人の食事摂取基準2015年版，p.71-73，p.345-352，第一出版，2014

福岡秀興：クリニカルカンファレンス7　妊娠中の栄養管理と出生児の予後2）胎内低栄養環境と成人病素因の形成．日本産科婦人科学，**60**（9），300-305，2008

古橋信晃：妊産婦栄養の今日的問題点．臨床栄養，**95**，2，1999

森　基子他：応用栄養学　第9版，p.37-71，医歯薬出版，2010

5. 新生児期・乳児期の栄養

■到達目標（point）
・新生児・乳児の生理的特徴，身体的特徴を理解する
・乳汁栄養から離乳食への移行とそのプロセスを理解する
・新生児・乳児の栄養アセスメント，栄養ケアプランが立てられる

5.1 新生児期・乳児期の生理的特徴

　生後28日未満を新生児期，それ以降1歳未満を乳児期と呼ぶ．新生児期は子宮内環境から子宮外での自立した生活へと移行するための生理的な適応が行われる時期である．一方，乳児期は子宮外環境に適応した時期である．新生児期・乳児期は一生のうちでもっとも成長が加速する時期であり，連続的な成長をささえる栄養は極めて重要である．

　児は2500 g以上4000 g未満の出生体重であれば正常とされるが，それより少ない場合は超低出生体重児（1000 g未満），極低出生体重児（1500 g未満），低出生体重児（2500 g未満），多い場合には巨大児（4000 g以上）や超巨大児（4500 g以上）と分類される．さらに，在胎週数が37週未満を早産児，37週以降42週未満を正期産児，42週以降を過期産児という．

5.1.1 呼吸器系・循環器系の適応

　胎児期には胎盤を介してガス交換を行っていたが，出生後は自分で呼吸運動を行い，肺でガス交換を行うようになる．臍帯動脈・臍帯静脈は停止し，胎盤からの相当量の血液が体循環に移行する．肺血流が増加することで成人と同様の循環動態に移行していく．これらの呼吸・循環器系の変化により，消化管への血流も増加する．

　新生児の呼吸数は40〜50回/分と成人の約2倍である．これは1回の換気量が少ないことによる．乳児期には呼吸数は30回/分と減少する．新生児期・乳児期を通じて腹式呼吸で鼻孔からの呼吸しかできない．新生児の心拍数は120〜160回/分であるが，その後漸減し，乳児期後半では100回/分前後になる．

● 5.1.2 体水分量と生理的体重減少 ●

新生児の体水分量は体重の 80%，乳児は 70% と成人より多い．生後数日間のうちに 3〜10% の生理的体重減少がみられる．これは哺乳量に比べて，胎便・尿の排泄，からだの水分損失の方が多いために起こる一時的な体重減少である．まだ細胞容積は増加していない時期であることから，減少するのは細胞外液量である．通常は生後 7 日頃に出生時体重にまで戻る．体重が増加に転じない場合は，哺乳量の不足や水分喪失量の増加が考えられ，対処が必要となる．

● 5.1.3 腎機能の未熟性 ●

新生児は糸球体濾過率が低く，尿細管機能も未熟なため，水分や電解質，酸塩基平衡を維持する能力は低い．尿濃縮力は成人の約 1/3〜2/3 しかないため，適切な水分補給を行わないと容易に脱水に陥る．新生児，乳児ともに随意的な排尿調節ができないため頻繁に排尿し，体重当たり体表面積が大きいことによる不感蒸泄も多く，水分必要量は多い．

● 5.1.4 体温調節の未熟性 ●

褐色脂肪組織
肩甲骨周辺，心臓や腎臓周辺に分布しており，ミトコンドリアを多く含む．ミトコンドリアの内膜に存在する脱共役たんぱく質（UCP）が活性化されるとエネルギーを ATP 合成に使わずに熱として放出する．新生児の体温維持に効率的に利用されるが，成熟とともに減少する．

新生児は体温調節機能が未熟で，環境温度に影響されやすい．新生児は寒冷時のふるえによる熱産生ができず，褐色脂肪組織の分解により熱産生を行う．乳児期以降はふるえによる熱産生が可能となり，成熟とともに褐色脂肪組織は減少していく．新生児および乳児の体重 1 kg 当たり体表面積は成人の 2〜3 倍と大きく，皮下組織も薄いことから，熱放散が大きい．とくに輻射による熱喪失に注意が必要である．出生後早期は保温が必要となるが，授乳，啼泣，運動，入浴などの活動によって体温が上昇しやすいことから慎重に対処する．

● 5.1.5 新生児期・乳児期の発育 ●

出生時の身長は 50 cm であるが，生後 1 年で 75 cm（1.5 倍）になる．出生時の体重は約 3 kg であるが，生後 3 カ月で 6 kg（2 倍），生後 1 年で 9 kg（3 倍）となる．体重はとくに重要な栄養指標であり，乳汁摂取量や離乳食摂取量の良否の判断に用いられる．胸囲は出生時 32 cm と頭囲 33 cm より小さいが，1 歳時点でほぼ同じ周囲長となり，その後胸囲の成長が頭囲を上回る．頭囲の発育は中枢神経系の発育を表していると考えられている．頭蓋骨は出生時には不完全で開いており，大泉門および小泉門が存在するが，小泉門は 3〜6 カ月，大泉門は 1〜1 歳半で閉鎖する．

● 5.1.6　摂食・消化管機能の発達 ●

a. 口腔機能

新生児は機能的に乳汁を摂取する能力を備え，一連の哺乳行動は反射（哺乳反射）によって行われる．反射には①探索反射，②捕捉反射，③吸啜反射，④嚥下反射の4つがある．個人差はあるが生後4〜5カ月頃には①と③が減弱し，随意的な哺乳（自律哺乳）へと変化していく．上顎中央部の吸啜窩も小さくなっていき，副歯槽提がなくなり口腔内が広くなる．生後3カ月頃までは固形物を入れるとそれを舌で押し出す舌挺出反射がみられるが，3カ月を過ぎると弱まる．これらの変化は固形状のものが食べられるようになるための発達であり，離乳食開始の目安となる．

新生児では唾液の分泌量が少なく，アミラーゼ（プチアリン）の含有量も少ないが，生後3カ月頃から活性が上昇し始める．離乳を開始してでんぷん摂取量が増加すると，活性は著しく上昇する．母乳中にはアミラーゼが含まれているが，このアミラーゼは消化酵素に対して抵抗性をもつため，小腸まで到達し，母乳の消化を助ける．

b. 消化管機能

新生児は胃液の分泌量が少ないが，発育とともに増加する．胃内pHは，出生直後は中性であるが数時間で酸性（pH 4）になる．新生児のたんぱく質分解能は成人よりも低いが，授乳によって増加する．胃底形成は不完全で（図5.1），噴門部が十分に閉鎖しないため胃食道逆流現象が起こりやすく，しばしば溢乳，嘔吐がみられる．胃の容量は新生児で30〜60 mL，生後3カ月で170 mL，1歳で460 mL程度である．

膵リパーゼの活性は成人より低く，ミセル形成のための胆汁酸分泌も十分ではないため，脂質の消化吸収能は成人より低い．しかし，胃液中のリパーゼは成人よりも活性が高く，母乳中にもリパーゼが含まれていることから，脂質の吸収率は新生児でも約80%に保たれている．

c. 消化機能

二糖類分解酵素のマルターゼ，スクラーゼ，ラクターゼは胎生期から活性を示すが，哺乳を開始すると2〜3日で消化に必要な活性を示すようになる．

探索反射
　唇やその周辺にものが触れると触れたものの方向を向いて口を開く反射．

捕捉反射
　唇やその周辺にものが触れると触れたものの方を向いて唇と舌でくわえようとする反射．

吸啜反射
　乳首や哺乳瓶など口に入ってきたものをくわえて吸う反射．

嚥下反射
　口の中に流れ込んだ液体（乳汁）を飲み込む反射．

副歯槽提
　上顎の歯が生える予定の場所（歯ぐき，歯槽提）の内側に軟組織からなる膨らみが副歯槽提であり，頬粘膜の脂肪床とともに口腔内の隙間を埋めている．これにより口腔内を陰圧にして吸啜しやすい構造となっている．

溢乳
　授乳後に新生児が口角から少量の乳汁を出すこと．飲み過ぎや授乳直後の体動によって起こる．嘔吐のように多量に出ることはなく，病的嘔吐ではない．授乳後のゲップは重要である．

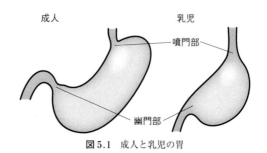

図5.1　成人と乳児の胃

多糖類を分解する膵液アミラーゼの活性は低く，離乳期のでんぷん摂取により次第に増大するものの乳児期は十分でない．

c. 胎便

出生後に排泄される便を胎便という．胎便は胎児期に形成されたもので，羊水中の成分，腸上皮細胞，ビリルビンなどを含む．黒緑色の粘稠性であるが，移行便を経て次第に黄色の普通便となる．出生直後の腸内は無菌であるが，生後まもなく口腔から細菌が侵入し，繁殖する．

5.2 新生児期・乳児期の栄養アセスメントと栄養ケア

● 5.2.1 乳児期の食事摂取基準 ●

a. 策定の基本事項

乳児期は胎内での栄養状態や母乳からの各種栄養素の摂取も含めた栄養状態，とくに成長について特別の配慮が必要である．

乳児期は推定平均必要量や推奨量を決定するための実験は行えない．そのため，健康な乳児が摂取する母乳の質と量は乳児の栄養状態にとって望ましいものと考え，母乳中の栄養素濃度と健康な乳児の哺乳量の積により目安量を算定した．生後5カ月までの乳児の栄養はすべて乳汁に依存するが，生後6カ月以降は乳汁の摂取量が漸減し，離乳食の摂取量が増えてくる．

乳児期は出生後0〜5カ月，6〜11カ月の2区分とした．ただし，エネルギーやたんぱく質といった成長にあわせた設定が必要な栄養素および一部のミネラルについては0〜5カ月，6〜8カ月，9〜11カ月の3区分とした．

哺乳量は0〜5カ月児は0.78 L/日，6〜8カ月は0.60 L/日，9〜11カ月は0.45 L/日とし，6〜11カ月で区分する場合は0.53 L/日とした．

b. エネルギー

乳児は身体活動に必要なエネルギーと成長に伴う組織合成に必要なエネルギーとエネルギー蓄積量相当分を摂取する必要がある．推定エネルギー必要量は総エネルギー（kcal/日）＋エネルギー蓄積量（kcal/日）から求められる．

母乳栄養児の総エネルギー消費量は92.8 ×参照体重（kg）−152.0，人工栄養児の場合は82.6 ×参照体重（kg）−29.0の回帰式に参照体重を代入して求めた．エネルギー蓄積量は参照体重から1日当たりの体重増加量を計算し，これと組織増加分のエネルギー密度との積とした．エネルギーの過不足のアセスメントには成長曲線を用いる．

c. たんぱく質

たんぱく質必要量は成人のように窒素出納法によって決められないため，健康な乳児が摂取する乳汁に含有されるたんぱく質量から目安量として算定した．0〜5カ月児の場合，哺乳量（0.78 L/日）に母乳のたんぱく質濃度（12.6 g/L）を乗じて，10 g/日とした．

　生後 6 カ月以降は哺乳量の減少分と離乳食からの増加分を加味しなくてはならない. 6〜8 カ月児の場合, 離乳食からのたんぱく質摂取量を 6.1 g/日とし, これに哺乳量 0.60 L/日に母乳中のたんぱく質濃度 10.6 g/L を乗じた値を足して, 15 g/日とした. 9〜11 カ月児の場合, 離乳食からのたんぱく質摂取量を 17.9 g/日, これに哺乳量 0.45 L/日に母乳中のたんぱく質濃度 9.2 g/L を乗じた値を足して, 25 g/日とした.

　人工栄養児の場合は, 乳児用調製粉乳のたんぱく質利用効率 70% を考慮して, 0〜5 カ月児は 14.0 g/日, 6〜8 カ月児は 15.2 g/日, 9〜11 カ月児は 23.8 g/日を目安量の参照値とした.

d. 脂質

　母乳脂質成分と哺乳量から脂質の目安量を設定した. 0〜5 カ月児の場合, 脂質エネルギー比は 50%, n-6 系脂肪酸は 6 g/日, n-3 系脂肪酸は 0.9 g/日とした. 6〜11 カ月児は乳汁と離乳食の両方から栄養を得ていることから, この時期を幼児期の移行期と考え, 0〜5 カ月児の目安量と 1〜2 歳児の目安量の平均を用いた. したがって, 脂質エネルギー比は 40%, n-6 系脂肪酸は 4 g/日, n-3 系脂肪酸は 0.8 g/日とした.

e. ビタミン

1) 脂溶性ビタミン

　ビタミン A の目安量は, 0〜5 カ月児の場合は母乳中のビタミン A 濃度と哺乳量から算出し, 300 μgRAE/日とした. 6〜11 カ月児の場合は, 0〜5 カ月児の目安量を体重比の 0.75 乗 (体表面積の推定式) で外挿し, 400 μgRAE/日とした.

　母乳栄養児でビタミン D 不足によるくる病・低カルシウム血症が問題となっている. したがってビタミン D の目安量は母乳中の濃度に基づいて算出するのではなく, くる病防止に必要な量として定めることとした. 母乳栄養児において 4.88 μg/日のビタミン D 摂取でくる病を予防できるとの報告に基づき, 0〜5 カ月児の目安量を 5 μg/日とした. 6〜11 カ月児の場合は適度な日照を受ける・受けないにかかわらず 5 μg/日とした.

　ビタミン E の目安量は, 0〜5 カ月児の場合は母乳中のビタミン E 濃度と哺乳量から算出し, 3.0 mg/日とした. 6〜11 カ月児の場合は, 体重比の 0.75 乗で外挿し, 4.0 mg/日とした.

　ビタミン K は胎盤通過性が低く, 母乳のビタミン K 含量が低いこと, 乳児では腸内細菌によるビタミン K 産生量が低いことから, 新生児ではビタミン K 欠乏に陥りやすい. そのため臨床領域では出生直後からビタミン K の経口投与が行われる (5.2.7 項参照). これを前提とした上で, 0〜5 カ月児の場合は母乳から摂取する量として 4.0 μg/日を目安量とした. 6〜11 カ月児の場合は, 離乳食からの摂取量も考慮して 7.0 μg/日を目安量とした.

2）水溶性ビタミン

0〜5カ月の健康な乳児が摂取する母乳に含まれる水溶性ビタミンは，母乳中の水溶性ビタミン濃度と哺乳量の積から目安量を算出した．6〜11カ月児の場合は，0〜5カ月の目安量および18〜29歳の推定平均必要量からの外挿値の平均値とした．

f. ミネラル

0〜5カ月の健康な乳児が摂取する母乳に含まれるミネラルは，母乳中のミネラル濃度と哺乳量の積から目安量を算出した．鉄については胎児期に児が体内に蓄えていた鉄が生後6カ月までは有効であることから母乳からの鉄摂取で十分であると考えられている．しかし，一部の母乳栄養児で必要量を満たせていない場合があるので，必要に応じて乳児用調製粉乳などを用いて鉄の補給を考慮する．カルシウムは母乳では約60％が吸収されるが，乳児用調製粉乳は約27〜47％とやや低いため注意する必要がある．ヨウ素は，日本人の母乳中ヨウ素濃度と哺乳量の積から算出される147 μg/日がアメリカ・カナダの食事摂取基準における0〜6カ月児の目安量110 μg/日を上回ることから，日本とアメリカの乳児の体格差を考慮して100 μg/日とした．また，ヨウ素の過剰摂取による健康障害予防の観点から，耐容上限量を250 μg/日とした．とくに新生児はヨウ素に対する感受性が高いので，母親が耐容上限量を超えるヨウ素を摂取している場合，母乳の摂取には注意する必要がある．

6〜11カ月児は鉄以外のミネラルの目安量を母乳および離乳食からの摂取量に基づき算出した．鉄については推定平均必要量と推奨量が設定されている．算出式は小児（月経による鉄損失がない場合）と同様に，推定平均必要量＝（基本的鉄損失＋ヘモグロビン中の鉄蓄積量＋非貯蔵性組織鉄の増加量＋貯蔵鉄の増加量）÷吸収率（0.15）に基づき，3.5 mg/日とした．推奨量は，推奨量算定係数1.4を乗じ，男児5.0 mg/日，女児4.5 mg/日とした．亜鉛は乳児用調製粉乳と離乳食からの摂取量と，0〜5カ月児の目安量を体重比の0.75乗を用いて外挿した値の平均値を丸めて3 mg/日とした．ヨウ素，セレン，クロムの目安量は0〜5カ月児の目安量に体重比の0.75乗による外挿式により算出した．ヨウ素の耐容上限量は0〜5カ月児と同じ値250 μg/日とした．

● **5.2.2 授乳・離乳の支援ガイド** ●

離乳食の開始・進行については「授乳・離乳の支援ガイド」（2007年）が活用されてきた．それ以降10年が経過し，科学的知見の集積，育児環境や就業状況の変化など母子および授乳・離乳を取り巻く社会環境等の変化がみられたことから改定され，「授乳・離乳の支援ガイド（2019年改定版）」が策定された．改定の主なポイントは以下の4点である．

①授乳・離乳を取り巻く最近の科学的知見等を踏まえた適切な支援の充実

食物アレルギーの予防や母乳の利点等の乳幼児の栄養管理等に関する最新の知見を踏まえた支援のあり方や、新たに流通する乳児用液体ミルクに関する情報が記載された.

②授乳開始から授乳リズムの確立時期の支援内容の充実

母親の不安に寄り添いつつ、母子の個別性に応じた支援により授乳リズムを確立できるよう、子育て世代包括支援センター等を活用した継続的な支援や情報提供が記載された.

③食物アレルギー予防に関する支援の充実

近年の食物アレルギー児の増加や科学的知見等をふまえ、アレルゲンとなりうる食品の適切な摂取時期の提示や、医師の診断に基づいた授乳及び離乳の支援について新たな項目として記載された.

④妊娠期からの授乳・離乳等に関する情報提供のあり方

妊婦健康診査や両親学級、3〜4カ月健康診査等の母子保健事業等を活用し、授乳方法や離乳開始時期等、妊娠から離乳完了までの各時期に必要な情報が記載された.

a. 授乳に関する動向

1）授乳期の栄養方法

授乳期の栄養方法は2005（平成17）年度に比べ2015（平成27）年度では母乳栄養の割合が増加し、生後1カ月では51.3%、生後3カ月では54.7%であった（図5.2）. 混合栄養も含めると、母乳を与えている割合は生後11カ月で96.5%、生後3カ月で89.8%であった.

出産後1年未満の母親の就業状況別に母乳栄養の割合をみると、出産後1年未満に働いていた者は49.3%、育児休暇中の者および働いていない者は56.8%であった（図5.3）. 2005年度に比べ、とくに出産後1年未満に働いていた者について、母乳栄養の割合が22.6ポイント増加していた.

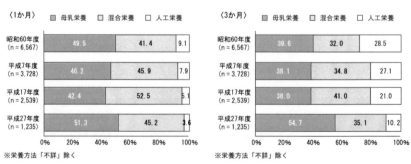

図5.2　授乳期の栄養方法（1か月, 3か月）の推移
（出典：授乳・離乳の支援ガイド（2019年改定版）；回答者：昭和60年度・平成7年度・平成17年度0〜4歳児の保護者, 平成27年度0〜2歳児の保護者）

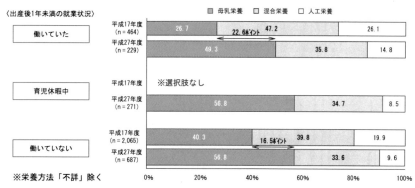

図5.3 出産後1年未満の就業状況別授乳期の栄養方法（3か月）

（出典：授乳・離乳の支援ガイド（2019年改定版）；回答者：平成17年度0〜4歳児の保護者，平成27年度0〜2歳児の保護者）

2）医療機関等での授乳に関する支援状況

　医療機関等で母乳育児に関する指導を「妊娠中に受けた」と回答した者の59.3％，「出産後に受けた」と回答した者の割合は73.9％であった.

　母乳育児に関する出産施設での支援として，「出産後30分以内に母乳を飲ませた」について支援があったと回答した者の割合は37.2％，「出産直後から母子同室だった」について支援があったと回答した者の割合は27.9％，「赤ちゃんが欲しがる時はいつでも母乳を飲ませた」について支援があったと回答した者の割合は74.9％であり，いずれも2005年度と比べ増加した.

　母乳育児に関する出産施設での支援があったと回答した者は，そうでない者に比べて母乳栄養の割合が高かった.

3）授乳について困ったこと

　授乳について困ったと回答した者は77.8％であり，「母乳が足りているかどうかわからない」が40.7％，次いで「母乳が不足ぎみ」は20.4％，「授乳が大変，負担」が20.0％であった.

　生後1カ月時の栄養方法別に内容をみると，母乳栄養では「母乳が足りているか分からない」が31.2％で最も高く，次いで「人工乳（ミルク）を飲むのをいやがる」が19.2％，「授乳が大変，負担」が16.6％の順に高かった. 混合栄養では「母乳が足りているかどうかわからない」が53.8％，次いで「母乳が不足ぎみ」が33.6％，「授乳が負担，大変」が23.7％の順に高かった. 人工栄養では「母乳が出ない」が37.2％，「母乳を飲むのをいやがる」が23.3％，「授乳が負担，大変」が18.6％の順に高かった.

b. 離乳に関する動向

1）離乳の開始および完了

　離乳の開始時期は「6カ月」の割合が44.9％と最も高く，2005年度よりピークが1カ月遅くなっていた. また，4カ月未満で離乳を開始した割合は2.1％であり，2005年度の15.3％から減少していた.

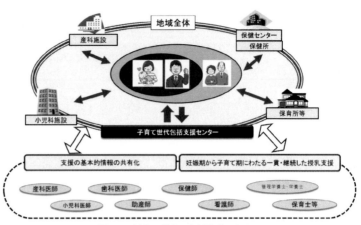

図5.4　授乳・離乳の支援推進に向けて

　離乳開始の目安は,「月齢」の割合が84.3％と最も高かった. 離乳の完了時期は「13～15カ月」の割合が33.3％と最も高く, 2005年度よりピークが遅くなっていた.

　2）離乳食について困ったこと

　離乳について何かしらの困りごとを抱えていると回答した者は74.1％であり,「作るのが負担, 大変」が33.5％, 次いで「もぐもぐ, かみかみが少ない」が28.9％,「食べる量が少ない」が21.8％,「食べものの種類が偏っている」が21.2％であった.

　3）離乳食について学ぶ機会

　離乳の進め方について, 学ぶ機会が「あった」と回答した者の割合は83.5％であり, 離乳食について学んだ場所（人）については,「保健所・市町村保健センター」が67.5％で最も多かった.

　4）食物アレルギーの状況

　3歳時点における食物アレルギーの有病率の推移は増加傾向にあり, 有病者は年齢が低いほど多い. これまでに食事が原因と思われるアレルギー症状を起こしたことがある者の割合は14.8％であった. そのうち医療機関を受診した者の割合は87.8％であり, 医療機関を受診した際に「食物アレルギー」と医師に診断された者の割合は76.1％であった.

● 5.2.3　乳児期の栄養補給法：母乳栄養, 人工栄養, 混合栄養, 離乳食 ●

a. 母乳栄養

　1）母乳栄養の利点

　母乳栄養の利点を表5.1に示す. 母乳は栄養学的, 免疫学的に優れた最良の栄養源である. 母乳により良好な発育・発達が促進され, 多くの急性・慢性疾患のリスクが低下する. これらの母乳育児の利点は量依存性に効果を示す. また, 母乳育児は母親にとっても大きな利点が存在する. たとえ混合栄

表5.1 母乳栄養の利点

乳児にとっての利点	母親にとっての利点
①成分組成が乳児に最適, 代謝負担が少ない ②感染防御因子を含む（とくに初乳） ③母子相互作用を高める ④抗酸化物質を含む ⑤中枢神経系の発達を促す ⑥乳幼児突然死症候群のリスクを下げる ⑦感染症, 肥満のリスクを下げる	①子宮復古の促進 ②産後の体重減少の促進 ③経済的負担がなく, 手間もかからない ④乳がん, 卵巣がん, 2型糖尿病（妊娠糖尿病がある場合）のリスクを下げる

（板橋家頭夫編著：最新！ 新生児栄養管理ステップアップブック, メディカ出版, 2008を一部改変）

表5.2 母乳栄養の問題点

①ビタミンK欠乏性出血症のリスクがある
　（ビタミンK_2シロップの投与により予防可能）
②化学物質を含む可能性がある（DDT, BHT, PCBなど）
③薬剤を服用している場合, 母乳へ分泌されることがある
④母乳性黄疸がある
⑤母親の感染症が母乳を介して児に感染を引き起こす
　（HTLV-1, HIV, サイトメガロウイルス）

（板橋家頭夫編著：最新！ 新生児栄養管理ステップアップブック,
メディカ出版, 2008を一部改変）

養であっても母乳育児を長く続けることで大きなメリットが得られる.

2）母乳栄養の問題点

母乳栄養の問題点を表5.2に示す.「母乳が足りているのか」は母親にとって大きな関心事であり, 不安を抱える点である. 母親が「母乳が足りない」というとき, 母乳が足りないように思える「母乳不足感」と, 母乳の摂取量が児の栄養必要量を満たしていない「母乳不足」とを見極める必要がある. 前者の場合は, 必要なのは母乳ではなく, 母乳育児についての適切な情報や支援と, 母親の自信である. 後者に該当するかは児を観察し, 体重の増え方, 表情, しぐさ・動き, 皮膚の張りをみる. 体重が減り続けているかまたは横ばいである, おとなしく眠りがちである, 皮膚に張りがないような場合には「母乳不足」が考えられる. また, 授乳に40分以上かかる, 10分未満である, 1日に12回以上ある場合は, 有効な吸着・吸啜ができていない可能性が高く, 授乳方法を支援する必要がある.

b. 人工栄養

1）育児用粉乳の適応と特性

人工栄養は母乳が出ない, 何らかの理由で母乳栄養を避けた方がよい場合に適応となる. 具体的には表5.3の通りである. 人工栄養には主として育児用調製粉乳が用いられ, 状況に応じて低出生体重児用粉乳, ペプチドミルク, フォローアップミルクなどを用いる. それぞれの特性を表5.4に示す.

2）人工栄養の進め方

調乳の際は, 衛生面に注意し, メーカー指定の分量・濃度を守り正確に計量する. 調乳法には無菌操作法と終末殺菌法がある. 前者は家庭や乳児数の

表5.3　母乳栄養の禁忌

児	先天性代謝異常症	ガラクトース血症	母乳中の乳糖を分解する乳糖分解酵素の欠損．6万〜8万人に1人が発症する
		フェニルケトン尿症	フェニルアラニンを分解するフェニルアラニン水酸化酵素の欠損．8万人に1人が発症する．母乳は禁忌ではないが，低フェニルアラニン乳と併用
		メープルシロップ尿症	分枝鎖アミノ酸と呼ばれるロイシン，イソロイシン，バリンの代謝経路にあるα-ケト酸脱水素酵素複合体の活性低下．60万人に1人が発症する．分枝鎖アミノ酸除去ミルクを利用
		ホモシスチン尿症	シスタチオン合成酵素の欠損．メチオニン除去ミルクを利用
		リポたんぱくリパーゼ（LPL）欠損症	低脂肪乳（MCTミルク），100万人に1人が発症する
	母乳成分に対してアレルギーを呈する場合（新生児・乳児消化管アレルギー）		
母	感染症	永続的に人工栄養が必要	母親がHIVキャリア
		一時的に人工栄養が必要	開放性結核，乳房に病変がある梅毒，帯状疱疹，単純ヘルペス
	薬剤	永続的に人工栄養が必要	児の代謝を阻害する薬剤（代謝拮抗薬，ベザフィブラートなど）を使用
		一時的に人工栄養が必要	放射性同位元素（半減期の5倍経過まで），水溶性ヨード造影剤使用後

（渡邊令子他編：応用栄養学　改訂第7版，南江堂，2020を一部改変）

無菌操作法
消毒した哺乳びんに，一度沸騰させて70℃以上に冷ました湯を使用して規定量の乳を加えて調整する．実際には無菌ではないので，細菌が増殖するのを防ぐために，授乳の都度行う小規模な調乳に用いられる．十分に冷まして適温にしてから飲ませる．

終末殺菌法
よく洗った哺乳瓶に調合済みの乳汁を必要量入れ，最後に瓶のまま殺菌（消毒器や煮沸鍋）を行う方法．病院や産院，乳児院などの施設で大量の乳を扱う場合に用いられ，1日分をまとめて調乳する．必要に応じて適温に温めてから飲ませる．

自律哺乳
生後2か月頃までは反射で哺乳を行うが，生後3〜4か月頃からは随意運動ができるようになり，自分の意思で吸引や哺乳量の調整を行い，自律的な哺乳が可能となる．

少ない保育所で行われる．後者は1日分または数回分をまとめて調乳する場合に行われ，乳児院や保育所など集団施設で実施される．

自律哺乳を基本とする．1日の授乳回数は，生後1カ月未満で7〜8回，1〜3カ月で6回，4〜5カ月で5回程度を目安とする．授乳は必ず乳児を抱いて行う．母乳栄養と同様に乳児が欲しがるだけ乳汁を与えてよいが，1日の授乳量は1000ml以下に留める．

平成30年8月に乳児用調製液状乳（乳児用液体ミルク）の製造・販売等を可能とするための改正省令等が公布され，乳児用液体ミルクを国内で製造・販売することが可能となった．乳児用液体ミルクは液状の人工乳を容器に密封したものであり，常温での保存が可能である．メリットとしては調乳の手間がなく，消毒した哺乳瓶に移し替えてすぐに飲むことができること，地震等の災害によりライフラインが断絶した場合でも，水，燃料等を使わず授乳できることである．使用にあたっては，製品に記載されている使用方法等の表示を必ず確認する．

c．母乳栄養と人工栄養の差異
母乳栄養と人工栄養とをさまざまな角度から比較したものを表5.5に示す．

d．混合栄養
母乳栄養と人工栄養を併用させることを混合栄養という．混合栄養は母乳が不足して乳児が正常に発育するのに十分な量が得られない場合や，母親が就労などの理由で哺乳できない場合に必要となる．母乳不足の場合は，母乳を与えた後に不足分を育児用ミルクで補うか，母乳の出が悪いときに育児用ミルクを1日数回与える．母親が就労している場合は，朝や夜に十分に母乳

表5.4　調製粉乳の特性

育児用調製粉乳	たんぱく質：たんぱく質の減量, とくにカゼインを減らして乳清たんぱく質を増加し, アミノ酸組成を母乳に近づけている. さらにタウリンやアルギニンを添加している. 脂質：乳脂肪の大部分を植物油で置換して多価不飽和脂肪酸を増やし, 脂肪酸組成を母乳に近づけている. 魚油の配合によりドコサヘキサエン酸 (DHA) を強化し, また n-6/n-3 比の改善, カルニチンなどの増強も行われている. 糖質：大部分が乳糖に置換されているので甘味がうすい. 一部, オリゴ糖などが加えられている. 無機質：腎臓への負担を軽減するため無機質を減量し, ミネラルバランスを母乳に近づけ, さらに鉄を強化し亜鉛や銅を添加してある. ビタミン類：乳児の食事摂取基準を基本に各種ビタミン類が適正に配合されている. 母乳に不足しがちなビタミンKが適量添加されている. また, ビタミンEやβ-カロテンも強化されている. その他：ビフィズス菌, ラクトフェリンなどを添加し, 感染防御を高めている.
低出生体重児用粉乳	出生体重が2kg以上であり, 家庭で養育が可能な場合には, 育児用ミルクが用いられるが, 出生体重が1.5kg以下の場合には低出生体重児用粉乳が用いられる. たんぱく質, 糖質, 灰分は多く, 脂肪は少ない. また, 種々のビタミン類も多い.
ペプチドミルク	たんぱく質を酵素消化によりペプチドにまで消化・分解して乳児の消化負担を軽減したものである. ミルクアレルギーの予防, 疾患用ではではない.
特殊用途粉乳	だいず乳：だいずに不足するヨード, メチオニンを添加し, さらにビタミン, 無機質を強化したものであり, 乳糖は使用していない. 牛乳アレルギーや一過性乳糖不耐症に用いられる. 乳たんぱく質加水分解乳：牛乳アレルギーの原因となるたんぱく質中のβ-ラクトグロブリンやα-ラクトアルブミンを除去し, カゼインを酵素分解して抗原活性を失わせたものである. 牛乳アレルギーのほか, 大豆アレルギーも併発している場合にも用いられる. その他：乳糖不耐症用ミルク (無乳糖乳), 重篤なアレルギー用のアミノ酸混合乳, 浮腫が強い場合に用いる低ナトリウム粉乳がある.
特殊ミルク	先天的に体内の代謝物質を触媒するある酵素が欠損しているか, またはその活性の低下により起こる先天性代謝異常症児に用いられ, たんぱく質・アミノ酸代謝異常, 糖代謝異常, 有機酸代謝異常, 電解質代謝異常, 吸収障害などを対象として多種類のものがあり, その使用は医師の処方箋による.
離乳期・幼児期用粉乳 (フォローアップミルク)	たんぱく質含量は育児用ミルクと牛乳の中間程度まで増やしてあり, カルシウムも多い. 鉄はやや多く, ビタミン類は育児用ミルク程度であるが, 脂質は少ない. 亜鉛と銅の添加は認められていない. 使用開始月齢は9カ月以降としている.

表5.5　母乳栄養と人工栄養の差異

	母乳栄養	人工栄養
成分	乳児にとって最適 分娩の日数, 摂取食物による変化がある	母乳の成分に近似 変化しない
消化	易消化性	母乳より劣る
感染防御物質	含む (ラクトフェリン, リゾチームなど)	含まれない (ビフィズス菌, ラクトフェリンが添加されている 場合もある)
罹患率	低い	母乳栄養児より高い
細菌汚染	無菌的	開封後細菌に汚染される可能性がある
調乳	手間がかからない	調乳, 消毒などの手間がかかる
授乳量	わかりにくい (分泌量が少ない場合や乳児の食欲が旺盛な場合に 相対的に不足となることがある)	明確 (量の調節が自由にできるので, 食欲旺盛な場合に 過栄養となることがある)
経済的負担	少ない	母乳栄養より負担は大きい
アレルギー	ない	起こすことがある
心理的つながり	深い	母乳栄養児ほど深くはない
母子感染	母親が感染症の場合, 授乳を介して乳児に感染することがある	ない
栄養上の問題	母乳不足, ビタミンK, 鉄不足	ない

(津田博子, 麻見直美編著：五訂　応用栄養学, 建帛社, 2020を一部改変)

表5.6　離乳の支援の方法

離乳の開始	①離乳の開始とはなめらかにすりつぶした状態の食物を初めて与えた時をいう. ②離乳開始の発達の目安は，首のすわりがしっかりして寝返りができ，5秒以上座れる，哺乳反射の減弱，食物に興味を示すなどである．生後5〜6カ月が適当であるが，子どもの発育・発達には個人差がある．子どもの様子を観察し，親が子どもの「食べたがっているサイン」に気がつくよう支援する. ③離乳開始前に果汁やイオン飲料*を与えることに栄養学的意義は認められていない．離乳開始前の乳児にとって最適な栄養源は乳汁であり，果汁の摂取によって乳汁の摂取量が減少するとたんぱく質，脂質，ビタミン類や鉄，カルシウム，亜鉛などの摂取量低下のリスクがある. ④蜂蜜は乳児ボツリヌス症を引き起こすリスクがあるため，1歳を過ぎるまでは与えない. ⑤食物アレルギーの発症を心配して離乳の開始や特定の食物の摂取を送らせても食物アレルギーの予防効果があるという科学的根拠はない．生後5〜6カ月頃から離乳をはじめるように情報提供を行う.
離乳の進行	①子どもの発育・発達状況に応じて食品の量，種類や形態を調製し，食べる経験を通して摂食機能を獲得させる. ②食事を規則的に取ることで生活リズムを整え，食べる楽しさを体験していくことを目標とする.
離乳初期 (生後5〜6カ月頃)	①離乳食を飲むこむこと，その舌触りや味に慣れることが主目的である．離乳食は1日1回与え，なめらかにすりつぶした状態のものを与える．母乳または育児用ミルクは子どもの欲するままに与える. ②食べ方は口唇を閉じて捕食や嚥下ができるようになる.
離乳中期 (生後7〜8カ月頃)	①離乳食は1日2回とし，舌でつぶせる固さのものを与える．母乳は子どもの欲するままに，ミルクは1日3回程度与える. ②食べ方は舌と上顎でつぶせるようになる. ③食べさせ方は平らな離乳食用スプーンを下唇にのせ，上唇が閉じるのを待つ.
離乳後期 (生後9〜11カ月頃)	①離乳食は1日3回とし，歯ぐきでつぶせる固さのものを与える. ②食欲に応じて離乳食の量を増やす．母乳は子どもの欲するままに，ミルクは1日2回程度与える. ③食べ方は歯や歯ぐきでつぶせるようになる. ④手づかみ食べは生後9カ月頃から始まる．食べ物を触る，握ることで触感を体験し，食べ物への関心が高まり，自らの意志で食べようとする行動につながるため，積極的に行う.
離乳の完了	①離乳の完了とは形のある食物をかみつぶすことができるようになり，エネルギーや栄養素の大部分が母乳または育児用ミルク以外の食物からとれるようになった状態をいう．生後12〜18カ月頃が適当である. ②離乳食は1日3回とし，他に1日1〜2回の補食を必要に応じて与える．母乳または育児用ミルクは離乳の進行および完了の状況に応じて与える. ③食べ方は手づかみ食べで，前歯で噛み取る練習をし，一口量を覚え，食具を使い自分で食べる準備をしていく.
食品の種類と組み合わせ	①離乳の開始ではおかゆ（米）から始める．慣れてきたらじゃがいもやにんじん等の野菜，果物，さらに慣れたら豆腐や白身魚，固ゆでした卵黄など，種類を増やしていく. ②新しい食品を始める時には離乳食用スプーンで1さじずつ与え，子どもの様子を見ながら量を増やしていく. ③離乳が進むにつれ，魚は白身魚から赤身魚，青身魚へ，卵は卵黄（固ゆで）から全卵へと進めていく．食べやすく調理した脂肪の少ない肉類，豆類，各種野菜，海藻と種類を増やしていく．脂肪の多い肉類は遅らせる．野菜類には緑黄色野菜も用いる. ④ヨーグルト，塩分や脂肪の少ないチーズも用いてよい．牛乳を飲用として与える場合は鉄欠乏性貧血の予防のため1歳を過ぎてからとする. ⑤離乳食が1日2回食に進む頃には，穀類（主食），野菜（副菜）・果物，たんぱく質性食品（主菜）を組み合わせた食事とする. ⑥母乳育児の場合は鉄が不足しやすく，ビタミンD欠乏も懸念される．母乳育児を行っている場合は，これらの供給源となる食品を積極的に摂取する. ⑦フォローアップミルクは母乳の代替食品ではない．離乳が順調であれば摂取する必要はない．離乳が順調に進まず，鉄欠乏のリスクが高い場合や，適当な体重増加が見られない場合には，医師に相談の上，必要に応じて活用する.
調理形態・調理方法	①離乳の進行に応じて，食べやすく調理したものを与える. ②子どもは細菌への抵抗力が弱いので，衛生面に十分に配慮する. ②初めは「つぶしがゆ」とし，慣れてきたら粗つぶし，つぶさないままへと進め，軟飯へと移行する. ③野菜やたんぱく質性食品は始めはなめらかに調理し，次第に粗くしていく. ④離乳中期頃は飲み込みやすいようにとろみをつける工夫をする. ⑤調味について，離乳の開始頃では調味料は必要ない．離乳の進行に応じて薄味でおいしく調理する．油脂類も少量の使用とする.

を与え，それ以外の時間帯は育児用ミルクを与える．可能であれば職場でも搾乳して母乳を冷蔵あるいは冷凍保存し，日中の保育者が温めて与えるようにする．

e. 離乳食

1）離乳の必要性

母乳栄養，混合栄養，人工栄養いずれの場合においても，乳児が乳汁のみ

		離乳の開始　　　　　　　　　　　　　　→　　　離乳の完了			
		以下に示す事項は、あくまでも目安であり、子どもの食欲や成長・発達の状況に応じて調整する。			
		離乳初期 生後5〜6か月頃	離乳中期 生後7〜8か月頃	離乳後期 生後9〜11か月頃	離乳完了期 生後12〜18か月頃
食べ方の目安		○子どもの様子をみながら1日1回1さじずつ始める。 ○母乳や育児用ミルクは飲みたいだけ与える。	○1日2回食で食事のリズムをつけていく。 ○いろいろな味や舌ざわりを楽しめるように食品の種類を増やしていく。	○食事リズムを大切に、1日3回食に進めていく。 ○共食を通じて食の楽しい体験を積み重ねる。	○1日3回の食事リズムを大切に、生活リズムを整える。 ○手づかみ食べにより、自分で食べる楽しみを増やす。
調理形態		なめらかにすりつぶした状態	舌でつぶせる固さ	歯ぐきでつぶせる固さ	歯ぐきで噛める固さ
1回当たりの目安量					
Ⅰ	穀類（g）	つぶしがゆから始める。すりつぶした野菜等も試してみる。慣れてきたら、つぶした豆腐・白身魚・卵黄等を試してみる。	全がゆ 50〜80	全がゆ 90〜軟飯80	軟飯80〜 ご飯80
Ⅱ	野菜・果物（g）		20〜30	30〜40	40〜50
Ⅲ	魚（g）		10〜15	15	15〜20
	又は肉（g）		10〜15	15	15〜20
	又は豆腐（g）		30〜40	45	50〜55
	又は卵（個）		卵黄1〜 全卵1／3	全卵1／2	全卵1／2〜 2／3
	又は乳製品（g）		50〜70	80	100
歯の萌出の目安			乳歯が生え始める。	1歳前後で前歯が8本生えそろう。	離乳完了期の後半頃に奥歯（第一乳臼歯）が生え始める。
摂食機能の目安		口を閉じて取り込みや飲み込みが出来るようになる。 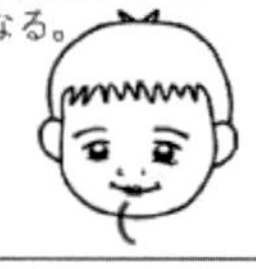	舌と上あごで潰していくことが出来るようになる。 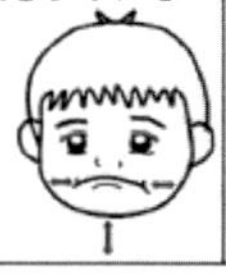	歯ぐきで潰すことが出来るようになる。 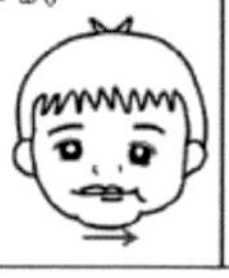	歯を使うようになる。

※衛生面に十分に配慮して食べやすく調理したものを与える

図5.5　離乳食の進め方の目安
（厚生労働省：授乳・離乳の支援ガイド（2019年改定版），2019）

で順調な発育を示すのは生後5〜6カ月頃までである．この時期を過ぎても乳汁栄養のみを継続した場合，体重の増え方が緩やかとなり，貧血傾向や筋肉の弾力が失われる．また，生後7〜8カ月頃には多くの乳児で歯が生え始めることから，形のある食物を食べることに対する準備も整う．

　2）離乳食の役割
　①栄養補給として不足するエネルギー，たんぱく質，鉄を補給する．
　②離乳食供与により体内では消化酵素が活性化し消化・吸収・利用が高まり消化機能が発達する．
　③乳汁を吸うことから，なめらかにすりつぶした食物を飲みこむ，舌でつぶし飲みこむ，歯ぐきでつぶし飲みこむことへと移行させることで摂食嚥下が発達する．
　④乳汁とは全く異なる味，におい，触感，視覚などが刺激となり精神発達を助長する．
　⑤望ましい食リズムの形成により将来の良い食習慣の基礎がつくられ，食習慣が確立させる．

　3）離乳の実際
　①離乳食は厚生労働省の「授乳・離乳の支援ガイド（2019年改定版）」に従い進める．②離乳の支援の方法を表5.6に示す．③離乳の進め方の目安（図5.5）に従って進める．

● 5.2.4　低出生体重児 ●

　低出生体重児（2500g未満）は早産であることが多く，未熟性が強いほど出生後の合併症のリスクが高い．生理的黄疸も強く長引き，出生後しばらくは全身状態が悪く，哺乳も困難な場合がある．体重の80%以上を占める体液の多くが細胞外液であること，皮膚が薄く不感蒸泄量が多いことから，水・電解質異常を起こし，脱水症になりやすい．また，出生時に母体から移行する免疫抗体は正常児に比べると少なく，抗体産生能力も低いので感染防御機能は極めて弱い．低出生体重児，とくに早産児が後遺症なく健全に発育・発達するためには栄養管理が重要である．

　低出生体重児においても母乳が基本である．児が未熟な場合，主として極出生体重児（1500g未満）には母乳添加用粉末を使用し，不足しがちなたんぱく質，カルシウム，リンを補強する．母乳が得られないときには低出生体重児用ミルク（表5.4）を用いる．

● 5.2.5　低体重と過体重 ●

　出生体重が標準より小さい場合を低体重児という．母体が妊娠高血圧症候群であった場合や，特定の疾患を有していなくても子宮内発育不全（IUGR）により起こる．前述の低出生体重児と同様に合併症のリスクが高いため注意

水・電解質異常
水分と電解質が両方またはいずれか一方が顕著に欠乏してアンバランスとなり，喪失の程度により血清Na, K, Clなどが異常値を示す．発汗，多尿，下痢など原因はさまざまである．

母乳添加用粉末
体重1500g未満の極低出生体重児は消化吸収機能が未発達であり，感染防御因子などの生理活性物質を含む母乳栄養が推奨されるが，呼吸障害などの合併症がある場合には十分な量の母乳を飲めるまでに時間がかかり，母乳だけではたんぱく質などの栄養分も不足することがある．母乳添加粉末は，母乳に混ぜて飲ませることで，たんぱく質，カルシウム，リンなど必要な栄養分を補うことができる．

が必要である.

出生体重が4000 g以上の児を過体重児または巨大児という.妊娠中に母体が糖代謝異常を有していた場合に過体重となる場合が多い.糖代謝異常の母体から出生した場合は出生直後に低血糖や高ビリルビン血症,呼吸障害などがみられることがある.

5.2.6 哺乳量と母乳性黄疸

母乳育児中の児にみられる黄疸には,生後早期の黄疸と遅延性黄疸の2タイプがあり,いずれも母乳性黄疸とよばれる.遅延性黄疸は1～2カ月まで続く場合もあるが,母乳は母子双方に多くの利点をもたらすため,安易に中止しない.早産児の場合は肝臓が未熟なため黄疸は遅延しやすい.

5.2.7 ビタミンK摂取と乳児ビタミンK欠乏性出血症

ビタミンKは胎盤を通過しにくいこと,母乳中の含有量が低いこと,乳児では腸内細菌叢による産生・供給量が低いことなどから,新生児・乳児ではビタミンK欠乏症になることがある.

出生後24～48時間頃に消化管出血を主症状とする場合を新生児ビタミンK欠乏性出血症(新生児メレナ),生後1カ月前後に発症する場合は突発性乳児ビタミンK欠乏症(頭蓋内出血)という.頭蓋内出血を起こすと死亡または大きな後遺症が残る可能性が高い.乳児ビタミンK欠乏性出血症では8割以上に頭蓋内出血がみられて予後不良なため,とくに予防が重要な疾患である.近年は出生後24～48時間と生後1週(産科退院時),生後1カ月(1カ月健診時)にビタミンK_2シロップの3回投与が行われるようになり,発症頻度は10分の1以下に減少している.

5.2.8 鉄摂取と貧血

乳児期にみられる貧血の多くは鉄欠乏性貧血である.低出生体重児や急激な発育をみる乳児期から幼児期前半に発症することが多い.母乳や牛乳中に含まれる鉄は少なく,胎児期に肝臓に貯蔵した鉄を生後6～9カ月で使い果たすことが起因となって発症する.予防するには鉄含有量の多い食品を与え,加えてビタミンCの摂取により鉄の吸収を促進させるとよい.低出生体重児に対しては児の未熟性や貧血の程度に応じて鉄剤の経口投与を考慮する.

5.2.9 乳児下痢症と脱水

乳児は下痢を起こしやすく,その原因は食事内容,過剰摂取,ウイルスや細菌感染など多岐にわたる.ロタウイルス感染症はとくに冬季に多く,白色下痢便が特徴である.

乳幼児突然死症候群
それまでの健康状態および既往歴からその死亡が予測できず,しかも死亡状況調査および解剖検査によってもその原因が同定されない.原則として1歳未満の児に突然の死をもたらした症候群.主として睡眠中に突然死亡状態で発見され,原則として1歳未満の乳児に起こる.日本での発症頻度は4000人に1人と推定され,生後2～6カ月に多く,稀には1歳以上で発症することがある.妊婦および養育者の喫煙,非母乳保育,うつぶせ寝などがリスク因子となる.

　下痢の回数，量が多くなると乳児は容易に脱水に陥る．そのため，嘔吐がなければ母乳や育児用粉乳などにより水分補給をこまめに行う．嘔吐があるとき，脱水が進行したときは必ず医療機関を受診し，その指示に従う．症状が好転し，食べられるようになれば普段食べているものを摂取してよいが，油分の多いものや甘すぎるものは避ける．

● 5.2.10　二次性乳糖不耐症 ●

　乳児期のもっとも重要なエネルギー源は乳糖であり，これの消化・吸収機能障害である乳糖不耐症は重篤な栄養失調の原因となる．乳糖不耐症には原発性の乳糖不耐症と二次性乳糖不耐症があり，前者は比較的まれな疾患であるが，後者は健常児にも起こる．これはウイルス性胃腸炎や難治性下痢症に伴う腸管粘膜障害によってラクターゼの分泌が抑制されることで発症する．乳製品の除去，乳糖を含まないミルクを摂取させる．

● 5.2.11　食物アレルギー ●

　食物アレルギーの発症年齢は0〜4歳に集中し，3歳までの乳幼児の4〜5%にみられるが，加齢とともに減少する．乳児における発症は，育児用ミルク摂取による腸管からの抗原物質の透過性亢進によるもの，母親が妊娠中に摂取した食物に由来する胎生期での感作によるもの，乳児腸管のIgA抗体（3.2節参照）が少ないことによるものなどがあると考えられている．食物を摂取してから24時間以内にじんま疹，アナフィラキシー，気管支喘息，嘔吐，下痢，腹痛などの症状を呈する．卵・小麦・牛乳は三大アレルゲンといわれ，アレルゲンとなりやすい食品の代表である．アレルギー疾患の予防や治療のために安易なアレルゲン除去を行うことは，子どもの正常な成長・発達を妨げる恐れがあるため，「食物アレルギー診療ガイドライン2021」，「食物アレルギー診療の手引き2020」を参照して，必ず医師の指示のもと行う．

● 5.2.12　便　秘 ●

　乳児の場合，排便回数は多様であり，何日以上排便がないと便秘とするという明確な定義はない．新生児や乳児では3日間以上とする報告もある．離乳前では乳汁不足や濃厚調乳が原因であり，離乳後は運動不足，離乳食・食物繊維不足が原因である．これらの解消が便秘療法の基本となる．また，牛乳を大量に飲む児に便秘が多いという報告（*J. Pediatr Gastroenterol Nutr*, **43**, 405-407, 2006）があり，一時的に牛乳を減らすと有用なこともある．

● 5.2.13　先天性代謝異常 ●

　先天性代謝異常とは生まれつき特定の酵素が欠損することで代謝の過程に

障害が起こり，欠損する酵素の種類によりさまざまな症状を呈する疾患である．知的障害，発達遅延など日常生活に支障をきたすが，早期に治療を受けることで障害の発生を未然に防ぐことができる．早期発見のため，日本では新生児に対して，マス・スクリーニングが実施されている．主に内分泌疾患2疾患（先天性甲状腺機能低下症と先天性副腎過形成症）と代謝異常疾患約17疾患（ガラクトース血症，フェニルケトン尿症，メープルシロップ尿症，ホモシスチン尿症など）を対象としている．食事療法では代謝障害物質を含めないあるいは低減化するのが原則で，授乳期間中は医師の指示のもと治療用の特殊ミルクを利用する（表5.3参照）．

参 考 文 献

井上裕美他監修：病気がみえる　産科，メディカ出版，2013

板橋家頭夫編著：最新！　新生児栄養管理ステップアップブック，メディカ出版，2008

板橋家頭夫編：新生児栄養学―発達生理から臨床まで―，メジカルビュー社，2014

津田博子，麻見直美編著：五訂　応用栄養学，建帛社，2020

NPO法人日本ラクテーション・コンサルタント協会編集：母乳育児支援スタンダード　第2版，医学書院，2014

厚生労働省：日本人の食事摂取基準（2020年版），2019

厚生労働省：授乳・離乳の支援ガイド（2019年改定版），2019

厚生労働省：平成22年度乳幼児身体発育調査，2010

厚生労働省：平成27年度乳幼児栄養調査，2015

厚生労働省：平成17年度乳幼児栄養調査，2005

堺　武男編著：改訂2版　イラストで学ぶ新生児の生理と代表的疾患，メディカ出版，2012

渡邊令子他編：応用栄養学　改訂第7版，南江堂，2020

日本小児科学会：新生児・乳児ビタミンK欠乏性出血症に対するビタミンK製剤投与の改訂ガイドライン（修正版）について，2010,

水野清子他編著：子供の食と栄養　改訂第二版，診断と治療社，2014

森　悦子：5. 新生児・乳児期の栄養（田中敬子，爲房恭子編：応用栄養学），朝倉書店，2009

North American Society for Pediatric Gastroenterology, Hepatology and Nutrition：Evaluation and treatment of constipation in children：summary of updated recommendations of the North American Society for Pediatric Gastroenterology, Hepatology and Nutrition. *J Pediatr Gastroenterol Nutr*, **43**(3), 405-407, 2006

6. 成長期の栄養

■到達目標（point）

・成長期の生理的特徴を理解する.

・成長期にみられる疾患，特徴的な食習慣，生活習慣について理解する.

・健全な発育のための栄養アセスメント・栄養ケアを理解する.

・栄養ケア実施の指針として「日本人の食事摂取基準（2020年版）」を理解する.

成長と発達
　成長とは身長，体重などのように測定できる形態的・量的な増加をいう．発達とは言語発達など機能的な進歩・成熟過程に対して用いられる．発育は形態と機能の両面に対して用いられるが，これらの定義は厳密には区別できない場合もある．

　幼児期，学童期，思春期をまとめて成長期と呼ぶ．成長期の最大の特徴は常に成長と発達の過程にあることである．エネルギー必要量に加え成長に必要なエネルギー蓄積量が必要となるため，十分なエネルギーの確保が望まれる．

　幼児期は，1歳から満6歳未満をいう．実際には満1歳から小学校入学までの約5年間の期間を指す．幼児期は，身体の発育は乳児期に比べて緩慢となるが運動機能や精神的な発達が著しい時期である．身体発育機能や精神機能は未熟であり環境に影響されやすい．栄養面では幼児の成長にあわせた栄養量を確保し，幼児の発達にあわせた食形態の供与が望まれる．また，幼児期は生活習慣および食習慣の基礎を形成する重要な時期であることに留意する．学童期は，6歳から11歳までの，いわゆる小学生の6年間である．この時期は乳幼児期に続く比較的穏やかに推移する前半と，思春期スパートにあたる身長・体重の急激な伸びをみる後半から構成される．思春期は，一般的に第二次性徴が現れてから，身長増加が停止するまでの，成長が加速する期間を指し，小学校高学年から高等学校の年齢が該当する．人間の一生で考えると学童期から成人期への移行期といえる．思春期の始まる年齢は，健康・栄養状態，社会経済状況，遺伝などによって影響され，個人差や性差も大きい．

6.1 成長期の生理的特徴

● 6.1.1　生理機能の発達 ●

a. 身長，体重，体組成

幼児期：　厚生労働省が10年ごとに全国の乳幼児身体発育調査を行い，身体発育曲線を作成している（図6.1）．計側値はパーセンタイル値が用いられている．幼児期は乳児期と比較して体重の増加は緩慢となり，1〜2歳にかけては年間約2.5kgであるが，2〜5歳では約2kgとほぼ一定で推移する．身長の伸びは1〜2歳にかけては約12cmであるが，年間成長率は徐々に低下して，3歳から4歳までの1年間では約7cmの伸びになる．4歳時でおおよそ出生時の2倍，12歳時で約3倍になる．体重がその時々の食欲や健康状態により一時的に増減しやすいことから，比較的短期間内で発生した因子の影響を受けやすく，身長は，遺伝的条件，栄養や疾病などにより影響を受けるが，比較的長い期間にわたって影響を受ける．成長評価には，体重，身長のほかに頭囲が用いられる．頭囲は体重や身長ほど個人差がないため，脳の発育を評価することができる．1歳時の頭囲は45cmで，成人の約80%であり5〜6歳で成人の90%程度に達する．

学童期，思春期：　学童期以降は，思春期という人生で2番目に大きい成長のスパートを迎える．0歳から18歳までの身体発育曲線が示されている（図6.2）．学童期前半の6〜9歳頃は，男女とも年間身長発育量は5〜5.5cm，体重は3kg前後のほぼ一定した増加を示す．9歳頃までは身長・体重

乳幼児身体発育調査
　乳幼児の身長，体重，頭囲および胸囲などを計測するとともに，乳幼児の栄養方法，運動・言語発達などもあわせて調査し，さらに子どもの成長，発達に影響を与える母親の生活習慣，身体計測値，妊娠中の異常，在胎週数，出生順位などについても調査している．

パーセンタイル値
　パーセンタイル値とは，測定値を降順に並べ，全体を100とした場合に下から何番目に当たるかを示したものである．50パーセンタイル値を中央値とよび，ほぼ平均値と考える．

体重・身長の増加の目安

	身長（倍）	体重（倍）
出生時	50 cm	3 kg
3ヵ月		6 kg(2)
1歳	75 cm (1.5)	9 kg(3)
2歳半		12 kg(4)
4歳	100 cm(2)	15 kg(5)
5歳		18 kg(6)

（出生時の値を1とする）

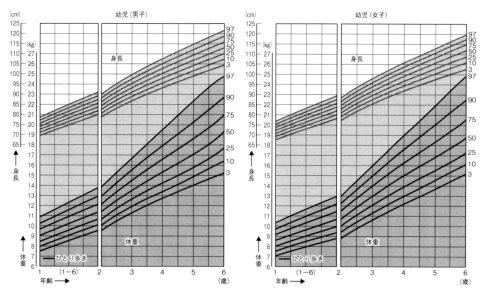

図6.1　幼児身体発育曲線（身長・体重）（2010（平成22）年調査値）
（乳幼児身体発育評価マニュアル　平成23年度　厚生労働科学研究補助金　2012年3月）

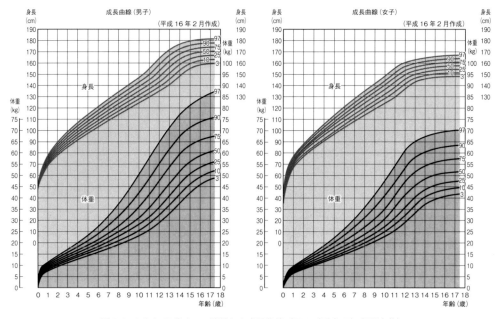

図6.2　0から18歳までの連続した成長曲線（2000（平成12）年調査値）
（食を通じた子どもの健全育成（―いわゆる「食育」の視点から―）」のあり方に関する検討会」報告書，厚生労働省，2004）

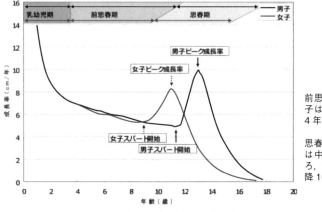

図6.3　ICP（乳幼児・前思春期・思春期）モデル
（乳幼児身体発育評価マニュアル，平成23年度　厚生労働科学研究補助金，2012年3月）

思春期スパート（発育急進期）
　出生から成人まで身長は伸び，体重は増加しているが，その成長において，より著しく身長・体重が増加している状況を発育急進期（スパート）という．出生後1年の乳児期を第一急進期，思春期を第二急進期と呼ぶ．

ともに男子の方がやや上回っているが，女子は10歳頃から発育急進期に入り，その後，男子は女子より少し遅れて著しい成長・発達を示す発育急進現象を示す第二次発育急進期となり，女子の体位を追い越し，思春期を迎える．思春期では，身長・体重の伸びは著しいものがある．令和2年度学校保健統計調査によると，身長の伸びは男子では12歳が最大で7.7 cm，女子では10歳で6.7 cmである．体重では男子は12歳が最大の5.4 kg，女子では11歳で4.9 kgになる．発育量が最大となる時期は男女ともに11歳であり，親の世代と比較すると男子で2歳早いが女子は同じである．

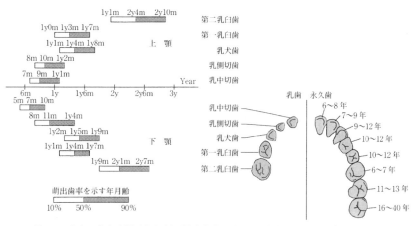

図6.4 乳歯の萌出時期（萌出率）（青木菊麿：改訂 小児保健演習，建帛社，2005）

　子どもの成長のパターンは，3〜4歳頃までの乳幼児期，それ以降思春期が始まるまでの前思春期，思春期が始まってから成人身長に達するまでの思春期の3つに分けられる．このパターンはICP（infant-childhood-puberty：乳幼児期-前思春期-思春期）モデルによって説明されている（図6.3）．

b. 口腔機能の発達

　乳歯は，生後6〜8カ月頃から生えはじめて，2歳半頃までに上下10本ずつ，合計20本の歯が生えそろう．1歳から1歳半頃になると，乳中切歯，乳側切歯が生えそろい，約半数のこどもには咀しゃくにかかわる第一乳臼歯が生える（図6.4）．永久歯は6〜7歳頃から生えはじめて合計32本になる．咀しゃくは，訓練により獲得される動作である．咀しゃく能力の獲得には相対的臨界期があり，18〜24カ月頃と考えられる．第一乳臼歯が生え揃うまでに咀しゃく運動を獲得しないと，その後では咀しゃくの動作の発達が遅れてしまう．口唇，舌，下顎の咀しゃく運動は，口腔構造の変化にあわせた咀しゃく獲得に適した食物の供与とともに発達するものである．

c. 小児臓器の発達

　心臓，肺，膵臓，脾臓といった主要臓器重量は体重とほぼ比例して増加する（一般型）．体重比例型とは異なる重量変化を示す臓器が，脳と胸腺である（脳は神経型，胸腺はリンパ型）．脳は，出生後3歳頃まで重量が急速に増加しその後の重量変化は少ない．脳の重量は6歳頃で1300gとなり，成人の90%位の重量になる．身体とともに脳神経の発達が急激な乳幼児期に，その成長を妨げるように栄養が極端に不足したり，その期間がある一定を超えたりすると，回復や追いつくことのできない決定的損失や障害を残すことがある．この時期を臨界期（感受期）という．また，胸腺，リンパ組織の形成は生後から5〜6歳頃までに急激に発達し，10〜12歳頃には成人の2倍になるが，思春期以降は徐々に成人レベルに戻る．男児の陰茎・睾丸，女児の卵巣・子宮などは思春期に急激に発育する（生殖型）．スキャモンの発育曲

一般的な歯の萌出順序
　下の中切歯→上の中切歯→上の側切歯→下の側切歯→第一乳臼歯→犬歯→第二乳臼歯

線を参照する（第3章，図3.1参照）.

　胃容積は，1歳で460 mL程度，5歳で800 mL程度である．腸の長さは幼児期では身長の約6倍であり，成人の4.5倍に対し相対的に長い．小腸と大腸の比率は4：1で，大部分は小腸で占められる．肝臓の重量は出生時で150 gにも満たないが，1歳時で2倍，2～3歳時で3倍になる．肝臓の機能や構成が成人並になるのは8歳頃である.

● 6.1.2　運動機能の発達 ●

粗大運動
　体の重心の移動に係わるような運動（歩く・走る・スキップなど）.

微細運動
　手先を使って物を口に運ぶなどの運動（積み木を重ねる・クレヨンを持つなど）.

　運動機能の発達には，頭尾方向，近遠方向などの方向性がみられる．頭部から始まり下肢の方へ進んでいくこと，身体の中枢から末梢に向けて進むこと，粗い運動（粗大運動）から微細な運動へと発達する．さらに随意運動の発達が進み，次第に協調性，巧拙性が要求される運動が発達する．1歳には一人で立ち，1歳半で一人歩き，2歳で走ることができるようになる．片足立ちは3歳で片足跳びは4歳，スキップの完成は5歳である．全身的な運動は3～4歳で飛躍的に向上する．一通り基本的な運動を身につけることができるのは5歳頃である．学童期では，幼児期に比べ骨格や筋肉の発達・充実に伴い，総合的な運動能力が高まる.

● 6.1.3　精神機能の発達 ●

第一反抗期
　自我意識が強まる2～3歳頃.

　幼児期では精神発達のもっとも著しいのは知能・情緒面である．出生直後の乳児にはすでに興奮の情緒は存在する．ついで快，不快の区別がつき，それが快は喜びに，不快はしだいに恐れ，嫌悪へと分化していく．快の情緒が優位になるような環境が望ましい．2歳頃から自己主張が強くなり，言語は1歳頃までは擬声語である．1歳半から語彙が急速に増え，2歳頃にかけて2語文が出現する．2歳半頃になると理解能力が発達し，「どうして」，「なぜ」など，理由を尋ねるようになる．3歳になると，時間的概念（過去―未来，現在―未来）を表現する言葉が使えるようになる．4歳で会話形式が成人に近づき，5歳では正しい会話ができるようになり，数字や文字を書くことができるようになる.

　学童期では，精神機能の発達は個人差がみられるものの，幼児期に続き著しい．情緒の表現は豊かになり，その対象は親，兄弟，友人へと広がる．知的能力の発達も目覚ましく，言語は年齢とともに社会化されたものに変わり，記憶や思考力も深まり，抽象・論理的な判断思考ができるようになる.

● 6.1.4　社会性の発達 ●

　1歳頃から周囲のことも関心をもちはじめ，自我や社会性の発達がみられるようになる．2歳頃には運動や言語の発達に伴い理解力が増大し自分で何でもやりたがることから，反抗的な態度を示すことがあるが，3歳児になる

と他児とも一緒に遊べるように成長する．5歳頃には周囲の人や物に対し積極的にかかわり，遊べる自主性が芽生える．相手の話を十分理解できるようになる．学童期では，幼児期の自己中心的思考から協調性が育ち，集団行動も経験し，家族よりも友人からの影響力が強くなる．

● 6.1.5　摂食行動の発達 ●

幼児期に入ると，口腔・摂食機能の発達に伴い，しだいに成人の食生活に移行する．1歳頃からしきりに手づかみ食べを試みるようになる．1歳半である程度スプーンを操作するようになり，2歳ではスプーン・フォークで上手に食べられるようになり，この頃から箸も練習すれば操作可能となる．手指の機能発達と摂食機能の発達があいまって食事行動が上達し，4歳頃では一人食べができるようになる．1歳半頃から食事マナーを理解しはじめ，3歳頃から集団での食事に関心をもつようになり，食事に社会的な意味が出てくる．

● 6.1.6　第二次性徴 ●

第二次性徴とは，思春期に出現する性成熟を指し，発現・成熟には性ホルモンが関与し，男性では声変わり，筋骨の発達など，女性では乳房発達，初経などが起こることをいう．第二次性徴はつねに女子が男子に先行し，女子では9歳，男子では11歳頃から始まる．

● 6.1.7　精神的不安定 ●

思春期の精神的発達には目覚ましいものがある．しかし，第二次性徴で大きく変化する身体と精神的発達のアンバランスが生じ，情緒が不安定になることも多く複雑である．加えて，この時期は，大人になることへの不安，異性問題，友人関係，家族の問題，受験，性格，容姿などいろいろと悩みを抱えることも多い．また，自己の内面に目を向けるようになり，自我を確立し，精神的に自立した存在へと発達はするが，自己統制力が十分でないため，自己を通すための反抗や自己主張が強くなるのも特徴である（第二反抗期）．女子の一部には，拒食や過食などの誤った食行動へ移行する傾向もあるので，十分に気をつけたい．

また，思春期に起こりやすい疾患に起立性調節障害がある．起立性調節障害は，心身病の一つとされ，朝起きられない，立ちくらみやめまい，動悸や息切れ，食欲不振，腹痛，倦怠感などがその症状である．思春期に起こりやすい自律神経機能失調と考えられており，急激な身体発育のために自律神経の働きがアンバランスになった状態である．起立性調節障害の診断は，11症状のうち3つ以上当てはまり，かつ，4つのサブタイプのいずれか（起立直後性低血圧，体位性頻脈症候群，神経調節性失神，遷延性起立性低血圧）

性ホルモン分泌
　男性では性腺刺激ホルモンにより精巣・副腎から男性ホルモン・アンドロゲン（テストステロン）の分泌がみられる．女性では性腺刺激ホルモンにより卵巣から女性ホルモンの卵胞ホルモン（エストロゲン）と黄体ホルモン（プロゲステロン）が分泌され，これらが第二次性徴の変化に関わる．
月経開始
　月経開始のメカニズムとしては，女子の体重が特定値にいたると卵巣が正常に機能し，始まるのではないかと考えられているが，身長や体脂肪の量などと関係するとする説もある．
起立性調節障害の症状
 1．立ちくらみやめまい
 2．起立時の気分不良や失神
 3．入浴時や嫌なことで気分不良
 4．動悸や息切れ
 5．朝なかなか起きられず午前中調子が悪い
 6．顔色が青白い
 7．食欲不振
 8．腹痛
 9．倦怠感
10．頭痛
11．乗り物酔い
起立性調節障害のメカニズム
　起立すると血液は重力のために下半身に移動する．そのとき動脈，静脈のいずれの血管系でも，血液の重力，すなわち静水圧によって血管腔が拡張するため，血圧が低下する．また下半身に血液が貯留するため心臓に還る血液量が減少する．これに対して健常者では，代償機構が作動し交感

神経末端からノルアドレナリンが分泌され，血管収縮が起こり，血圧が維持される．ところが起立性調節障害では，起立直後すぐに活発化するはずの交感神経が作動せず，また循環血漿流量も少ないことと相まって，血圧が低下したままになり，一方，心臓は血圧を維持するために心拍数を増加させ，起立中に頻脈を起こす．

に合致することとなっている．好発年齢は 10〜16 歳，有病率は，小学生の約 5%，中学生の約 10%とされ，その約 3 割は不登校を合併している．起立時に血圧がひどく低下して脳貧血を起こす症例もあれば，血圧に異常を認めない症例もある．また，心理的側面から見ると，過剰適応な性格であり他人に気遣いして心理的にストレスをためやすい傾向がある．それぞれの子どもについて，からだと心の両方からアプローチするという，心身医学的な診療が必要である．軽症例では軽い運動，ゆっくりと立ち上がる，早寝早起きなど規則正しい生活リズムをこころがけるなどの注意が必要である．中等症以上では，薬物療法が必要である．

6.2　成長期の栄養アセスメントと栄養ケア

● 6.2.1　小児の食事摂取基準 ●

外挿法
　研究の対象集団の体重の代表値（中央値または平均値）が明らかな場合には，体表面積の比較を示す 0.75 乗を用いて成長因子を考慮して，次の外挿式により求められた．
$$X = X_0 \times (W/W_0)^{0.75} \times (1+G)$$
X：求めたい年齢階級の推定平均必要量または目安量
X_0：推定平均必要量または目安量の参照値
W：求めたい年齢階級の参照体重
W_0：推定平均必要量または目安量の参照値が得られた研究の対象者の体重の代表値（平均値または中央値）
G：成長因子
小児のエネルギー必要量
　成長期である小児（1〜17 歳）では，身体活動に必要なエネルギーに加えて，組織合成に要するエネルギーと組織増加分のエネルギー（エネルギー蓄積量）を余分に摂取する必要がある．
推定エネルギー必要量（kcal/日）＝基礎代謝量（kcal/日）×身体活動レベル＋エネルギー蓄積量（kcal/日）
たんぱく質推定平均必要量算定の参照値（g/kg 体重/日）＝（たんぱく質維持必要量÷利用効率）＋（たんぱく質蓄積量÷蓄積効率）

　1〜17 歳を小児として，幼児（1〜2 歳，3〜5 歳），小学校低学年（6〜7 歳），中学年（8〜9 歳），高学年（10〜11 歳），中学校（12〜14 歳），高校（15〜17 歳）と 7 区分されている．食事摂取基準の策定に有用な研究で小児を対象としたものは少ないため，十分な資料が存在しない場合には，外挿法を用いて成人の値から推定した．耐容上限量に関しては，情報が乏しく算定できないものが多いが，多量に摂取しても健康障害が生じないことを保証するものではない．

a. エネルギー

　エネルギーについては，エネルギーの摂取量と消費量のバランス（エネルギー収支バランス）を示す指標として BMI を採用することとしたが，目標とする BMI の提示が成人に限られていることから，小児では「日本人の食事摂取基準（2020 年版）」に示されている参考資料のエネルギー必要量を参照する．

　また，小児のエネルギー摂取量の過不足のアセスメントには，成長曲線（身体発育曲線）を用いる．体重や身長を計測し，成長曲線（身体発育曲線）のカーブに沿っているか，成長曲線から大きく外れるような成長の停滞や体重増加がないかなど，成長の経過を縦断的に観察する．

b. たんぱく質

　たんぱく質は，生命・健康の維持と健全な成長に不可欠な要素である．小児（1〜17 歳）の推定平均必要量算定の参照値は，たんぱく質維持必要量と成長に伴い蓄積されるたんぱく質蓄積量から要因加算法によって算出された．ただし，利用効率は，体重維持の場合のたんぱく質利用効率である．推定平均必要量は，推定平均必要量算定の参照値に参照体重を乗じた値とした．推奨量は，個人間の変動係数を成人と同様に 12.5%と見積もり，推定平均必要量に推奨量算定係数 1.25 を乗じた値とした．目標量はエネルギー

推定平均必要量（g/日）＝
推定平均必要量算定の参
照値（g/kg 体重/日）×参
照体重（kg）

推奨量（g/日）＝推定平均
必要量（g/日）×推奨量
算定係数

比率 13〜20％である.

c. 脂質

脂質は，エネルギー源として必要なだけでなく，身体の機能を維持するために必要な必須脂肪酸や脂溶性物質の供給のためにも一定量を摂取することが重要である．小児期の脂質エネルギー比率は 20〜30％である．また，小児期より飽和脂肪酸の過剰摂取を避けることは疾病予防の観点から意味があるものと考えられ，3〜14 歳は 10％エネルギー，15〜17 歳は 8％エネルギーとした．n-6 系脂肪酸，n-3 系脂肪酸についても欠乏症予防の観点から目安量が定められている．近年では，成人だけでなく幼児も脂肪をとりすぎる傾向にある．脂肪エネルギー比率が増加すると肥満を招き，生活習慣病のリスクを高めることになるので，適切な量の脂質をとるように注意する．

d. 炭水化物（食物繊維）

炭水化物はたんぱく質ならびに脂質の残余として設定された．エネルギー比率は 50〜65％である．食物繊維の目標量は幼児については 3 歳未満の小児における摂取量の評価が難しく目標量を算定する根拠が乏しいことから，3〜17 歳に限って，成人と同じ方法で目標量を算出した．なお，算出された目標量よりも現在の摂取量の中央値が多い場合には，現在の摂取量の中央値を目標量とした．

e. ビタミン

食事摂取基準に示されているのは，脂溶性ビタミンはビタミン A，ビタミン D，ビタミン E，ビタミン K，水溶性ビタミンはビタミン B_1，ビタミン B_2，ナイアシン，ビタミン B_6，ビタミン B_{12}，葉酸，パントテン酸，ビオチン，ビタミン C の 13 種類である．ビタミンは補酵素作用および代謝調節作用を有するが，抗酸化作用や細胞間情報伝達作用などが明らかとなっている．小児で耐容上限量が算定されているのは，脂溶性ビタミンではビタミン A，ビタミン D，ビタミン E であり，水溶性ビタミンでは，ナイアシン，ビタミン B_6，葉酸である．

1）脂溶性ビタミン

①ビタミン A

ビタミン A が欠乏すると，乳幼児では角膜乾燥症から失明に至ることがある．その他，成長阻害，骨および神経系の発達抑制もみられ，上皮細胞の分化・増殖の障害，皮膚の乾燥・肥厚・角質化，免疫能の低下や粘膜上皮の乾燥などから感染症にかかりやすくなる．6 歳以上の小児では，肝臓貯蔵量を指標として 18〜29 歳の成人の推定平均必要量をもとにして成長因子を考慮し，体重比の 0.75 乗を用いて体表面積を推定する方法により外挿し，推定平均必要量を算出した．1〜5 歳の推定平均必要量は，ビタミン A 体外排泄量に成長因子を加味して算出されている．

②ビタミン D, ビタミン E, ビタミン K

ビタミン D が欠乏すると小腸や腎臓でのカルシウム吸収量が減少し, 小児ではくる病の発症リスクが高まる. ビタミン D 摂取量の評価は血中 25-ヒドロキシビタミン D 濃度に基づいて算出されるが, 日本では報告が乏しいことから, 成人で得られた目安量をもとに成長因子を考慮し, 体重比の 0.75 乗を用いて体表面積を推定する方法により外挿して求めた. ビタミン E は, これまで健康な小児のビタミン E の目安量の推定に関するデータは見いだされていないため, それぞれの性別および年齢階級ごとの摂取量の中央値をもとに目安量を設定した. ただし 11 歳以下の各年齢階級において, 男女の体格に明らかな差はないことから, 男女の平均値を目安量に用いた. ビタミン K は, 成人で得られた目安量をもとに成長因子を考慮し, 体重比の 0.75 乗を用いて体表面積を推定する方法により外挿した.

2) 水溶性ビタミン

①ビタミン B 群, ナイアシン

成長期での摂取エネルギーの増加に伴い, エネルギー代謝に関与するビタミン B 群 (ビタミン B_1, B_2, ナイアシン) の必要量は高くなる. エネルギー摂取量当たりのビタミン摂取量と尿中へのビタミン排泄量との関係から推定平均必要量を算定した. ナイアシンは, ナイアシン欠乏症のペラグラの発症を予防できる最小摂取量から必要量を求めた.

②ビタミン C

心臓血管系の疾病予防効果ならびに抗酸化作用効果から算定されている. 成長期には鉄欠乏性貧血を予防する観点から鉄やその吸収を促進するビタミン C の摂取に配慮が必要である.

f. ミネラル

食事摂取基準に示されているのは, 多量ミネラルは, ナトリウム, カリウム, カルシウム, マグネシウム, リンであり, 微量ミネラルは, 鉄, 亜鉛, 銅, マンガン, ヨウ素, セレンがある. 小児で耐容上限量が定められているのは, 鉄, ヨウ素, セレンである.

1) カリウム

生活習慣病予防との関連について, 1〜2 歳のカリウム摂取では目標量を算定する根拠が乏しいことから, 3〜17 歳に限って, 成人と同じ方法で目標量を算出した. なお, 算出された目標量よりも現在の平均摂取量が多い場合には, 現在の平均摂取量を目標量とした. WHO のガイドラインでは, 成人の目標量をエネルギー必要量で補正しているが, 男女で同じ目標量を使用すると, 女子ではエネルギー必要量が少ないために, 算出される値が大きくなる. そのため, 参照体重を用いて外挿した.

2) カルシウム

小児期, とくに思春期 (12〜14 歳) は骨塩量増加に伴うカルシウム蓄積

量が生涯でもっとも増加する時期で，カルシウム推奨量は他の年代に比べて
もっとも多い．12〜14 歳男子，女子の推奨量それぞれ 1000 mg/日，800
mg/日に対し，平成 28 年国民健康・栄養調査の結果におけるカルシウム摂
取量の平均値はそれぞれ 762 mg/日，593 mg/日と少ない．

　3）鉄

　小児では成長に伴って鉄が貯蔵される．鉄の推定平均必要量は要因加算法
により次式で求められた．

　男児・月経のない女児：

　　　推定平均必要量＝(基本的鉄損失＋ヘモグロビン中の鉄蓄積量＋非貯蔵
　　　　　　　　　　　性組織鉄の増加量＋貯蔵鉄の増加量)÷吸収率

　月経のある女児：

　　　推定平均必要量＝(基本的鉄損失＋ヘモグロビン中の鉄蓄積量＋非貯蔵
　　　　　　　　　　　性組織鉄の増加量＋貯蔵鉄の増加量＋月経血による鉄
　　　　　　　　　　　損失)÷吸収率（0.15)

とくに思春期女子は月経開始による必要量が増すので，より多くの鉄の摂取
が望まれる．

● 6.2.2　やせ・低栄養と過体重・肥満 ●

　小児期の正常な発育状態や栄養状態を確認するための指標として身長，体
重，体組成（体脂肪，骨密度），皮下脂肪厚，上腕囲などを測定する．身長
の伸びは遺伝的要素の影響を受けることが多いが，適切な栄養状態と身体活
動によって伸びを大きくし，骨密度も高くすることができる．体重の増減は
身体の栄養状況，とくにエネルギー摂取と消費のバランスが反映される．

　成長の評価は，①ある時点での身長，体重，頭囲などの実測値と同性同年
齢の基準値との比較，②個人の経時的な成長過程（成長曲線）や成長速度過
程（速度曲線），③体格・体型，④骨発育や性成熟などの生物学発育で行わ
れる．

　乳児期から定期的に健康診断が実施され，身体発育値が記録される．各月
齢-年齢における標準値と比較し発育の状態を判定する．基準値との比較は
パーセンタイル値が用いられるが，一般に 3〜97 パーセンタイルを正常範囲
とする．

　体格指数として，乳幼児期にはカウプ指数，学童期・思春期前期はローレ
ル指数が用いられる．思春期後半にはローレル指数が当てはまりにくくなる
ので，成人に用いる体格指数 BMI（2.2 節）の値を用いる．

　1）カウプ指数（乳幼児対象）（図 6.5）

$$カウプ指数 = \frac{体重(g)}{身長(cm)^2} \times 10$$

　図 6.5 は，2000（平成 12）年の乳幼児の発育値を参考に作成された発育

カウプ指数
　年齢とともに体形が変化
するのに伴って基準値が異
なることに注意する．
「ふつう」が，満 1 歳で
15.5〜17.5，1 歳 6 カ月で
15〜17，2 歳で 15〜16.5，
3〜5 歳で 14.5〜16.5 であ
る．

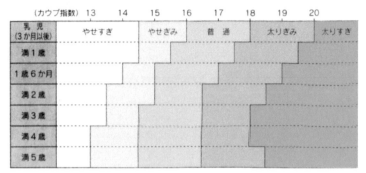

図6.5 カウプ指数による発育状況の判定

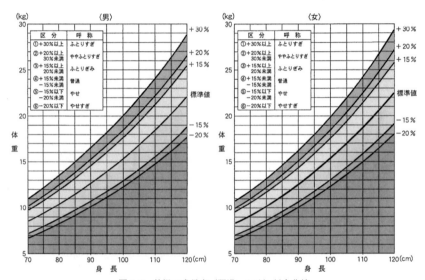

図6.6 幼児の成長度（肥満・やせ）判定曲線
（飯塚美和子他編：最新小児栄養　第5版，学建書院，2005）

の判定基準である．判定には年齢を考慮する．

2）ローレル指数（学童期・思春期前期対象）

$$ローレル指数 = \frac{体重(\mathrm{kg})}{身長(\mathrm{cm})^3} \times 10^7$$

100未満（やせすぎ），100以上〜115未満（やせ），115以上145未満（ふつう），145以上160未満（やや肥満），160以上（肥満）とする．

3）幼児期の肥満とやせ（成長曲線より）

幼児のやせや肥満が簡単にチェックできる成長度判定曲線が作成されている（図6.6）．

この曲線は，身長と体重の発育曲線を利用して1歳以上の子どもについて，身長に対する体重の値を身長の2次式（体重 $= a \times$身長$^2 + b \times$身長$+ c$）により表したものである．

±15%以内を普通，−15〜−20%をやせ，−20%以下をやせすぎ，+15%〜

ローレル指数
　この指数では身長の高い者の肥満を見逃す傾向に，また身長の低い者が肥満傾向になることに注意が必要である．

20%を太りぎみ，＋20〜＋30％をやや太りぎみ，30％以上を太りすぎと区分している．

4）性別・年齢別・身長別標準体重を用いた評価

文部科学省の学校保健統計調査（5〜17歳）では，性別・年齢別・身長別標準体重を用いた肥満度評価が用いられている．肥満度は学童期以降では，±20％以内をふつう，＋20％以上を肥満傾向，−20％以下を痩身傾向としている．

$$肥満度（過体重度）＝\frac{実測体重（kg）−身長別標準体重^{*}（kg）}{身長別標準体重（kg）}×100（\%）$$

※身長別標準体重（kg）＝a×実測身長（cm）−b（a, bは表6.2参照）

さらに，学校保健統計調査では＋20％以上30％未満を軽度肥満傾向児，＋30％以上50％未満を中等度肥満傾向児，＋50％以上を高度肥満傾向児という．一方，−20〜−30％未満を軽度痩身傾向児，−30％以下を高度痩身傾向児という．

a. やせ・低栄養

幼児期のやせは，消化吸収障害や代謝性疾患などの疾患によるものと，摂取エネルギーが消費エネルギーより少ないために起こる場合がある．摂取エネルギー不足の原因には，偏食（6.2.5参照）・少食，食欲不振（6.2.6参照）などがあげられる．その要因には，幼児のアレルギーやう歯といった身体的要因や幼児が非常に神経質で新しい食品に挑戦することに消極的な場合など子ども側にある場合もあるが，家族の食習慣や親の養育態度がかかわっ

表6.2 5歳以上17歳までの性別・年齢別・身長別標準体重計算式の係数

年齢 係数	男		女	
	a	b	a	b
5	0.386	23.699	0.377	22.750
6	0.461	32.382	0.458	32.079
7	0.513	38.878	0.508	38.367
8	0.592	48.804	0.561	45.006
9	0.687	61.390	0.652	56.992
10	0.752	70.461	0.730	68.091
11	0.782	75.106	0.803	78.846
12	0.783	75.642	0.796	76.934
13	0.815	81.348	0.655	54.234
14	0.832	83.695	0.594	43.264
15	0.766	70.989	0.560	37.002
16	0.656	51.822	0.578	39.057
17	0.672	53.642	0.598	42.339

標準体重（kg）＝a×身長（cm）−b.

（日本学校保健会：児童生徒等の健康診断マニュアル平成27年度改訂，2015）

ていることも多い.

　幼児期はいろいろな食べ物を知り，味わっていくことを体験する時期である．3歳頃までに，できるだけ多くの食材そのままの味で食べることを経験させる.

　学童期・思春期になると外遊び空間の不足やパソコン・ゲームなどの室内遊び中心による身体活動量の減少，塾・稽古事による生活の不規則化により，朝食の欠食などの栄養上の問題を生じる（6.2.6参照）．思春期でのやせ願望による減量行動ダイエットも1つの原因である.

　必要な栄養素が不足すると，体重減少をはじめとしてさまざまな病的状態が引き起こされる．やせすぎと評価された場合，低栄養を疑う．著しいやせをきたす低栄養状態に，たんぱく質・エネルギー栄養障害（protein-energy-malnutrition）があり，マラスムス（消耗症）は，エネルギーとたんぱく質の量的・質的不足により起こる栄養失調で，皮下脂肪の消失，筋肉の消耗，皮下弾力の低下，下痢などがみられ，脈拍・血圧低下，貧血，免疫能低下を生じる．一方エネルギーはほぼ充足しているがたんぱく質が欠乏して起こるクワシオルコルでは，筋肉量が低下し，全身の浮腫，下痢，皮膚炎，食欲不振がみられ，貧血，低アルブミン症，免疫能低下をきたす.

　痩身傾向児（−20%以下）の出現率は，学校保健統計調査報告によると2006（平成18）年以降男女ともに上昇傾向となっている．若者の強い「スリム志向」は自分の体型に対する歪んだ認識（ボディイメージの歪み）が背景にあるので，自己の体型や適正体重を正しく認識することが必要である.

ボディイメージの歪み
　自分の身体像を正確に認識できないことをボディイメージの障害という.
　このボディイメージの障害は，摂食障害患者のもつ症状の1つで，自分の体型がやせ細っているにもかかわらず，それを正確に認識できない.

b. 過体重・肥満

　肥満は，脂肪組織が過剰に蓄積された状態をいうが，発育期の肥満では，脂肪細胞数が増加する場合が多い．そのため幼児期の肥満は学童肥満・思春期肥満へ，さらに成人肥満に移行しやすいことより，成長期の肥満は生活習慣病予備軍となり得る.

　肥満の原因には，内分泌異常や中枢神経異常など疾患からくる症候性肥満と，摂取エネルギーよりも消費エネルギーが少ないために起こる単純性肥満があるが，この時期の肥満は単純性肥満がほとんどである.

　令和3年度学校保健統計報告によると肥満傾向児は各年齢において女児より男児のほうが多く，痩身傾向児は12歳，13歳には女児に多くみられる．男子，女子ともに1977（昭和52）年度以降，肥満傾向児の出現率は増加傾向であったが，2003（平成15）年度あたりから減少傾向となっている．また，男子の痩身傾向児の出現率はおおむね増加傾向になっていると報告されている．肥満児の15〜20%はメタボリックシンドロームであるとの報告もあり，この時期にすでに高血圧，脂肪肝，糖尿病などの疾患をもつ者もおり，小児メタボリックシンドロームの診断基準（表6.3）が2007（平成19）年4月に設定されている．若年期肥満と冠動脈疾患とが関連を有しているこ

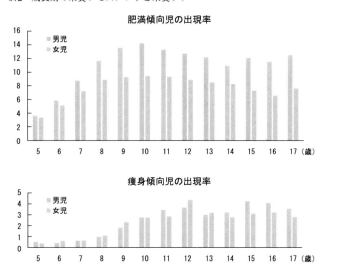

図 6.7 肥満傾向児および痩身傾向児の年齢別出現率（令和 3 年度学校保健統計調査より作成）

表 6.3 小児メタボリックシンドロームの診断基準

必須項目	ウエスト周囲長が中学生で 80 cm 以上，小学生 75 cm 以上 または，ウエスト周囲長/身長比 0.5 以上
選択項目 （2 項目以上）	・トリグリセリド（TG） 120 mg/dL 以上，かつ/または HDL-コレステロール 40 mg/dL 未満 ・収縮期血圧 125 mmHg，かつ/または拡張期血圧 70 mmHg 以上 ・空腹時血糖 100 mg/dL 以上

（2007 年 厚生労働省研究班 主任研究員：大関武彦）

とが明らかにされている．

　単純性肥満の原因には，遺伝的要因と環境的要因（食事の量と質，身体活動量，ストレス，生活習慣）がある．

　幼児期から小学校低学年では，食生活は家族の管理のもと，家庭に依存し，おおよそ適切に行われていることが多い．しかし学校給食が終了するころから，自分で食品を選ぶ機会が多くなってくる．外食，ファーストフード，コンビニエンスストア，自動販売機などでの選択が増えるが，嗜好と満腹感を満たすだけの選択では，エネルギーや脂質，糖質，塩分の多いものに偏りがちである．また，ビタミン，ミネラル，食物繊維などの摂取不足をもたらし，ひいては肥満・脂質異常症・高血圧・糖尿病などの生活習慣病を引き起こす要因になる．

　肥満の治療は，食事療法と運動療法が主体となるが，小児期は成長期であるので，食事療法では栄養バランスのよい食事が必要で，実際としては，たんぱく質は年齢相当の必要量を摂取させ，高脂肪食は避ける，間食を減らす，カロリーの多い清涼飲料水をやめる，よく噛み，ゆっくり食べる，毎日体重を測定するなど，本人に意識付けをしながら，栄養不良により成長が妨げられないよう配慮する．

● 6.2.3 脱　水 ●

水分摂取の減少と水分喪失の増加，あるいは両者が合併した状態が小児の脱水症の原因となる．

身体の水分含量は，成人では体重の約 60%新生児では約 80%を占め，年齢が若いほど身体に対する水分の占める割合が多く，細胞外液量が多い．皮膚と肺から損失する水分量を示す不感蒸泄量も，成人に比べ小児で多い．腎機能は未熟であり，老廃物を濾過する糸球体は生後 6 カ月頃，栄養素を再吸収する尿細管の機能は 1 歳半から 2 歳頃に成人と同程度に発達する．

乳幼児では水分や電解質のバランスが崩れやすく，脱水症を起こしやすい．脱水症は高張性脱水（水欠乏型脱水：血清 Na 濃度 150 mEq/l 以上），低張性脱水（Na 欠乏性脱水：血清 Na 濃度 130 mEq/l 未満），等張性脱水（混合性脱水：血清 Na 濃度 130～150 mEq/l 未満）に分類される．わが国の小児の脱水症の 95%は等張性脱水症であり，原因としてもっとも多いのが，下痢，嘔吐である．低張性脱水はまれである．脱水症の程度は，年長児で，3% 未満，3～9%，9% 以上の体重減少をそれぞれ軽症，中等症，重症とよぶ．神経症状では意識障害は軽度ではみられないが，中等度でうとうとする，重度では意識がはっきりしない，異常興奮，痙攣などがみられる．

下痢・嘔吐，発熱や暑熱環境下での多量の発汗時（熱中症，第 10 章参照）では，水分の補給を十分にするとともに，ミネラルの補給にも留意する．

● 6.2.4 う　歯 ●

う歯は歯の表面に付着した歯垢（プラーク）中の酸産生菌のストレプトコッカス・ミュータンスによって産生される有機酸により，歯の硬組織が脱灰する現象である．局所の pH が 5.5 以下になるとカルシウムが溶出し，虫歯が形成される．唾液は酸性に傾いた口中をアルカリ性に戻す働きがあり，溶け出たミネラルが再び歯に沈着する「再石灰化」が起こる．「むし歯」の者の割合の推移をみると，幼稚園は昭和 45 年度，小学校，中学校および高等学校では昭和 50 年代半ばにピークを迎え，その後は減少傾向にはあるが，2020（令和 2）年度の学校保健統計報告によると，う歯の割合（処置完了者を含む．以下同じ）は，幼稚園 30.34%，小学校 40.21%，中学校 32.16%，高等学校 41.66%となっている．予防するには歯磨きの励行により歯垢を取り除くことが重要である．また，歯磨きだけでなく，歯垢をつくるもととなる糖質（砂糖）の摂取の抑制も大切なことである．酸産生能は砂糖の主成分であるスクロースがもっとも高く，キシリトールは低い．

乳歯のう歯は急速に進行しやすく，う歯により食物が噛めなくなると，あごの発育にも影響し，永久歯の歯列も悪くなる．その他，偏食・食欲不振にも繋がるため，歯の健康を保つことは栄養管理上でも重要である．

不感蒸泄量
発汗以外に呼気や皮膚などから知らないうちに失われる水分をいう（p.40 参照）．
新生児 30 ml/kg/日
乳児 50～60 ml/kg/日
幼児 40 ml/kg/日
学童 30 ml/kg/日
成人 20 ml/kg/日

尿細管の機能
体液の喪失を防ぐためには，腎臓で水分や電解質を再吸収する必要があるが，腎機能が未発達だと水分や電解質が失われて脱水症に陥りやすくなる．

周期性嘔吐症
幼児期に多い嘔吐症．アセトン性嘔吐症，自家中毒ともいう．原因は明確でないが，感染，過食，疲労，精神的緊張などを誘因として嘔吐を繰り返す状態をいう．情動や中枢性刺激が大脳辺縁系，次いで中枢の嘔吐中枢や自律神経中枢を興奮させ嘔吐が増えるといわれている．

脱灰
口のなかの酸性度が高まると，歯からカルシウムなどのミネラルが溶けだす．これを「脱灰」という．毎日脱灰と再石灰化を繰り返している．脱灰能の高い食品ほど，う歯になりやすい．

スクロース
ショ糖ともいう．二糖類の一種．

キシリトール
糖アルコールの 1 つで，キシロースを還元してつくった甘味料である．

● 6.2.5 偏 食 ●

偏食とは，特定の食品に対して極端に好き嫌いを示し，食べられる食品の幅が狭くなって定着した場合をいう．幼児期になると精神発達が進み自我意識が発達し，好き嫌いの感情がはっきりしてくるため，食べ物に対する好みも表面化しやすくなる．

養育者からみた子どもの食事で困っている行動は年々増加の傾向がみられ，「遊び食い」「むら食い」「偏食」と続き，遊び食い，むら食いは1歳後半から2歳にかけ高くなるが，その後は低くなり，偏食が1歳後半から徐々にその割合が高くなる．

偏食の原因には，う歯，食物アレルギーなどの疾患によるものもある．う歯の場合，固いものや冷たいものを嫌い，食物アレルギーの場合は，ある特定の食品を異常に嫌うことがある．このような場合，第一に疾患の治療と疾患にあわせた食事管理の実施が必要となる．

また一方，離乳期の不適切な食事が影響することがある．食品の選択，調理法の偏りがその後の偏食につながることがある．したがって，離乳食では多様な食品を用いて慣らしていくことが大切である．

幼児期の偏食は一過性の場合が多いので，強制的な矯正は避け，自然な雰囲気のなかで以下の点を留意して忍耐強く直していく．

①家族の偏食をまず改善
②離乳食から多様な食品・調理法をもって提供
③嫌いな食品への調理上の工夫
④バーベキューやピクニックなど非日常的食事の場を設定して食に興味をもたせる
⑤集団での食事（幼稚園・保育所・学校給食）を通してそれぞれに応じた栄養教育により仲間意識，模倣心理を利用して矯正する

● 6.2.6 食欲不振 ●

幼児期の食欲は個人差が大きい．同じ子どもであっても日により食欲の変動が大きい．むら食い現象などもある．

食欲不振の原因の多くは運動不足，間食の量や時間の問題など，食事までに空腹感が生じない生理的なものである．一方で養育者の過干渉，逆に無関心など，心理的なものや日常生活への欲求不満などがある．食欲不振の対策はその原因を明らかにしてそれに対応する必要がある．

学童期以降の場合，塾・稽古事による放課後の自由時間の不足による身体活動量の減少と夜型生活への移行による食事時間や睡眠パターンの不規則が原因となることが多い．さらに夜食の摂取により食欲不振になり，朝食を欠食する児童は，やせまたは肥満になることがある．学校では無気力に過ごす

ことになるなど問題が多い.

　思春期は，精神的に不安定になりやすくストレスを生じやすい．この時期注意しなければならない疾患として以下に述べる摂食障害がある.

● 6.2.7　摂食障害 ●

　摂食障害は，思春期の女子に多発する．摂食障害には，拒食症とも呼ばれる神経性やせ症と大食症ともよばれる神経性過食症があげられる．近年10〜15歳の前思春期で発症する低年齢化と拒食症から過食症へ移行する例が増加している．その根底には太ることへの不安・恐怖とやせ願望があり，多くは減量努力を契機に発症する．神経性やせ症の診断基準を表6.4に示す．症状として食行動で拒食，少食，隠れ食い，盗み食い，家族の食事への異常な関心・食べることの強制，食べ物への固執，さらに，活動性の亢進，排出行動により，やせ，低体温，皮膚の乾燥，手掌・足底の黄色化（カロチン血症），脱毛，便秘，浮腫，無月経，徐脈などを呈する.

　治療として患者，家族，精神科医，心理学者，管理栄養士を含めた総合的な心理療法と食事療法，薬物療法などを行う.

　栄養療法においては，目標体重を設定し，正常な体重と成長を回復させるが，無理せず，摂食パターンを正常化させる.

　神経性過食症とは，アメリカ精神医学会のDSM-5によると，一度食べ出すと途中で止められず，ある一定の期間内で通常食べる量より，明らかに多い食物を摂取することと定義されている．ストレスにより大量の食物を自分の自覚なく短時間で食べることを繰り返すという特徴がみられる．過食後は，そういった行為への後悔を抱き，正常体重維持のため，自己嘔吐や下剤を使用することにより正常体重を維持しようとする．そのため著しいやせはみられず，症状が表面化しないのでなかなか気づきにくい．嘔吐を繰り返す場合は，指の吐きダコや歯の障害を伴うことがある.

　神経性過食症の診断基準を表6.5に示す.

食べ物への固執
　カロリーの少ないものは食べるが，多いものは食べない.
活動性の亢進
　やせているのに異常なほど動き回ったり運動する．低栄養状態・飢餓状態が引き起こす身体的症状の1つである.
排出行動
　自己誘発性嘔吐，または下痢，利尿剤，浣腸の誤った使用があげられる.

表6.4　神経性やせ症/神経性無食欲症（anorexia nervosa：AN）の診断基準（DSM-5）

A. 必要量と比べてエネルギー摂取を制限し，年齢，性別，成長曲線，身体的健康状態に対する有意に低い体重に至る．有意に低い体重とは，正常の下限を下回る体重で，子どもまたは青年の場合は，期待される量低体重を下回ると定義される.

B. 有意に低い体重であるにもかかわらず，体重増加または肥満になることに対する強い恐怖，または体重増加を妨げる持続する行動がある.

C. 自分の体重または体型の体験の仕方における障害，自己評価に対する体重や体型の不相応な影響，または現在の低体重の深刻さに対する認識の持続的欠如.

分類	
制限型 AN-R	この3ヶ月において過食や排出行動（自己誘発性嘔吐，下剤や利尿剤，浣腸剤の誤用）を繰り返していない.
過食/排出型 AN-BP	この3ヶ月において過食や排出行動（自己誘発性嘔吐，下剤や利尿剤，浣腸剤の誤用）をくり返している.

表 6.5 神経性過食症（bulimia nervosa：BN）の診断基準（DSM-5）

A. 反復する過食エピソード，過食エピソードは以下の両方によって特徴づけられる．
1. 他とははっきり区別される時間帯に（例：任意の 2 時間の間の中で），ほとんどの人が同様の状況で同様の時間内に食べる量よりも明らかに多い食物を食べる．
2. そのエピソードの間は，食べることを抑制できないという感覚（例：食べるのをやめることができない，または，食べる物の種類や量を抑制できないという感覚）

B. 体重の増加を防ぐための反復する不適切な代償行動，例えば，自己誘発性嘔吐；緩下剤，利尿薬，その他の医薬品の乱用；絶食；過剰な運動など．

C. 過食と不適切な代償行動がともに平均して 3 ヶ月にわたって少なくとも週 1 回は起こっている．

D. 自己評価が体型および体重の影響を過度に受けている．

E. その障害は，神経性やせ症のエピソードの期間にのみ起こるものではない．

治療については，適切な食習慣や過食を回避するための工夫を指導する．嘔吐や下剤乱用は，回数を重ねるほど抜け出しにくくなり，体への負担も大きくなるので，できるだけ早く治療に取り組むことが必要である．

拒食症も過食症も本人の自覚や認識が乏しく周囲も気づかないことが多いため，治療意欲が低く治療が困難な場合が多い．家族，学校や社会による支援体制を整えることが重要である．

● 6.2.8 鉄摂取と貧血 ●

鉄欠乏性貧血は，体内の鉄の欠乏からのヘモグロビン合成の障害により起こる小球性低色素性貧血である．幼児期や思春期の急速な成長に伴う鉄需要の増加，女子では経血による鉄の喪失も加わり，需要はさらに多くなる．とくに思春期の身体の急激な発育により，循環血液量は増加する．それに対し鉄の供給が不足すると造血が追いつかず，潜在性の鉄欠乏性貧血に陥る．また，この時期は無理なダイエット，欠食，外食など好ましくない食行動による鉄摂取不足を生じ，鉄欠乏性貧血になりやすい．WHO による貧血の基準では，ヘモグロビン濃度は幼児（6 カ月〜6 歳）や妊婦は 11 g/dL，小児（6〜

小球性低色素性貧血
MCV（平均赤血球容積）
≦80
MCHC（平均赤血球ヘモグロビン量）≦30
貧血の定義
通常ヘモグロビン濃度の低下とともに赤血球数やヘマトクリット値も減少するが，赤血球の主な生理機能がヘモグロビンによる肺から全身組織への酸素運搬であることから，3 つのうちヘモグロビン濃度が生体にとってもっとも重要な指標となる．

表 6.6 WHO による貧血の定義（2001）

性別・性別	Hb（g/dl）	Ht%
6 か月〜4 歳	<11.0	<33
5〜11 歳	<11.5	<34
12〜14 歳	<12.0	<36
成人男性	<13.0	<39
成人女性	<12.0	<36
妊婦	<11.0	<33

（WHO：Iron deficiency anemia：assessment, prevatation, and contlol：A guide for programme managers, 2001）

表 6.7 思春期の貧血に関する指数

指数	基準値
赤血球数（RBC）	$4.1〜5.3（\times 10^6）/\mu L（mm^3）$
ヘモグロビン（Hb）	男性：14〜18 g/dL 女性：12〜16 g/dL
ヘマトクリット（Ht）	男性：40〜50 女性：35〜45
トランスフェリン（Tf）	200〜400 mg/dL
総鉄結合能（TIBC）	270〜420 μg/dL
不飽和鉄結合能（UIBC）	190〜270 μg/dL
フェリチン	10〜240 ng/dL
血清鉄	80〜120 μg/dL

（沖田千代編：わかりやすい栄養・健康データ集，化学同人，2006）

14歳）や成人女性は 12 g/dL 未満である（表6.6）．ヘモグロビン濃度が低下すると酸素供給不足になり，疲れやすさ，息切れ，動悸，めまい，立ちくらみなどの症状が現れ，皮膚や粘膜蒼白，微熱，舌炎やスプーン状爪などの身体所見がみられる．

思春期の運動選手にスポーツ性貧血がみられることがある．スポーツ性貧血は，足底衝撃による赤血球破壊や体重管理による食事制限のための摂取量の不足，汗・尿中への排泄の増加，筋肉量の増加や循環血液量の増加に伴う鉄需要の増大などにより発症する．また，低栄養のため，葉酸，ビタミンB_{12}欠乏による造血障害を原因とする大球性高色素性貧血もみられる．

食品に含まれる鉄には肉，魚，レバーなどに多いヘム鉄と卵，牛乳，野菜などに含まれる非ヘム鉄がある．ヘム鉄の吸収率に比し，非ヘム鉄の吸収率はかなり低いが，非ヘム鉄も良質のたんぱく質やビタミンCを一緒に摂取すると高まる．

したがって，貧血予防のためには，十分な鉄の摂取，良質なたんぱく質，銅，ビタミンB_6，B_{12}，C，葉酸の不足にも注意し，偏りのない栄養素摂取を心がけ，多くの食品のバランスを考えての食事が必要となる．

思春期の貧血に関する指数を表6.7に示す．

● 6.2.9　喫　煙 ●

たばこの煙には，発がん物質や一酸化炭素，ヒ素，タール，ニコチンなど多くの化学物質が含まれている．身体の発達の著しい未成年期に喫煙することにより，身体にさまざまな悪影響を及ぼし，身体の成長を阻害する．これらの時期に喫煙を開始した者は，成人後に開始した者に比べて，がんや呼吸器疾患，循環器疾患などの喫煙関連疾患に罹患するリスクが増大するといわれている．若い女性の場合，将来出産をするときに胎児へ悪影響を及ぼす．

厚生労働省の 2014 年調査の「未成年者の健康課題および生活習慣に関する実態調査研究」によると，喫煙頻度では喫煙経験のある中学生男子：5.6%，高校生男子：11.9%，中学生女子：3.8%，高校生女子：5.6%である．また，現在の喫煙状況は中学生男子で「30 日間で 1 日でも喫煙」：1.3%，毎日喫煙：0.3%，高校生男子で，「30 日間で 1 日でも喫煙」：3.5%，毎日喫煙：1.6%，中学生女子で「30 日間で 1 日でも喫煙」：0.5%，毎日喫煙：0.1%，高校生女子で「30 日間で 1 日でも喫煙」：1.4%，毎日喫煙：0.5%，であった．経年的に観察して喫煙率は概ね減少している．

● 6.2.10　薬　物 ●

内閣府によると，薬物の乱用とは，医薬品を医療目的以外に使用すること，又は医療目的にない薬物を不正に使用することをいう．精神に影響を及ぼす物質の中で，習慣性があり，乱用され，又は乱用されるおそれのある薬

物として，覚醒剤，大麻，MDMA，コカイン，ヘロイン，向精神薬，シンナー，医薬品医療機器法に規定する指定薬物等があり，これらの取扱いが法令により禁止又は制限されている．

これらの薬物は，依存性があり，自らをコントロールすることができず，薬物を絶つことが難しくなる．また，近年，未成年者であっても，SNS，インターネットの普及など薬物を手にすることが容易になってきているため，未成年者を取り巻く環境を注視することが必要である．

● 6.2.11 適切な栄養状態の維持，疾病予防，健康の維持増進 ●

a. 適切な栄養状態の維持

成長期は，身体の発育と精神状態の発達を妨げないよう，成長に応じた栄養ケアの実施が必要となる．

b. 間食の意義

幼児期は，健康維持の他に発育と運動のために多くの栄養が必要な時期である．幼児の消化器官は小さく，その機能は未熟であり，感染に対する抵抗力が弱い．また，咀しゃく機能が形成される時期でもある．食事の提供には栄養面だけでなく，衛生面・形態面・精神面などに配慮する必要がある．

幼児は生活するための栄養に加えて盛んな発育や活動のために多くの栄養素を必要とする．しかし，胃容積は小さいので1回の食事で摂取できる量は少なく，また，グリコーゲンの肝臓での予備量が少ないために，空腹時肝臓から放出されているグリコーゲンの量も少ない．1日に3度の食事だけでは必要な栄養量を摂取することが難しい．食事で不足する栄養素を補給するのが間食である．間食には楽しみを満たす意味合いや，食への関心を深めるためにも重要である．栄養的には「食事の一部」であり，精神的には「心理的な楽しみを与えるもの」として，幼児の生活に不可欠のものである．小麦粉，卵，牛乳・乳製品を使った軽食や，いも，野菜を使った菓子類，果物など自然な味を生かしたものが望ましい．

c. 保育所給食

給食を実施することによって，基本的な生活習慣を身につけるにふさわしい時期にある子どもに対し，生活習慣病予防に配慮した食事を提供し，望ましい食習慣が確立するような配慮，給食を通して豊かな人間関係の形成や情操面の発達を促すように配慮されるべきである．子どもの発達段階にあわせた給食であることが望まれる．給与栄養目標量に応じた食品構成を作成し，地域や施設の特性に合った献立を作成する．保育所給食の例示を表6.8に示した．1～2歳児では，1日の男女児平均食事摂取基準の50%を昼食と間食（2回）で与える．3～5歳児では，1日の男女児平均食事摂取基準の45%を昼食と間食（1回）で与えるが，家庭で不足しがちなカルシウム，ビタミンAおよびB_2は50%を給与目標としている．

間食の与え方
1日の食配分
朝食20～25%
昼食25～30%
夕食25～30%
間食10～20%
　1～2歳児：1日2回
　3～5歳児：1日1回
　・栄養バランスを考えて
　・量・時間を決めて

給食の利点
栄養教育
情操教育
衛生教育

表6.8　保育所における給与栄養目標量の例

1〜2歳児の給与栄養目標量（男子）

	エネルギー (kcal)	たんぱく質 (g)	脂質 (g)	炭水化物 (g)	食物繊維 (g)	ビタミンA (μgRAE)	ビタミンB₁ (mg)	ビタミンB₂ (mg)	ビタミンC (mg)	カルシウム (mg)	鉄 (mg)	食塩相当量 (g)
食事摂取基準 (A)（1日当たり）	950	31〜48	22〜32	119〜155	7	400	0.5	0.6	40	450	4.5	3.0
昼食＋おやつの比率(B)*	50%	50%	50%	50%	50%	50%	50%	50%	50%	50%	50%	50%
1食（昼食）の給与栄養目標量 (C=A×B/100)	475	16〜24	11〜16	60〜78	3.5	200	0.25	0.30	20	225	2.3	1.5
保育所における給与栄養目標量 (Cを丸めた値)	480	20	14	70	4	200	0.25	0.30	20	225	2.3	1.5

＊昼食および午前・午後のおやつで1日の給与栄養量の50%を給与することを前提とした．

3〜5歳児の給与栄養目標量（男子）

	エネルギー (kcal)	たんぱく質 (g)	脂質 (g)	炭水化物 (g)	食物繊維 (g)	ビタミンA (μgRAE)	ビタミンB₁ (mg)	ビタミンB₂ (mg)	ビタミンC (mg)	カルシウム (mg)	鉄 (mg)	食塩相当量 (g)
食事摂取基準 (A)（1日当たり）	1,300	43〜65	29〜44	163〜212	8	500	0.7	0.8	50	600	5.5	3.5
昼食＋おやつの比率(B)*¹	45%	45%	45%	45%	45%	45%	45%	45%	45%	45%	45%	45%
1食（昼食）の給与栄養目標量 (C=A×B/100)	585	20〜29	13〜20	74〜96	3.6	225	0.32	0.36	23	270	2.5	1.5
家庭から持参する米飯110gの栄養量(D)*²	185	4	0	40	0.3	0	0.02	0.01	0	3	0.1	0
E=C−D	400	16〜25	13〜20	34〜56	3.3	225	0.30	0.35	23	267	2.4	1.5
保育所における給与異栄養目標量 (Eを丸めた値)	400	22	17	45	4	225	0.30	0.35	23	267	2.4	1.5

＊1　昼食（主食は家庭より持参）および午前・午後のおやつで1日の給与栄養量の45%を給与することを前提とした．
＊2　家庭から持参する主食量は，主食調査結果（過去5年間の平均105g）から110gとした．
（食事摂取基準の実践・運用を考える会編：日本人の食事摂取基準（2020年版）の実践・運用，第一出版，2020）

近年，食物アレルギーのある子どもが増加している．子どもへの対応は，医師の診断書が提出されたあと，保護者の意見を聞き，管理栄養士・栄養士らと相談して食事計画を進める．食物アレルギーであればその原因物質を特定してそれを除去する．

d. 学校給食

1)　学校給食の歴史

1889（明治22）年に山形県の小学校で貧困家庭児への昼食の供給のために始められ，その後栄養補給の視点も加わり，徐々に各地の小学校に広がった．第二次大戦後の食糧不足のなかで子どもの飢餓対策としてララやユニセフからの脱脂粉乳，小麦粉，缶詰などの救援物資で全国的に実施されるようになった．1954（昭和29）年には小学校について学校給食法が制定され，1956（昭和31）年には適用範囲が中学校へ拡大された．その後さまざまな施策により普及と充実が図られ，児童生徒の体位の向上や栄養教育の浸透に

ララ（LARA, Licensed Agencies for Relief in Asia）
1946年米国で結成された「アジア救援公認団体」から救援物資が提供された．
ユニセフからも1949年から15年間食糧（ミルク，穀物，缶詰），衣類，医薬品が送られた．

ユニセフ（UNICEF, United Nations International Children's Emergency Fund）
国際連合児童基金．

寄与した.

2) 目的と目標

学校給食が児童及び生徒の心身の健全な発達に資するものであり，かつ，児童及び生徒の食に関する正しい理解と適切な判断力を養う上で重要な役割を果たすものであることに鑑み，学校給食及び学校給食を活用した食に関する指導の実施に関し必要な事項を定め，もって学校給食の普及充実及び学校における食育の推進を図ることを目的として学校給食法が制定されており，次に掲げる7つの目標が達成されるよう努めなければならないとしている.

①適切な栄養の摂取による健康の保持増進を図ること.

②日常生活における食事について正しい理解を深め，健全な食生活を営むことができる判断力を培い，及び望ましい食習慣を養うこと.

③学校生活を豊かにし，明るい社交性及び協同の精神を養うこと.

④食生活が自然の恩恵の上に成り立つものであることについての理解を深め，生命及び自然を尊重する精神ならびに環境の保全に寄与する態度を養うこと.

⑤食生活が食にかかわる人々の様々な活動に支えられていることについての理解を深め，勤労を重んずる態度を養うこと.

⑥わが国や各地域の優れた伝統的な食文化についての理解を深めること.

⑦食料の生産，流通及び消費について，正しい理解に導くこと.

3) 学校給食の摂取基準と食品構成

家庭での食事を通しての栄養教育がされにくい状況にあるため，学校給食での栄養教育が期待され，カフェテリア方式での食事教育，家庭との連携を目的とした「給食便り」「親子給食会」や，さらに問題をもつ児童への個別指導が行われている. また，現在の児童の日常の栄養摂取では不足しがちな栄養素の補給に学校給食の果たす役割は大きいことが報告されている. 生涯を通して健康づくりの基礎を学ぶ際には，食習慣が意識的に身につく学童期から自分の健康は自分で守る智慧を身につけるためにも，学校給食は生きた教材として重要な役割を果たす.

学校給食における児童および生徒の健康の増進および食育の推進を図るために，望ましい摂取基準を表6.9に示す. 基準は児童・生徒1人当たりの全国的な平均値を示したものであるから，適用に当たっては個々の児童生徒の健康状態や生活活動の実態ならびに地域の実情に十分配慮し，弾力的に適用する. 食品構成については，「学校給食摂取基準」を踏まえつつ，多様な食品を適切に組みあわせて，食に関する指導や食事内容の充実を図ること，また，各地域の実情や家庭における食生活の実態把握の上，日本型食生活の実践，わが国の伝統的な食文化の継承について十分配慮することが望まれる.

表6.9 児童または生徒1人1回当たりの学校給食摂取基準

区　　　　分	基　　　　　　　準　　　　　　　値			
	児童(6〜7歳)の場合	児童(8〜9歳)の場合	児童(10〜11歳)の場合	生徒(12〜14歳)の場合
エネルギー (kcal)	530	650	780	830
たんぱく質 (g)	学校給食による摂取エネルギー全体の13〜20%			
脂質 (%)	学校給食による摂取エネルギー全体の20〜30%			
ナトリウム(食塩相当量)(g)	1.5 未満	2 未満	2 未満	2.5 未満
カルシウム (mg)	290	350	360	450
鉄 (mg)	2	3	3.5	4.5
ビタミン A (μgRAE)	160	200	240	300
ビタミン B₁ (mg)	0.3	0.4	0.5	0.5
ビタミン B₂ (mg)	0.4	0.4	0.5	0.6
ビタミン C (mg)	20	25	30	35
食物繊維 (g)	4 以上	4.5 以上	5 以上	7 以上

(注) 1　表に掲げるもののほか，次に掲げるものについても示した摂取について配慮すること.
　　　　亜鉛…児童（6〜7歳）2 mg，児童（8〜9歳）2 mg，児童（10〜11歳）2 mg，生徒（12〜14歳）3 mg
　　　2　この摂取基準は，全国的な平均値を示したものであるから，適用に当たっては，個々の健康及び生活活動等の実態並びに
　　　　地域の実情等に十分配慮し，弾力的に運用すること.
　　　3　献立の作成に当たっては，多様な食品を適切に組み合わせるよう配慮すること.
（文部科学省：学校給食実施基準（令和3年2月20日改正，2021））

食物アレルギー有病率

わが国における食物アレルギー有病率は乳児が約10%，3歳児が約5%，保育所児が5.1%，学童以降が1.3〜4.5%とされている. 全年齢を通して，わが国では推定1〜2%程度の有病率であると考えられる. 欧米では，フランスで3〜5%，アメリカで3.5〜4%，3歳の6%に既往があるとする報告がある（食物アレルギーの診療の手引き，2017より）.

栄養教諭

児童又は生徒が健全な食生活を自ら営むことができる知識及び態度を養うため，学校給食において摂取する食品と健康の保持増進との関連性についての指導，食に関して特別の配慮を必要とする児童又は生徒に対する個別的な指導その他の学校給食を活用した食に関する実践的な指導を行うものとする.

4）　アレルギー

食物アレルギーのある児童生徒への対応は，校内において校長，学級担任，養護教諭，栄養教諭，学校医などによる指導体制を整備し，学校の教職員全員で共有する. また，保護者や主治医との連携をはかりつつ，可能な限り，個々の児童生徒の状況に応じた対応に努める. 実施にあっては日本学校保健会で取りまとめられた「学校のアレルギー疾患に対する取り組みガイドライン」を参考とし，実施に当たっては「学校生活管理指導表（アレルギー

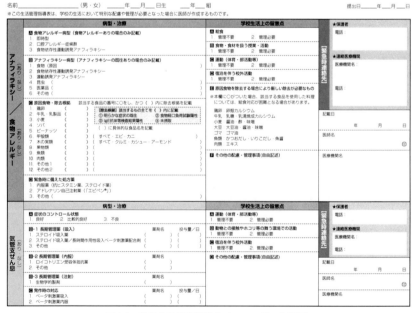

図6.8　学校生活管理指導表（アレルギー疾患用）
（日本学校保健会：学校のアレルギー疾患に対する取り組みガイドライン（令和元年度改定），2020）

朝食欠食の障害
1. 発育期必要な栄養がとれない
2. 脳のエネルギー源であるブドウ糖が不十分なため, 集中できない
3. 生体リズムの乱れ
4. 咀しゃくによる脳への刺激がないので脳の目覚めが悪い
5. 体温の低下・集中力の低下・腸の蠕動運動などの消化活動・排便障害などの多くの弊害がみられる

孤食
　一人で食事をすることを言う. 要因には, 核家族化, 子どもの夜型生活などライフスタイルの変化に伴う生活時間のずれ, 家族の生活時間の個別化, 母親の就労などがある.
　子どもだけの食事「子食」, 家族と食事を共にするが別々のメニューの食事をする「個食」, 同じメニューを繰り返し変化の無い食事「固食」, 極端に量の少ない食事「少食」, 主食を米で摂らないで小麦粉から作られるパンや麺類の食事「粉食」などは食品・栄養摂取の偏り, 食欲がない, 偏食など問題食行動やコミュニケーション能力の低下等の問題を引き起こす. 精神発達や食事の重要性の理解を含むさまざまな食教育の場としての共食の意義を問い直す必要がある.

疾患用)」を用いる. アナフィラキシーショック時の対応, アドレナリン自己注射薬「エピペン®」の取り扱いなどは, 事前に医師や保護者が教諭と話し合い, 情報を共有しておく.

e. 疾病予防, 健康の維持増進 (自己管理能力の形成)

　生活習慣病発症の低年齢化が指摘されているほか, その素地はすでに小児期にある. 生活習慣病の源流に小児のライフスタイルや小児肥満が推測される. 小児肥満は, 成人肥満に移行しやすい. そのためにも, 肥満傾向児に対する適切な生活指導と食生活指導により, より好ましい食習慣の形成を構築するよう指導する.

①適切なエネルギー出納：摂取エネルギーコントロールより積極的な身体活動を推奨

②脂肪の量・質に注意：エネルギー比率は 20～30%, 不飽和脂肪酸の摂取 (肉やバターなど動物性脂肪の多い食事を控える)

③砂糖・糖質のとりすぎに注意

④発育に必要なたんぱく質やミネラル, ビタミンは十分に

⑤1 日 3 回の主食・主菜・副菜の揃った規則正しい食事

⑥夜遅くの食事や間食は控える

⑦何時でも買い食いできる環境をつくらない

⑧できるだけ家族揃った食事を心がける

f. 自己管理能力の形成

　生涯にわたって心と身体の健康でいきいきした生活を送るためには, この時期において望ましい食べ方 (食の管理能力)をつけることが必要である. それには, ①食べる基本的意義の認識, ②適正に食べるための知識・スキル・適正な実践 (保育所・幼稚園・学校・家庭), ③自分の生活を振り返り評価して改善できる, といった力をもち正しい食習慣を身につけることが重要となる.

【コラム】　思春期やせ症の早期発見

　思春期は, 急速な成長とその後のゆっくりした成長までを含む長い期間を指すが, このうちの前半にあたる成長期に思春期やせ症を発症すると, 体重だけでなく, 身長増加にも明らかな影響が現れる.

13 歳の思春期やせ症の女子

　10 歳の後半 (図 6.9C の時期) から体重減少が始まるが, よくみると, それよりもずっと前から, ゆっくりした経過で成長曲線に影響が表れていることがわかる. 4 歳頃 (図 6.9A の時期) から体重の増加がゆっくりとなり, 7 歳過ぎ (図 6.9B の時期) から体重の変動が大きくなるとともに身長増加が明らかに遅くなり, 10 歳の後半 (図 6.9C の時期) から体重減少とともに身

長増加が完全に停止している．そして，治療により体重が上向きになるとやや遅れて 12 歳頃（図 6.9D の時期）より身長増加が回復している．

　思春期やせ症の成長について，ここで大切なことは以下のとおりである．

　（1）はっきりした体重減少が始まるよりかなり前から，体重増加が鈍る予兆がしばしばみられること

　（2）体重増加不良は身長増加にも影響し，体重が減少する時期に至ると成長がほぼ停止すること

　こうした特徴によって，成長曲線を思春期やせ症の早期発見の助けにすることが可能である．早期に発見されて適切に治療されないと，成人になっても身長の成長への影響を残すリスクが高い．

（横山徹爾：平成 23 年度　厚生労働省科学研究費補助金　乳幼児身体発育評価マニュアル，2012）

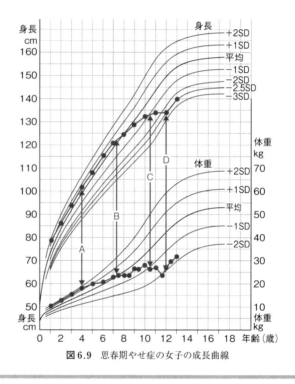

図 6.9　思春期やせ症の女子の成長曲線

参 考 文 献

青木菊麿：改訂小児保健演習，建帛社，2005

青木継稔他編：数値からみる小児の成長と発達．小児科 46 別冊，金原出版，2005

有阪　治：子どもの肥満をめぐる問題と栄養・生活指導．臨床栄養，110，7，2007

飯塚美和子他編：最新小児栄養　第 5 版，学研書院，2005

今井栄一：新・小児保健，診断と治療社，p.47，2001

厚生労働科学研究成果データベース：未成年者の喫煙・飲酒状況に関する実態調査研究，2012

厚生労働省：日本人の食事摂取基準（2020 年版），2019

厚生労働省：乳幼児身体発育曲線図(2010 年調査値)

厚生労働省：「食を通じた子どもの健全育成（―いわゆる「食育」の視点から―）のあり方に関する検討会」報告書，2004

食事摂取基準の実践・運用を考える会：日本人の食事摂取基準（2020 年版）の実践・運用，第一出版，2020

田尻由美子他：子どもと環境，同文書院，2006

富樫健二：肥満小児におけるメタボリックシンドロームの現状とその改善．臨床栄養，110，4，2007

日本学校保健会：児童生徒等の健康診断マニュアル平成 27 年度改訂，2015

日本動脈硬化学会：動脈硬化性疾患予防ガイドライン（2017 年版），2017

原　光彦：学童におけるメタボリックシンドロームの頻度と身体計測指標関係について．肥満研究，11(1)，2005

文部科学省：学校保健統計調査

横山徹爾：平成 23 年度　厚生労働省科学研究費補助金　乳幼児身体発育評価マニュアル，2012

7. 成人期・更年期の栄養

■到達目標（point）
・成人期，更年期の生理的特徴や生活習慣をとらえ，疾患との関連を理解する．
・栄養アセスメントによって改善すべき課題を抽出し，適切な栄養ケアプランを説明することができる．

7.1 成人期の区分

　　　　　成人期の年齢区分は明確に定義されていないが，人口動態調査では，65歳以上を高齢者人口としており，一般に18〜64歳を成人期として，青年期（18〜29歳），壮年期（30〜49歳），中年（実年）期（50〜64歳）と区分される．

7.2 成人期の生理的特徴

● 7.2.1 生理的変化と生活習慣の変化 ●

　　　身体的成長は20代前半に完成し，20〜25歳をピークにその後，生理的退行，身体的衰退，つまり老化が始まる．20代は年齢的に若く，身体能力も高い時期であるが，加齢によって誰にでも起こる変化は始まっている．ただし，個人差は大きい．生理的変化として，臓器の実質細胞数の減少，萎縮などによって臓器の多くは重量が減少し，生理機能の低下がみられる（図7.1，第3章，図3.3）．とくに呼吸器系や腎機能の低下が著しい．心臓など臓器重量が増加する場合もあるが，これは主に細胞が肥大するためである．

　　　また，生理的変化においては，とくに骨格筋などエネルギー代謝の高い組織の細胞数が減少し，基礎代謝が低下する．一方で，脂肪組織は変化しないため，体脂肪率が高くなり，除脂肪体重が減少するなど体組成の変化が生じる．とくに男性は，30代から肥満の割合が増加しはじめ，40代では肥満者の割合が30%以上にのぼる．

　　　代謝系の変化について，脂肪組織は，単なる余剰エネルギーの蓄積臓器で

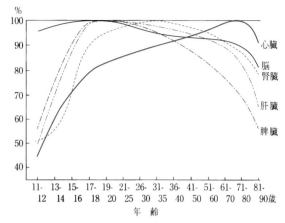

図7.1 最大値を100%とした臓器重量の年齢による変化
(小沢利男編：エッセンシャル 老年病学 第3版, 医歯薬出版, 1998)

アディポサイトカイン
　脂肪組織から分泌される生理活性物質の総称．インスリン抵抗性をもたらすTNF-α, 血栓形成に促進的に働き，動脈硬化を促進させるPAI-1, 食欲の抑制などに関与するレプチン，血圧低下や動脈硬化に予防的に働くアディポネクチンなどがある．

はなく，アディポサイトカインというさまざまな生理活性物質を合成・分泌する巨大な内分泌臓器でもある．体脂肪の蓄積によってアディポサイトカインの分泌異常が生じ，全体の代謝に影響を与える．たとえば，TNF-α は，細胞でのインスリン受容体のシグナル伝達を阻害するため，インスリン抵抗性に促進的に働く．一方，アディポネクチンは，小型化した脂肪細胞から産生され，インスリン感受性に促進的に働くが，体脂肪が蓄積した場合，肥大化した脂肪細胞からの分泌は減少するため，インスリン感受性は低下する．したがって，成人期においては，加齢に伴うインスリン分泌量の低下だけでなく，体組成の変化も影響したインスリン抵抗性の増大，インスリン感受性の低下によって耐糖能が低下し，血糖値が上昇しやすくなる．また，基礎代謝の低下，身体活動量の低下の一方で，食事摂取量が変わらないために，血中のトリグリセリド（中性脂肪：TG）も上昇しやすい．血中の総コレステロール（TC）およびLDLコレステロール（LDL-C）は，男女とも年齢とともに上昇するが，とくに50代以降は，女性において閉経後に伴う生理的変化として高値となりやすい．40代頃より，多くは血糖，血圧，脂質代謝の異常を中心に生活習慣病の発症が多くなるため，青年期など若い頃の食生活や生活習慣が，以降の健康に大きく影響することを心がけておく必要がある．

　免疫系については，とくに成人期以降，加齢によって低下する機能もあれば，変化しないか，逆に自己抗体にみられるように亢進する機能もあることがわかっている．こうした免疫系の加齢変化は「免疫老化」と呼ばれ，免疫老化は"調節不良"の状態であるという概念が生まれた．ヒトを対象とした免疫老化の研究では，簡単に採取できるという理由から血液がもっとも頻繁に用いられているが，末梢血液で測定されるヒトの免疫機能は，疾患，薬物，喫煙，アルコール，栄養，心理的ストレス，身体活動など，さまざまな外的要因に影響される．30代以降は，家庭や仕事において中心的役割を担い，

社会的責任も増大する．一方，生理的・身体的機能は衰退するため，身体的ストレスや精神的ストレスを受けやすくなるなど，加齢とともに外的要因を保有する割合は変化し，免疫機能の調節不良を招きやすくなる．一般には，免疫機能が低下すると感染症の罹患率や死亡率が高くなると考えられているが，肥満者では術後に敗血症をきたす危険性が高く，一般に易感染性であることが疫学的，実験的に証明されている．肥満者においても免疫機能は低下すると考えられているため，成人期における肥満の予防は重要である．

7.3　成人期の栄養アセスメントと栄養ケア

● 7.3.1　成人期の食事摂取基準 ●

日本人の食事摂取基準（2020 年版）では，成人期の年齢区分を 18〜29歳，30〜49 歳，50〜64 歳の 3 つに区分している．ここではとくに成人期（更年期含む）に関連した事項について述べ，食事摂取基準の詳細については第 2 章を参照されたい．

a. エネルギー

日本人の食事摂取基準（2020 年版）では，エネルギー収支バランスの維持を示す指標として BMI が用いられ，18 歳以上では，「目標とする BMI の範囲」が男女共通として示された（第 2 章，表 2.1 参照）．実際には，エネルギー摂取の過不足の評価には，成人の場合，BMI または体重変化量を用い，BMI については，「目標とする BMI の範囲」を目安とする．ただし，たとえ BMI がこの範囲にあっても，体重が増加傾向または減少傾向にある場合は，エネルギー収支バランスが正または負になっていることを示すため，留意しながら対応することが必要である．成人期においては，とくに肥満と生活習慣病の発症との関係，更年期の女性は LDL コレステロールや中性脂肪が上昇するなど脂質代謝異常をきたしやすく，動脈硬化性疾患の発症予防において適正体重の管理が重要である．

エネルギー必要量については，多様な個人差が存在するため，単一の値として示すことは困難であるが，性・年齢階級・身体活動レベル別に「参考表推定エネルギー必要量」が示されている（巻末表を参照）．ここでは身体活動レベルとして，低い（I），ふつう（II），高い（III）の 3 つのレベルが示されている．とくに，成人期からの体重増加に伴う生活習慣病の発症予防，重症化予防の観点からは，身体活動レベル I（低い）は望ましい状態とはいえず，身体活動量を増加させることで，エネルギー収支のバランスを図る必要がある．「参考表 推定エネルギー必要量」の活用に当たっては，食事摂取状況のアセスメントや体重および BMI の把握を行い，エネルギーの過不足は，体重の変化または BMI を用いて評価することが重要である（第 2 章，表 2.4，2.5 参照）．

　身体活動については，健康日本21（第二次）の開始に伴って，「健康づくりのための身体活動基準2013」および「健康づくりのための身体活動指針（アクティブガイド）2013」が策定された．詳細は第9章を参照されたい．

b. 栄養素

　栄養素の指標として，推定平均必要量（EAR），推奨量（RDA），目安量（AI），耐容上限量（UL），目標量（DG）がある．ここでは生活習慣病の予防に関連した指標である目標量について述べる．

　①望ましいと考えられる摂取量よりも，現在の日本人の摂取量が少ない場合（表7.1）： 範囲の下限値が策定された．食物繊維とカリウムが相当する．

　・食物繊維はその摂取不足が各種の生活習慣病の発症に関連するという報告が多いことから範囲の下限値が策定された．

　・カリウムは高血圧を中心とした生活習慣病の発症予防および重症化予防の観点から，範囲の下限値が策定された．

表7.1 望ましいと考えられる摂取量よりも現在の日本人の摂取量が少ない場合：目標量として範囲の下限値が策定された栄養素（成人期のみ抜粋）

年齢等	食物繊維（g/日）		カリウム（mg/日）	
	男性	女性	男性	女性
18〜64歳	21以上	18以上	3000以上	2600以上

表7.2 望ましいと考えられる摂取量よりも現在の日本人の摂取量が多い場合：目標量として範囲の上限値が策定された栄養素（成人期のみ抜粋）

年齢等	飽和脂肪酸（%エネルギー）		ナトリウム ＊目標量は食塩相当量（g/日）で示されている	
	男性	女性	男性	女性
18歳以上	7以下	7以下	7.5未満	6.5未満

表7.3 生活習慣病の予防を目的とした複合的な指標：エネルギー産生栄養素バランス（%エネルギー）（成人期のみ抜粋）

年齢等	目標量[1,2]（男女共通）			
	たんぱく質[3]	脂　質[4]		炭水化物[5,6]
		脂質	飽和脂肪酸	
18〜49（歳）	13〜20	20〜30	7以下	50〜65
50〜64（歳）	14〜20	20〜30	7以下	50〜65

＊1　必要なエネルギー量を確保した上でのバランスとすること．

＊2　範囲に関しては，おおむねの値を示したものであり，弾力的に運用すること．

＊3　65歳以上の高齢者について，フレイル予防を目的とした量を定めることは難しいが，身長・体重が参照体位に比べて小さい者や，特に75歳以上であって加齢に伴い身体活動量が大きく低下した者など，必要エネルギー摂取量が低い者では，下限が推奨量を下回る場合があり得る．この場合でも，下限は推奨量以上とすることが望ましい．

＊4　脂質については，その構成成分である飽和脂肪酸など，質への配慮を十分に行う必要がある．

＊5　アルコールを含む．ただし，アルコールの摂取を勧めるものではない．

＊6　食物繊維の目標量を十分に注意すること．

②望ましいと考えられる摂取量よりも，現在の日本人の摂取量が多い場合（表7.2）：　範囲の上限値が策定された．飽和脂肪酸，ナトリウム（食塩相当量）が相当する．

・飽和脂肪酸は，高 LDL コレステロール血症の主な要因の1つであり，心筋梗塞を始めとする循環器疾患や肥満のリスク要因でもあるため，生活習慣病の発症予防の観点から策定された．

・ナトリウムは，個人の感受性の違いはあるものの，血圧の上昇に関与していることは確実であり，高血圧および慢性腎臓病（CKD）の重症化予防のために，食塩相当量を男女とも 6.0 g/日未満にすることが食事摂取基準に付記されている．また，ナトリウム/カリウムの摂取比を下げることも循環器疾患や脳卒中などの高血圧が関与する疾患に有効と考えられている．

③生活習慣病の予防を目的とした複合的な指標（表7.3）：

・エネルギー産生栄養素バランスは，「エネルギーを産生する栄養素，すなわち，たんぱく質，脂質，炭水化物（アルコールを含む）とそれらの構成成分が，総エネルギー摂取量に占めるべき割合（%エネルギー）」を示す指標である．これらの栄養素の摂取不足を回避するとともに，生活習慣病の発症予防と重症化予防を目的に策定された．

・活用にあたっては，必要なエネルギーを確保した上でのバランスとすること，脂質については飽和脂肪酸などの質に配慮すること，炭水化物は食物繊維の目標量に注意することが重要である．

● 7.3.2　生活習慣病の予防 ●

生活習慣病は，「食習慣，運動習慣，休養，喫煙，飲酒などの生活習慣が，その発症・進行に関与する疾患群」のことを指している．生活習慣病は，遺伝要因や外部要因に加えて，食事や運動，ストレス，喫煙，飲酒などの生活習慣がその発症・進行に深く関与している（図7.2，表7.4）．

健康日本21（第二次）では，基本的な方向として，①健康寿命の延伸と健康格差の縮小，②主要な生活習慣病の発症予防と重症化予防，③社会生活を営むために必要な機能の維持及び向上，④健康を支え，守るための社会環境の整備，⑤栄養・食生活，身体活動・運動，休養，飲酒，喫煙及び歯・口腔の健康に関する生活習慣及び社会環境の改善，の5つが掲げられている．なかでも②生活習慣病の発症予防と重症化予防の徹底においては，非感染性疾患（NCD）と生活習慣との関連（表7.5）が示され，禁煙や食生活の改善，運動習慣の定着などによる一次予防に重点を置いた対策が重要であることが示されている．また，⑤栄養・食生活，身体活動・運動，休養，飲酒，喫煙及び歯・口腔の健康に関する生活習慣及び社会環境の改善においては，国民の健康増進を形成する基本的要素となるこれらの項目に対して，それぞ

非感染性疾患（NCD）
WHO の定義では，不健康な食事や運動不足，喫煙，過度の飲酒などの原因が共通しており，生活習慣の改善により予防可能な疾患をまとめて「非感染性疾患（non-communicable disease(s)，NCD）」と位置付けている．狭義では，がん，糖尿病，循環器疾患，呼吸器疾患が含まれ，これに加え精神疾患や外傷を加えるという意見もあるが，正式な合意はない．NCDs，慢性疾患，生活習慣病などと呼ばれることもある．

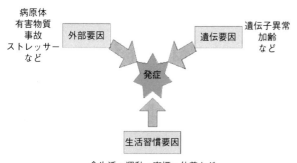

病原体
有害物質
事故
ストレッサー
など

食生活・運動・喫煙・休養など

図7.2 免疫機能の変化
（厚生労働省：生活習慣に着目した疾病対策の基本的方向性について
（意見具申），厚生労働省 資料（1996年12月18日）より引用）

表7.4 主な生活習慣と生活習慣病

食習慣	インスリン非依存糖尿病，肥満，脂質異常症（家族性のものを除く），高尿酸血症，循環器病（先天性のものを除く），大腸がん（家族性のものを除く），歯周病など
運動習慣	インスリン非依存糖尿病，肥満，脂質異常症（家族性のものを除く），高血圧症など
喫煙	肺扁平上皮がん，循環器病（先天性のものを除く），慢性気管支炎，肺気腫，歯周病など
飲酒	アルコール性肝疾患など

（健康日本21（第二次）の推進に関する参考資料（平成24年7月）より引用．高脂血症は脂質異常症に修正した）

表7.5 非感染性疾患（NCD）と生活習慣との関連
―これらの疾患の多くは予防可能―

	禁　煙	健康な食事	身体活動の増加	リスクを高める飲酒の減少
が　　ん	◯	◯	◯	◯
循環器疾患	◯	◯	◯	◯
糖　尿　病	◯	◯	◯	◯
Ｃ Ｏ Ｐ Ｄ	◯			

（厚生労働省：健康日本21（第二次）の推進に関する資料（平成24年7月）より）

れの目標を設定している（表7.6）．栄養・食生活の目標では，適正体重の維持を第一に，適切な量と質の食事に努め，主食・主菜・副菜を組み合わせた食事の実践や，減塩，野菜や果物の摂取増加を目標とする．

● 7.3.3 肥満とメタボリックシンドローム ●

a. 肥満症

肥満とは「脂肪組織が過剰に蓄積した状態」である．肥満の判定にはBMIを用い，BMIが25以上であれば肥満と判定する（表7.7）．

$$BMI＝体重（kg）÷身長（m）^2$$

肥満症とは「肥満に起因ないし関連する健康障害を合併するか，その合併が予測される場合で，医学的に減量治療を必要とする病態」をいう．したがって，肥満症とは治療すべき状態である．

脂肪組織の機能： 脂肪組織は，余剰のエネルギーをトリグリセリド（TG）に変えて貯蔵し，食物を摂取できない場合などにそれを利用する．脂質80％，水分20％で構成され，脂質1gは9kcalであるが，脂肪組織1gは約7kcalに相当する．脂肪組織には，断熱作用や衝撃などからの臓器保護機能，アディポサイトカインを分泌する機能などがあるが，とくに内臓脂肪細胞が過剰に蓄積すると，アディポサイトカインの分泌のバランスが崩

表7.6　栄養・食生活，身体活動・運動，休養，飲酒，喫煙及び歯・口腔の健康に関する生活習慣及び社会環境の改善に関する目標

	目標項目
栄養・食生活	①適正体重を維持している者の増加（肥満，やせの減少） ②適切な量と質の食事をとる者の増加 　ア　主食・主菜・副菜を組み合わせた食事が1日2回以上の日がほぼ毎日の者の割合 　イ　食塩摂取量の減少 　ウ　野菜と果物の摂取量の増加 ③共食の増加（食事を1人で食べる子供の割合の減少） ④食品中の食塩や脂肪の低減に取り組む食品企業及び飲食店の登録の増加 ⑤利用者に応じた食事の計画、調理及び栄養の評価、改善を実施している特定給食施設の割合の増加
身体活動・運動	①日常生活における歩数の増加 ②運動習慣者の割合の増加 ③住民が運動しやすいまちづくり・環境整備に取り組む自治体数の増加
休養	①睡眠による休養を十分に取れていない者の減少 ②週労働時間60時間以上の雇用者の割合の減少
飲酒	①生活習慣病のリスクを高める量を飲酒している者（1日当たりの純アルコールの摂取量が男性40g以上，女性20g以上の者）の割合の減少 ②未成年者の飲酒をなくす ③妊娠中の飲酒をなくす
喫煙	①成人の喫煙率の減少（喫煙をやめたい人がやめる） ②未成年者の喫煙をなくす ③妊娠中の喫煙をなくす ④受動喫煙（家庭・職場・飲食店・行政機関・医療機関）の機会を有する者の割合の減少
歯・口腔の健康	①口腔機能の維持・向上 ②歯の喪失防止 ③歯周病を有する者の割合の減少 ④乳幼児・学齢期のう蝕のない者の増加 ⑤過去1年間に歯科検診を受診した者の割合の増加

（厚生労働省：健康日本21（第二次）の推進に関する参考資料（平成24年7月）より）

表7.7　肥満度分類

BMI （kg/m^2）	判定	WHO 基準
＜18.5	低体重	Underweight
18.5≦～＜25	普通体重	Normal range
25≦～＜30	肥満（1度）	Pre-obese
30≦～＜35	肥満（2度）	Obese class Ⅰ
35≦～＜40	肥満（3度）	Obese class Ⅱ
40≦	肥満（4度）	Obese class Ⅲ

注1）ただし，肥満（BMI≧25）は，医学的に減量を要する状態とは限らない．
　　なお，標準体重（理想体重）はもっとも疾病の少ないBMI 22を基準として，標準体重（kg）＝身長（m）^{2}×22で計算された値とする．
注2）BMI≧35を高度肥満と定義する．
（日本肥満学会：肥満症診療ガイドライン2016，ライフサイエンス出版，2016）

表7.8 メタボリックシンドロームの病態

1. 内臓脂肪（腹腔内脂肪）蓄積
2. インスリン抵抗性や耐糖能異常
3. 動脈硬化惹起性リポたんぱく質異常
4. 血圧高値
5. その他の病態

（メタボリックシンドローム診断基準検討委員会：メタボリックシンドロームの定義と診断基準．日本内科学会雑誌，**94**(4)別冊，2005より作成）

れ，健康に悪影響を及ぼすタイプの生理活性物質の分泌量が増える．その結果，インスリン抵抗性の亢進，炎症の惹起，血栓形成促進，血圧上昇などの問題が生じる．

b. メタボリックシンドローム

メタボリックシンドロームは，糖代謝異常，脂質代謝異常，高血圧を合併した状態で，個々のリスクが必ずしも強くなくても，それらが重なると，心血管疾患などの動脈硬化性疾患の発症リスクが極めて強くなる病態である（表7.8）．したがって，メタボリックシンドローム対策は，動脈硬化性疾患予防として重視されている．

日本では，2005年にメタボリックシンドロームの診断基準（第1章，表1.7）が設定され，内臓脂肪蓄積が重要な役割を担っているとして，診断基準では必須項目となっている．内臓脂肪の蓄積は，高血圧，高トリグリセリド血症，高血糖を生じ，それぞれが心血管疾患のリスク上昇に繋がるという概念である．また，さまざまなアディポサイトカインの分泌異常をきたすことにより，心血管疾患のハイリスクとなる．したがって，内臓脂肪の蓄積を反映する"腹囲"を診断の必須項目とし，さらに糖代謝異常，脂質代謝異常，高血圧のうち2項目以上が重なった病態を「メタボリックシンドローム」と診断する（第1章，表1.7）．なお，内臓脂肪の蓄積を反映する"腹囲"については，腹部CT法によって臍レベル断面積を撮影し，内臓脂肪面積 $100\,cm^2$ 以上を「内臓脂肪型肥満」と診断するが，それに対応する腹囲として男性 85 cm，女性 90 cm が設定された．

特定健診と特定保健指導： 2008（平成20）年4月から，生活習慣病予防の徹底を図るため，内臓脂肪の蓄積，メタボリックシンドロームに着目した健康診査（特定健康診査，特定健診）と，特定健診の結果から健康の保持に努める必要がある者に対する保健指導（特定保健指導）の実施が，医療保険者に義務づけられた．医療保険者は，被保険者や被扶養者に対する保健事業に積極的に取り組むことが求められており，特定健診・特定保健指導は，こうした保健事業のうち，高齢者医療確保法に基づき，医療保険者の義務を明確にしたものである．特定健診・特定保健指導の主な対象者は，40〜74歳の被保険者，被扶養者である．

高齢者医療確保法

正式名称は「高齢者の医療の確保に関する法律」という．2007年まで老人健康法として運用されていたが，後期高齢者医療制度の発足に合わせて，2008年度より現在の名称に変更された．

ステップ1（内臓脂肪蓄積のリスク判定）

○ 腹囲とBMIで内臓脂肪蓄積のリスクを判定する。

・腹囲　男性 85 cm 以上，女性 90 cm 以上 → (1)
・腹囲 (1) 以外 かつ BMI≧25 kg/m² 　　　　→ (2)

ステップ2（追加リスクの数の判定と特定保健指導の対象者の選定）

○ 検査結果及び質問票より追加リスクをカウントする。
○ ①～③はメタボリックシンドロームの判定項目，④はそのほかの関連リスクとし，④喫煙歴については
　①から③までのリスクが１つ以上の場合にのみカウントする。
○ ⑤に該当する者は特定保健指導の対象にならない。

① 血圧高値　a 収縮期血圧 130mmHg 以上 又は b 拡張期血圧 85mmHg 以上
② 脂質異常　a 中性脂肪 150mg/dl 以上 又は b HDL コレステロール 40mg/dl 未満
③ 血糖高値　a 空腹時血糖（やむを得ない場合は随時血糖）100mg/dl 以上 又は b HbA1c（NGSP）5.6%以上
④ 質問票　喫煙歴あり
⑤ 質問票　①，②又は③の治療に係る薬剤を服用している

ステップ3（保健指導レベルの分類）

○ ステップ1, 2 の結果を踏まえて，保健指導レベルをグループ分けする。なお，前述の通り，④喫煙歴については
　①から③のリスクが１つ以上の場合にのみカウントする。

(1) の場合
　①～④のリスクのうち追加リスクが
　　2 以上の対象者は　積極的支援レベル
　　1 の対象者は　　　動機付け支援レベル
　　0 の対象者は　　　情報提供レベル　　　とする。
(2) の場合
　①～④のリスクのうち追加リスクが
　　3 以上の対象者は　積極的支援レベル
　　1 又は 2 の対象者は　動機付け支援レベル
　　0 の対象者は　　　情報提供レベル　　　とする。

ステップ4（特定保健指導における例外的対応等）

○ 65 歳以上 75 歳未満の者については，日常生活動作能力，運動機能等を踏まえ，QOL（Quality of Life）の低
　下予防に配慮した生活習慣の改善が重要であること等から，「積極的支援」の対象となった場合でも「動機付け支
　援」とする。
○ 降圧薬等を服薬中の者については，継続的に医療機関を受診しているはずなので，生活習慣の改善支援につい
　ては，医療機関において継続的な医学的管理の一環として行われることが適当である。そのため，保険者による
　特定保健指導を義務とはしない。しかしながら，きめ細かな生活習慣改善支援や治療中断防止の観点から，かか
　りつけ医と連携した上で保健指導を行うことも可能である。また，健診結果において，医療管理されている疾病以
　外の項目が保健指導判定値を超えている場合は，本人を通じてかかりつけ医に情報提供することが望ましい。

図 7.3　保健指導対象者の具体的な階層化の方法
（厚生労働省健康局：標準的な健診・保健指導プログラム（平成 30 年度版）より作成）

　特定健診の実施後，効果的・効率的な保健指導を実施するために，特定健診の結果から，生活習慣病の予防を期待できる内臓脂肪症候群（メタボリックシンドローム）を選定し，保健指導レベルの階層化を行う（図7.3）。階層化は，情報提供レベル，動機づけレベル，積極的レベルの３パターンに階層化される。表7.9に保健指導レベルの概要を示す。なお，血糖，脂質，血圧に関して服薬中の者については，栄養，運動などを含む必要な保健指導は，医療機関での医学的管理の一環として行われることが適当であるため，保険者による特定保健指導を義務とはしないが，生活習慣改善の支援や治療中断防止の観点から，かかりつけ医と連携した上で保健指導を行うことも可能である。

表7.9 保健指導レベルの概要

情報提供 (対象者：健診受診者全員)	健診結果から，自らの身体状況を認識するとともに生活習慣を見直すきっかけとすることを主な目的とする．健診結果の通知と同時に対象者に合わせた情報を提供し，健診結果に基づいた生活習慣の改善について意識づけを行う．
動機づけ支援 (対象者：健診結果・質問票から，生活習慣の改善が必要と判断された者)	対象者への個別支援又はグループ支援により，対象者が自らの生活習慣を振り返り，行動目標を立てることができるとともに，保健指導終了後，対象者がすぐに実践（行動）に移り，その生活が継続できることをめざす．支援は原則1回，面接による支援を行い，個別支援（20分以上）又はグループ支援（80分以上）を行う．3か月以上経過後に設定した個人の行動目標が達成されているか，身体状況や生活習慣に変化がみられたかについて評価を行う．
積極的支援 (対象者：動機づけ支援に加えて，さらに保健指導実施者によるきめ細やかな継続的支援が必要な者)	動機づけ支援に加えて，定期的・継続的な支援により，対象者が自らの生活習慣を振り返り，行動目標を設定し，目標達成に向けた実践（行動）に取り組みながら，保健指導終了後にはその生活が継続できることをめざす．支援は動機づけ支援と同様に，初回時の面接による支援が行われ，その後3か月以上の継続的な支援を個別支援（面接），グループ支援，電話，電子メール，手紙，FAX等によって行う．3か月以上の継続的な支援終了後に保健指導実施者による評価を行い，評価結果を対象者に提供する．評価項目は対象者自身が自己評価できるように設定するが，体重及び腹囲は必須である．

※保健指導は，医師，保健師，管理栄養士が中心となって担うこととする．「動機づけ支援」及び「積極的支援」において，①初回の面接，②対象者の行動目標・支援計画の作成，③保健指導の評価に関する業務を行う者は，医師，保健師，管理栄養士であること．ただし，これまで医療保険者や事業者において看護師による保健事業がなされてきた実態を踏まえ，平成35年度末まで，引き続き一定の保健指導の実務経験のある看護師が行うことも可能とする．
(厚生労働省健康局：標準的な健診・保健指導プログラム（平成30年度版）より作成)

● 7.3.4　インスリン抵抗性と糖尿病 ●

インスリン抵抗性とは，血中のインスリン濃度に見合ったインスリン作用が得られない状態をいう．インスリン抵抗性が生じる要因として，インスリン拮抗物質の存在，インスリン受容体の減少，インスリン受容体を介する細胞内への情報伝達能力が低下することなどが考えられている．糖尿病の他，肥満（とくに内臓脂肪型肥満）や高血圧，高トリグリセリド（TG）血症，低HDLコレステロール血症で，インスリン抵抗性を有する例が多い．

糖尿病とは，慢性の高血糖状態を主徴とする代謝性疾患群である．適切なインスリンの供給により，血糖を含む代謝全体が正常に保たれるが，インスリン分泌不足やインスリン抵抗性がある場合，インスリン作用不足をきたし，血糖は上昇する．1型糖尿病は，インスリンを合成・分泌する膵ランゲルハンス島のβ細胞の破壊・消失が，インスリン作用不足の主な原因である．一方，2型糖尿病は，インスリン分泌低下やインスリン抵抗性をきたす素因を含む複数の遺伝因子に，過食，運動不足，肥満，ストレスなどの環境因子と加齢が加わり，発症する．

血糖コントロールの指標においてはHbA1c値が重視され，細小血管症の

血糖値スパイク（グルコーススパイク）

食後血糖値の急上昇や急降下が起こっている状態をさす．特に，糖尿病の場合は，食後血糖値の急上昇と，薬物療法で対処した場合の血糖値の急降下という，血糖値の乱高下がみられることがあるが，グルコーススパイクは，健診での空腹時血糖値に異常がなく，糖尿病と診断されない人においても起こることが知られており，糖尿病に移行する可能性が高い．このグルコーススパイクは，血管壁を傷つけやすく，動脈硬化のリスクが高まることも知られており，食後血糖値の急上昇を防ぐ食事や食べ方が大変重要である．

例えば，ラーメンと丼物のセットや，ジュースや菓子パンの多量摂取など，糖質を一度に多量摂取することを控え，糖質ばかりに偏らず，野菜やたんぱく質を含む内容にすることが重要である．食べ方では，食べる順番として「野菜が先，次にたんぱく質等の副食，糖質は後」を意識し，なるべくゆっくりと食べることが望ましい．また，食後の高血糖を抑えるために，食後まもなくの歩行などによって食後の活動度を上げることも大切である．

グリコアルブミン（GA）

基準値11～16%．過去約2週間の平均血糖を反映する．

1,5-アンヒドログルシトール（1,5-AG）

基準値14.0 μg/ml以上．糖代謝の急激な変化を反映し，尿の排泄量と相関して低下する．他の指標とは逆に，糖代謝状態が悪化すると低値となる．

	コントロール目標値[注4]		
目 標	血糖正常化を 目指す際の目標 [注1]	合併症予防 のための目標 [注2]	治療強化が 困難な際の目標 [注3]
HbA1c (%)	6.0 未満	7.0 未満	8.0 未満

治療目標は年齢，罹病期間，臓器障害，低血糖の危険性，サポート体制などを考慮して個別に設定する．

注1) 適切な食事療法や運動療法だけで達成可能な場合，または薬物療法中でも低血糖などの副作用なく達成可能な場合の目標とする．
注2) 合併症予防の観点から HbA1c の目標値を 7%未満とする．対応する血糖値としては，空腹時血糖値 130mg/dL 未満，食後 2 時間血糖値 180mg/dL 未満をおおよその目安とする．
注3) 低血糖などの副作用，その他の理由で治療の強化が難しい場合の目標とする．
注4) いずれも成人に対しての目標値であり，また妊娠例は除くものとする．

（65 歳以上の高齢者については「高齢者糖尿病の血糖コントロール目標」を参照）

図7.4　血糖コントロール目標

（日本糖尿病学会編著：糖尿病治療ガイド 2020-2021，文光堂，2020）

表7.10　初診時の食事指導のポイント

1. 腹八分目とする．
2. 食品の種類はできるだけ多くする．
3. 動物性脂質（飽和脂肪酸）は控えめに．
4. 食物繊維を多く含む食品（野菜，海藻，きのこなど）を摂る．
5. 朝食，昼食，夕食を規則正しく．
6. ゆっくりよくかんで食べる．
7. 単純糖質を多く含む食品の間食を避ける．

（日本糖尿病学会編著：糖尿病治療ガイド 2020-2021，文光堂，2020）

表7.11　合併症の予防のために

・アルコールの摂取は適量に（1 日 25 g 程度まで）．肝疾患や合併症など問題のある例では禁酒とする．
・高中性脂肪血症の場合は，飽和脂肪酸，ショ糖・果糖などの摂り過ぎに注意．
・食物繊維を多く摂取する（1 日 20 g 以上）．食物繊維には食後の血糖値上昇を抑制し，血清コレステロールの増加を防ぎ，便通を改善する作用がある．
・高血圧合併の場合は，食塩摂取を 1 日 6 g 未満が推奨される．腎症合併の場合は病期によって異なる．高血圧発症予防も重要であるため，高血圧発症前から適正な摂取（1 日男性 8 g 未満，女性 7 g 未満）を勧める．
・尿中アルブミン排泄量 300 mg/g・Cr 以上あるいは持続性たんぱく尿（0.5 g/g・Cr 以上）があれば（顕性腎症：第 3 期），たんぱく質制限食を 0.8～1.0 g/kg 目標体重を考慮してもよい．

（日本糖尿病学会編著：糖尿病治療ガイド 2020-2021，文光堂，2020 より作成）

発症予防や進展抑制においては，HbA1c 値 7.0%未満を目指すよう目標値が設定されている（図7.4）．HbA1c 値は糖尿病の診断にも用いられる重要な指標であるが，ただし，採血時から過去 1，2 カ月間の平均血糖値を反映するため，血糖の日内変動など細かな変化は把握できない．したがって，空腹時血糖値，食後 2 時間血糖値，随時血糖値などから総合的に評価することが望ましい．HbA1c 以外の平均血糖値を反映する指標として，グリコアルブミン（GA）や 1,5-アンヒドログルシトール（1,5-AG）もある．

　糖尿病において，食事療法は，糖尿病治療の基本である．参考として，糖尿病治療ガイドに示されている初診時の食事指導のポイント（表7.10）と，合併症予防のために（表7.11）を示す．

〈循環器疾患の予防〉

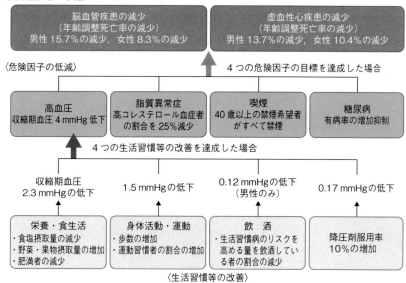

図7.5 循環器の目標設定の考え方
(厚生労働省：健康日本21（第二次）の推進に関する参考資料（平成24年7月）より作成)

表7.12 動脈硬化性疾患の危険因子

脂質異常症	脂質異常症以外
1. LDL コレステロールの上昇に伴い冠動脈疾患の発症率が上昇する.	1. 高血圧は，脳血管障害や冠動脈疾患の危険因子である.
2. HDL コレステロールの低下に伴い冠動脈疾患の発症率が上昇する.	2. 糖尿病は，冠動脈疾患，脳血管障害，末梢動脈疾患など動脈硬化性疾患の危険因子である.
3. トリグリセリドの上昇に伴い冠動脈疾患の発症率が上昇する.	3. 喫煙は，冠動脈疾患，脳血管障害，末梢動脈疾患の危険因子である.
4. non-HDL コレステロールの上昇に伴い冠動脈疾患の発症率が上昇する.	4. 受動喫煙は，冠動脈疾患や脳血管障害の危険因子である.
	5. 加齢は，脳血管障害や冠動脈疾患の危険因子である.
	6. 早発性冠動脈疾患の家族歴は，冠動脈疾患発症の危険因子である.

(日本動脈硬化学会：動脈硬化性疾患予防ガイドライン 2012 年版, 杏林舎, 2012 より作成)

non-HDL コレステロール
　non-HDL-C は, TC 値から HDL-C 値を減じたもの.
早発性冠動脈疾患の家族歴
　これまでの家族歴に関するほとんどの研究が，冠動脈疾患の家族歴は，冠動脈疾患発症の独立した危険因子であると結論付けており，とくに早発性（発症年齢：男性 55 歳未満，女性 65 歳未満）の冠動脈疾患の家族歴は，高リスクと考えられている.

心筋虚血
　心筋に血液が行かなくなること. 心筋虚血は, 心機能の低下や心筋の壊死を引き起こす.

● **7.3.5 虚血性心疾患（冠動脈疾患）・脳血管疾患の一次予防** ●

　虚血性心疾患とは，心筋に酸素や栄養を送る冠動脈が，動脈硬化などによって狭窄や閉塞をきたし，心筋虚血になることで起こる疾患であり，冠動脈疾患とも呼ばれる. 狭心症や心筋梗塞などの虚血性心疾患の発症は，加齢や遺伝などに加えて，高血圧，糖尿病，脂質異常症，喫煙など，介入可能な危険因子の関与が明らかにされている. 健康日本21（第二次）のなかでも，がんと並んで日本人の主要死因の大きな一角を占める循環器疾患の予防として，基本的に危険因子の管理が重要とし，確立した危険因子としては，①高

表7.13　脂質異常症診断基準（空腹時採血）*

LDL コレステロール	140 mg/dl 以上	高 LDL コレステロール血症
	120～139 mg/dl	境界域高 LDL コレステロール血症**
HDL コレステロール	40 mg/dl 未満	低 HDL コレステロール血症
トリグリセリド	150 mg/dl 以上	高トリグリセリド血症
non-HDL コレステロール	170 mg/dl 以上	高 non HDL コレステロール血症
	150～169 mg/dl 以上	境界域高 non HDL コレステロール血症**

*10 時間以上の絶食を「空腹時」とする．ただし水やお茶などカロリーのない水分の摂取は可とする．
**スクリーニングで境界域高 LDL コレステロール血症，境界域高 non-HDL コレステロール血症を示した場合は，高リスク病態がないか検討し，治療の必要性を考慮する．
・LDL-C は Friedewald 式（TC − HDL-C − TG/5）または直接法で求める．
・TG が 400 mg/dL 以上や食後採血の場合は non-HDL-C（TC − HDL-C）か LDL-C 直接法を使用する．ただしスクリーニング時に高 TG 血症を伴わない場合は LDL-C との差が ＋30 mg/dL より小さくなる可能性を念頭においてリスクを評価する．
（日本動脈硬化学会：動脈硬化性疾患予防ガイドライン　2017 年版，日本動脈硬化学会，2017 より作成）

表7.14　動脈硬化性疾患予防のための生活習慣の改善

・禁煙し，受動喫煙を回避する
・過食と身体活動不足に注意し，適正な体重を維持する
・肉の脂身，動物脂，鶏卵，果糖を含む加工食品の大量摂取を控える
・魚，緑黄色野菜を含めた野菜，海藻，大豆製品，未精製穀類の摂取量を増やす
・糖質含有量の少ない果物を適度に摂取する
・アルコールの過剰摂取を控える
・中等度以上の有酸素運動を，毎日合計 30 分以上を目標に実施する

（日本動脈硬化学会，動脈硬化性疾患予防ガイドライン 2017 年版より作成）

表7.15　動脈硬化性疾患予防のための食事指導

・総エネルギー摂取量（kcal/日）は，
　一般に標準体重（（身長 m)^2×22[kg]）×身体活動量（軽い労作で 25～30，普通の労作で 30～35，重い労作で 35～）とする
・脂質エネルギー比率を 20～25％，飽和脂肪酸エネルギー比率を 4.5％以上 7％未満，コレステロール摂取量を 200 mg/日未満に抑える
・n-3 系多価不飽和脂肪酸の摂取を増やす
・工業由来のトランス脂肪酸の摂取を控える
・炭水化物エネルギー比を 50～60％とし，食物繊維の摂取を増やす
・食塩の摂取は 6 g/日未満を目標にする
・アルコールの摂取を 25 g/日以下に抑える

（日本動脈硬化学会，動脈硬化性疾患予防ガイドライン 2017 年版より作成）

血圧，②脂質異常症，③喫煙，④糖尿病の４つをあげている．これらの危険因子が適切に管理されれば，脳血管疾患・虚血性心疾患の発症リスクを低減することができるとしている．図7.5 に健康日本 21（第二次）における循環器疾患の目標設定の考え方を示す．

　危険因子のうち，とくに高血圧は，脳血管疾患や虚血性心疾患，慢性心不全などあらゆる循環器疾患の危険因子であり，他の危険因子と比べて日本人の循環器疾患の発症や死亡に対する影響が大きい．健康日本 21（第二次）

では，高血圧に対しては「栄養・食生活」，「身体活動・運動」，「飲酒」，「降圧剤服用率」の４つの生活習慣等の改善を達成することにより，収縮期血圧４mmHgの低下を目指している．

危険因子のうち脂質異常症については，健康日本21（第二次）では脂質異常症，特に高コレステロール血症の患者の割合を25％減少させることを目指している．また，日本動脈硬化学会による動脈硬化性疾患予防ガイドラインでは，LDLコレステロール（LDL-C）の上昇は冠動脈疾患の発症や死亡に関連する危険因子であり，米欧と同様に重要な指標としている．さらに，LDL-C，総コレステロール（TC），non-HDLコレステロール（non-HDL-C），トリグリセリド（TG）が高いほど，またHDL-Cが低いほど冠動脈疾患の発症率が高いことから，この発症予防を重視して脂質異常症の診断基準値が設定されている．表7.13に脂質異常症の診断基準を示す．

日本動脈硬化学会が示す冠動脈疾患の危険因子については，①年齢，②性別（男性＞女性），③喫煙，④血圧，⑤HDL-C，⑥LDL-C，⑦耐糖能異常，⑧早発性冠動脈疾患の家族歴の８項目がよく知られており，冠動脈疾患の発症を予測するモデルの危険因子として用いられている．当然ながら，前述の健康日本21（第2次）で示された危険因子の４項目が含まれており，これらの危険因子を低減するための働きかけが重要である．

non-HDL-C＝総コレステロール－HDLコレステロール

早発性冠動脈疾患の家族歴：これまでの家族歴に関するほとんどの研究が，冠動脈疾患の家族歴は，冠動脈疾患発症の独立した危険因子であると結論付けており，特に早発性（発症年齢：男性55歳未満，女性65歳未満）の冠動脈疾患の家族歴は，高リスクと考えられている．

表7.14，表7.15に動脈硬化性疾患予防ガイドラインによる，動脈硬化性疾患予防のための生活習慣の改善および食事指導について示す．生活習慣の改善では，禁煙（受動喫煙含む）を第一に，適正体重の維持，食事の質（野菜や果物の摂取など），飲酒，身体活動に関する事項があげられ，食事指導では，エネルギー収支バランスに見合ったエネルギーの摂取，脂質の量と質，炭水化物の量と質，食塩，飲酒に関する事項があげられている．

7.4 更年期の生理的特徴

● 7.4.1 更年期の生理的変化 ●

更年期の女性の加齢に伴う身体機能の変化として，卵巣機能が低下し，閉経に至るという大きな変化の過程に入ることがあげられる．この時期は，ホルモンバランスの急激な変化によって身体に変化が生じ，精神的な問題なども加わって種々の症状や障害のリスクが高まる．更年期のヘルスケアにおいて，身体的・精神的な特徴を理解し，予防策につなげることが重要である．

a. 更年期と閉経

　日本産婦人科学会用語委員会は，国際的動向などに基づき，更年期と閉経を以下のように定義した．

　　更年期：生殖期（性成熟期）と非生殖期（老年期）の間の移行期をいい，
　　　　　　卵巣機能が衰退しはじめ消失する時期にあたる．

　　閉　経：卵巣機能の衰退または消失によって起こる月経の永久的な閉止を
　　　　　　いう．

　更年期の定義の「卵巣機能が衰退しはじめ消失する時期」には個人差があり，その時期は閉経の前後5年とされるが，日本人の閉経年齢の中央値は50.5歳といわれていることから，およそ45〜56歳頃が該当する．また，月経の不規則は，45歳までは約15％（あるいはそれ以下）であるが，46歳以降では加齢とともに増加するといわれている．したがって，卵巣機能の衰退は，わが国では46歳以降で著明になると考えられている．56歳までに約90％の女性が閉経に達すると報告されているが，更年期の終了は個人差が大きい．なお，卵巣機能は最終月経をもって直ちに停止せず，閉経後しばらくの間は少量のエストロゲンが分泌される．

b. 下垂体-卵巣の機能の変化（4.1節も参照）

FSH（卵胞刺激ホルモン）
　下垂体前葉のゴナドトロピン分泌細胞から分泌される．卵巣に働きかけ，卵胞を発育・成熟させる．

　40歳前後の月経周期が規則的な頃より，血中の卵胞刺激ホルモン（FSH）の上昇が始まり，閉経後2〜3年で，性成熟期女性の卵胞期レベルの8〜10倍にもなる（図7.6）．また，40歳頃より，卵巣内の卵胞数は加速度的に減

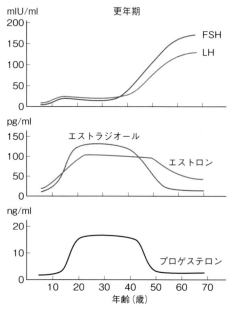

図7.6　性腺系ホルモンの加齢に伴う変化
（（原図は赤祖父他，1985）武谷雄二総編集：エージングと身体機能，中山書店，2001より作成）

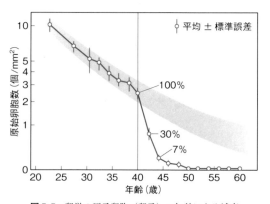

図7.7　卵巣の原子卵胞（卵子）の加齢による減衰
（（原図は一戸他，1990）武谷雄二総編集：エージングと身体機能，中山書店，2001より作成）

少し，50 歳以降はほぼ枯渇する（図 7.7）．卵胞数の減少に伴って卵巣の萎縮も始まる．女性ホルモンのエストロゲンは，閉経前約 10 年間の FSH 分泌が亢進している間は，卵巣でのエストロゲン分泌の低下を認めないが，閉経時は急減する．とくに，生理活性がもっとも高いエストラジオール（E2）の低下が著しい（図 7.6）．

血中の黄体形成ホルモン（LH）濃度の上昇は，FSH の上昇に遅れて始まり，閉経の 3～5 年前から徐々に上昇する（図 7.6）．閉経直後の血中 LH 濃度は，性成熟期女性の卵胞期レベルの 3～5 倍になるが，その上昇は FSH ほど著明ではない．黄体から分泌されるプロゲステロンは，血中 LH 濃度が維持され規則的な排卵があるうちは，分泌は変化しない．閉経近くになると，無排卵のまま卵胞が閉鎖する無排卵周期が増え，この周期ではプロゲステロンの分泌はないため，血中プロゲステロン濃度は低下する．閉経に至ると血中のプロゲステロンはほぼ検出されなくなる（図 7.6）．

c. 脂質代謝異常

40 代または 50 代までの女性は心疾患の発症は少ないが，その後，男性に追いつく傾向とされている．この一因として，閉経をきたした女性の方が，心疾患の発生率が明らかに高いことから，閉経そのものがリスクである可能性が示唆されている．心疾患をはじめとした動脈硬化性疾患の予防において，脂質異常症の管理が重要である．

LDL コレステロール（LDL-C）： LDL-C は閉経後に上昇することが報告されている．血清脂質の加齢に伴う変化は，男女で大きく異なっており，LDL-C および TC は 40 歳代までは男性が高値を示すが，50 歳以降は，閉経の影響で女性の値の方が男性より高くなる．

閉経後に LDL-C が上昇する理由として，血中エストロゲン濃度が低下すると肝の LDL 受容体数が減少し，血中に LDL-C が停滞するとの報告や，LDL-C の律速酵素の 1 つであるリポたんぱく質リパーゼ（LPL）活性が亢進し，LDL-C 合成につながることも報告されている．したがって，エストロゲンの低下が LDL-C の異化を低下させ，合成が亢進すると考えられている．

HDL コレステロール（HDL-C）： HDL-C は閉経後に若干低下するという報告や変化しない報告など一定した見解はなく，エストロゲン低下に伴う変動はないとされる．

トリグリセリド（TG）： TG は閉経後に上昇することが報告されている．一般に高 TG 血症では，LDL-C が小型化することがわかっている．この小型サイズの LDL 粒子（small dense LDL-cholesterol，sd LDL-C）は血管壁に侵入しやすく，酸化変性を受けやすい特徴があるため，動脈硬化の惹起性が強いといわれている．閉経後の高 TG 血症への対策は，冠動脈疾患予防として重要である．

エストロゲン
　体内に存在するエストロゲンは，エストロン（E1），エストラジオール（E2），エストリオール（E3）の 3 種類がある．E2 の生理活性は E1 の約 10 倍ともっとも高く，閉経前は卵巣由来の E2 が主な生理機能を果たしている．E3 は最終代謝産物である．
LH（黄体形成ホルモン）
　下垂体前葉のゴナドトロピン分泌細胞から分泌される．卵巣に働きかけ，成熟した卵胞の一部を破裂させて卵細胞を排卵させ，残った卵胞を黄体化させる．

男性の更年期症状
　更年期症状の出現は女性特有のものではなく，男性においてもテストステロンの減少によって症状が現れることがある．女性と異なり，男性のテストステロンの減少は加齢とともにゆっくりと低下するため，症状が現れていることがわかりにくい場合も多い．個人差があるが，全身倦怠感や不眠，性欲減退などの身体的症状や，気力低下，イライラなどの精神症状が出現する．

● **7.4.2　更年期症状と更年期障害** ●

　日本産婦人科学会は，更年期症状および更年期障害について，「更年期に現れる多種多様な症状のなかで，器質的変化に起因しない症状を更年期症状と呼び，これらの症状のなかで日常生活に支障を来す病態を更年期障害」と定義した．

　更年期症状および更年期障害について，主たる原因は卵巣機能の低下であるが，これに伴う身体的変化，精神・心理的な要因（性格や気質を含む），社会文化的な環境因子などが複合的に影響することによって症状が発現すると考えられており，精神症状を伴うことも多い．更年期の不定愁訴は，精神症状，血管運動神経障害，骨格筋症状，知覚神経症状など多岐にわたる（図

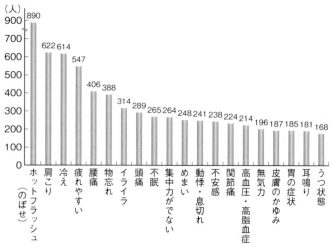

図 7.8 更年期のさまざまな症状
（（原図は野末悦子，2003）岡井　崇他編：標準産科婦人科学　第 4 版，医学書院，2014 より引用）

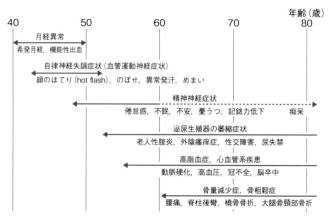

図 7.9 エストロゲン欠乏に伴い出現する各種疾患・病態
（岡井　崇他編：標準産科婦人科学　第 4 版，医学書院，2014 より引用）

表 7.16 更年期障害の自己チェック表（SMI）

簡略更年期指数（SMI）採点＆結果表						合計点数による自己採点の評価法	
症状	強	中	弱	無	点数	0～25	異常なし
①顔がほてる	10	6	3	0		26～50	食事，運動に注意を
②汗をかきやすい	10	6	3	0		51～65	更年期・閉経外来を受診すべし
③腰や手足が冷えやすい	14	9	5	0			
④息切れ，動悸がする	12	8	4	0		66～80	長期にわたる計画的な治療が必要
⑤寝つきが悪い，眠りが浅い	14	9	5	0			
⑥怒りやすく，イライラする	12	8	4	0		81～100	各科の精密検査に基づいた長期の計画的な治療が必要
⑦くよくよしたり，憂うつになる	7	5	3	0			
⑧頭痛，めまい，吐き気がよくある	7	5	3	0			
⑨疲れやすい	7	4	2	0			
⑩肩こり，腰痛，手足の痛みがある	7	5	3	0			
合計点							

※このテストで異常がなくても，骨粗鬆症や動脈硬化などが隠れている場合があります．

7.8)．のぼせ，ほてり，発汗，動悸などのホットフラッシュ症状は，エストロゲン低下に起因する特徴的な血管運動神経障害であり，自律神経の機能不全による（図7.9）．

更年期障害の診断について，①卵巣機能の減退・消失の確認，②器質疾患の除外，③精神疾患との鑑別が，診断の柱である．更年期障害の程度の評価については，代表的なものに Kupperman の更年期指数がある．この他，わが国では，日本人の女性に特徴的な更年期症状をスコア化し，それを自己採点することで更年期障害の程度を簡易的に評価する簡略更年期指数（SMI）がある（表7.16）．

更年期障害の主たる原因は卵巣機能の低下であるが，その症状には，身体的変化，精神・心理的な要因，社会文化的な環境因子などが複合的に影響することを前述した．更年期は，加齢による心身の変化を否が応でも自覚しながら，時に子どもの独立による寂しさ，夫婦のみの生活による摩擦，介護の問題など，さまざまな問題に直面する．更年期を加齢の過程ととらえ，加齢変化のなかで生きがいをもって生活し，安定した高齢期を迎えられるよう，身体的変化への対処のみならず，精神・心理的な要因，社会文化的な環境因子なども理解して対応することが大切である．

7.5 更年期の栄養アセスメントと栄養ケア

● 7.5.1 骨粗鬆症の一次予防 ●

骨の構造，骨質と骨密度，骨量

骨は骨基質（コラーゲンなど）と骨塩（リン酸カルシウム）からなり，骨質を組織学的に観察すると，有機成分のコラーゲン（主にⅠ型コラーゲン）の基盤に，無機成分のリン酸カル

骨強度に影響する因子として，骨密度以外の多様な因子（骨折危険因子）が明らかになってきたことをふまえて，2000 年の米国立衛生研究所（NIH）におけるコンセンサス会議では，骨粗鬆症を，「骨強度の低下を特徴とし，骨折のリスクが増大しやすくなる骨格疾患」と定義した．

また，「骨強度」は「骨密度」と「骨質」の2つの要因からなり，「骨密

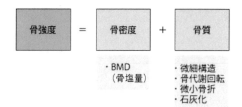

図7.10　骨強度におよぼす骨密度と骨質の関係
（日本骨粗鬆症学会，日本骨代謝学会，骨粗鬆症財団：骨粗鬆症の
予防と治療ガイドライン 2015 年版より引用）

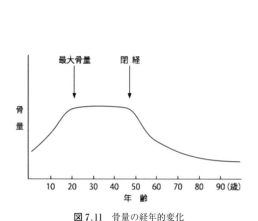

図7.11　骨量の経年的変化
（日本骨粗鬆症学会，日本骨代謝学会，骨粗鬆症財団編：
骨粗鬆症の予防と治療ガイドライン 2015 年版より引用）

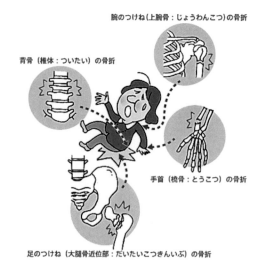

図7.12　骨粗鬆症による骨折の好発部位
（アステラス製薬ホームページ「骨粗鬆症の症状」より引用）

シウム（主にその安定な結晶型であるハイドロキシアパタイト）が埋めた構造が基本である．コラーゲンは柔らかい枠組みを作り，ミネラル成分は枠組みに硬さと強さを与え，骨に柔軟性と強度を与えている．

骨密度の測定として頻用される DXA 法や，QCT 法，pQCT 法などで測定されているのは，骨塩量である．骨量は骨基質と骨塩の総和である．

度」は骨強度の 70% を，「骨質」は骨強度の 30% を説明できるとした（図 7.10）．骨密度（bone mineral density, BMD）の測定は，骨粗鬆症の診断において重要であり，DXA 法（二重エネルギー X 線吸収測定法）がもっとも広く頻用されている．

　骨量は，男女を問わず加齢とともに減少するが，とくに女性は，50 歳前後の閉経に伴うエストロゲンの急激な枯渇に伴って，閉経後の約 10 年間に骨量は著しく減少する（図 7.11）．骨粗鬆症における骨折の好発部位は，大腿骨近位部，椎体，橈骨遠位端，上腕骨近位部である（図 7.12）．

　閉経後の骨代謝の変化について，骨密度を維持するためには，骨形成と骨吸収のバランスが重要であるが，エストロゲンが低下すると，まず骨吸収が亢進する．二次的に骨形成も亢進するが，骨吸収の割合が圧倒的に多いため，骨量が減少する．

　エストロゲンは，破骨細胞による骨吸収を抑制し，破骨細胞の分化に必要な破骨細胞分化因子の発現も抑制して，骨形成に働いているが，エストロゲ

ン低下による骨吸収亢進のメカニズムとして，これらの抑制がとれることなどが考えられている．

> **【コラム】骨吸収と骨形成，エストロゲンの影響**
>
> 　古くてもろくなった骨の一部を壊すことを「骨吸収」，新しい骨につくり変えることを「骨形成」といい，このような骨の新陳代謝を「骨のリモデリング」とよぶ．
>
> 　「骨吸収」には「破骨細胞」が関与し，弾力や固さを失った古い骨を分解する．女性は閉経を迎えると，破骨細胞の働きを抑える女性ホルモン（エストロゲン）が急減し，骨量が急速に減少する．「骨形成」には「骨芽細胞」が関与し，骨の鉄筋にあたるコラーゲンをつくりながら血中のカルシウムを骨に取り込み，破骨細胞が壊した部分を修復する．運動などで骨に力が加わると，骨芽細胞の働きが活発になるといわれている．

　骨粗鬆症は QOL を著しく低下させる疾患で，いったん罹患すると現在のところ完全な治癒は期待できない疾患であるため，予防が大変重要である．骨粗鬆症の予防においてもバランスの良い食事と運動が重要であり，以下に主な項目について述べる．

a. カルシウム

　日本人の食事摂取基準（2020 年版）では，カルシウムは推奨量が示されており，18～64 歳の成人期の女性は 650 mg/日，男性は 18～29 歳が 800 mg/日，30～64 歳は 750 mg/日である（表 7.17）．腸管からのカルシウム吸収量は，ある摂取量以上で横ばいとなるため，とればとるほど良いわけではないが，カルシウム摂取量が少ないことは低骨量の危険因子になるため，十分な摂取が必要である．骨粗鬆症の予防と治療ガイドライン（2015 年版）では，骨粗鬆症の治療のためのカルシウムとして 700～800 mg/日の摂取を推奨している．治療においてはカルシウム単独の有効性レベルは低いとされているが，カルシウムとビタミン D との併用で骨密度の上昇効果や骨折の予防効果があることが報告されている．

表 7.17　カルシウムの推奨量（mg/日）

年齢	男性	女性
18～29（歳）	800	650
30～49（歳）	750	650
50～64（歳）	750	650
65～74（歳）	750	650
75 以上（歳）	700	600

耐容上限量（過剰摂取による健康障害の予防のための値）は，18 歳以上の男女とも 2500 mg/日．
（厚生労働省：日本人の食事摂取基準（2020 年版）より）

b. ビタミンD

　腸管からのカルシウムの吸収は，ビタミンDの状態によっても影響を受けるため，カルシウムとともにビタミンDの摂取も考慮すべきである．日本人のビタミンDの主な供給源は魚類であり，紫外線に当たることで皮膚でも合成されるため不足することは少ないが，魚類の食物アレルギーがある場合や食事摂取が不良な場合（とくに高齢者など），日照曝露が著しく少ない場合などは注意する．

c. ビタミンK

　治療においてはビタミンKも重要な栄養素とされ，薬物として投与されることもある．ビタミンKは緑色の葉野菜や納豆に多く含まれるほか，食事由来以外として腸内細菌が産生するものや，組織内でフィロキノン（ビタミンK$_1$）から酵素的に変換されるものがある．組織内で酵素的に変換されるものは，生体の需要を満たすほど多くはないが，通常の食生活では，ビタミンK欠乏症は発症しないとされる．

d. その他

　喫煙は骨折リスクを1.3倍に，飲酒はエタノール量で24〜30 g/日以上の場合，骨粗鬆症性の骨折リスクを1.4倍に高める報告があり，骨折のリスクは喫煙や飲酒が多いほど高くなるといわれている．

　身体活動については，骨密度を上昇させるための有酸素運動，筋力訓練，椎体骨折を予防するための背筋強化訓練，転倒を予防するための筋力訓練，バランス訓練が有用とされている．ウォーキングは多くの人が実践できる有酸素運動であり，週3〜4回，30〜60分行うことが望ましい．WHOは，高血圧，喫煙，高血糖に次いで，身体不活動を全世界の死亡に対する危険因子の第4位と認識し，わが国では，身体活動・運動の不足は，喫煙，高血圧に次いで非感染性疾患（NCD）による死亡の3番目の危険因子であることが示唆されている．最近では，身体活動・運動はNCDの発症予防だけでなく，高齢者の認知機能や運動器機能の低下などの社会生活機能の低下と関係することも明らかになり，男女いずれにおいても，将来のQOLのための身体活動の意義を心がけておく必要がある．

参 考 文 献

アステラス製薬ホームページ：骨粗鬆症の症状

岡井　崇他編：標準産科婦人科学 第4版，医学書院，2014

小沢利男編：エッセンシャル 老年病学 第3版，医歯薬出版，1998

落合慈之監修：糖尿病・代謝・栄養疾患ビジュアルブック，学研メディカル秀潤社，2010

香川靖雄，近藤和雄，石田　均，門脇孝編：人体の構造と機能及び疾病の成り立ち 各論改訂第2版，南江堂，2013

木戸康博，真鍋祐之：管理栄養士養成課程におけるモデルコアカリキュラム準拠
　　第 3 巻 応用栄養学ライフステージ別・環境別，医歯薬出版，2012
厚生労働省：健康日本 21（第二次）
厚生労働省：日本人の食事摂取基準（2020 年版），2019
厚生労働省健康局：標準的な健診・保健指導プログラム 平成 30 年度版，2018
厚生労働省：生活習慣に着目した疾病対策の基本的方向性について（意見具申），
　　厚生労働省 報道発表（1996 年 12 月 18 日）
骨粗鬆症財団ホームページ：用語集
スマート・ライフ・プロジェクト ホームページ（今井博久監修）：生活習慣病を
　　知ろう！
武谷雄二総編集：エージングと身体機能，中山書店，2001
武谷雄二総編集：更年期・老年期医学，中山書店，2001
十束支朗：あたらしい加齢医学―保健・医療・福祉のために―，医学出版社，2005
日本骨粗鬆症学会，日本骨代謝学会，骨粗鬆症財団編：骨粗鬆症の予防と治療ガ
　　イドライン（2015 年版），ライフサイエンス出版，2015
日本産科婦人科学会編：産科婦人科用語集・用語解説集　改訂第 2 版，日本産科
　　婦人科学会，2008
日本循環器学会ホームページ：循環器病の診断と治療に関するガイドライン 2011
　　年度合同研究班報告，虚血性心疾患の一次予防ガイドライン（2012 年改訂版），
　　2012
日本糖尿病学会編著：糖尿病治療ガイド 2020-2021，文光堂，2020.
日本動脈硬化学会編：動脈硬化性疾患予防ガイドライン（2017 年版），日本動脈硬
　　化学会，2017
日本肥満学会：肥満症診療ガイドライン 2016，ライフサイエンス出版，2019
船橋　徹：肥満とメタボリックシンドローム―アディポサイトカインから―，第
　　124 回日本医学会シンポジウム記録集 肥満の科学，日本医学会，2003（PDF）
宮原英夫他監訳：加齢と運動の生理学―健康なエイジングのために―，朝倉書店，
　　2010
メタボリックシンドローム診断基準検討委員会：メタボリックシンドロームの定
　　義と診断基準．日本内科学会雑誌，94(4)別冊，2005
森口　覚他編著：管理栄養士講座 感染と生体防御，建帛社，2004
NCD Alliance Japan ホームページ：用語集

8. 高齢期の栄養

■到達目標（point）
・高齢期の生理的特徴を理解する.
・高齢期に多くみられる症状を学び，それらのアセスメント方法や栄養ケア・マネジメントを理解する.

8.1 高齢期の生理的特徴

平均寿命
2020（令和2）年の日本人の平均寿命は女性が87.74歳，男性が81.64歳で，ともに過去最高を更新した．2019年に比べて女性は0.29歳，男性は0.23歳延びた．過去最高の更新は女性が8年連続，男性は9年連続である.

健康寿命
2000年にWHO（世界保健機関）が健康寿命を提唱.「健康上の問題で日常生活が制限されることなく生活できる期間」と定義．平均寿命と健康寿命との差は，日常生活に制限のある「健康ではない期間」であり，この差は女性が12.1年，男性が8.7年と，2010年以降やや改善しているが，依然として長い（2019年：健康寿命は3年ごと発表）.

わが国の平均寿命の延びは著しく，世界トップの長寿国となった．高齢期（表8.1）は，生理的老化が進行し，老年病の増加する時期であり，健康維持に大きな配慮を必要とする．高齢期には，個人差はあるものの，各臓器の予備力が低下し，栄養状態の悪化や体力低下をきたすようになる．健康度の低下と疾病の進行とともに図8.1に示すように老年症候群がみられるようになる．人生の後半期をすこやかに生きるためには，健康管理——老年症候群の予防——が大切であり，なかでも食生活の管理はもっとも重要な項目となる.

表8.1　高齢者の区分

分類1（慣用的区分）	25～35歳 35～64歳 65歳～	成人前期（early adulthood） 中年期（middle adulthood） 　35～49歳：壮年期（early middle） 　50～64歳：初老期（late middle） 老年期（late adulthood） 　65～74歳：老年前期（young old） 　75歳～：老年後期（old old）
分類2（WHO定義）	45～59歳 60～74歳 75歳～ 85歳～	中年（middle age） 年長者（the elderly）＝前期高齢者（young old） 年寄り（the aged）＝後期高齢者（old old） 超高齢者（very old）
分類3（ILO定義）	65歳～	従属人口（15歳未満，65歳以上）
分類4（法律上の用語使用例と適用年齢）	45～64歳 60歳（女）/65歳（男）～ 70歳～ 40歳～	中高年者等の雇用の促進に関する特別措置法 厚生行政基礎調査，国民生活実態調査の高齢者 老人保健法の医療（寝たきり：65歳以上） 保健事業

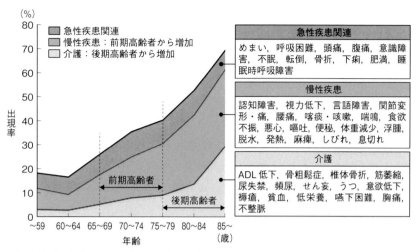

図8.1　老年症候群

廃用症候群：筋萎縮，関節拘縮，褥瘡，便秘，失禁，認知機能障害（認知症），抑うつ，不眠，摂食嚥下障害，廃用性骨萎縮（骨粗鬆症），心肺機能低下，起立性障害

（鳥羽研二他：老年症候群. 月刊レジデント，**5**（5），6-9，2012 より作成）

● 8.1.1　感覚機能 ●

　加齢に伴う生理的な現象で，味覚，視覚，聴覚，嗅覚，触覚の五感の機能は低下傾向にある．

　味覚については，味蕾の味細胞数の減少と動物性食品摂取量の減少や穀類（精製品）に偏った食事は亜鉛摂取量の不足傾向となり，味覚機能を減退させる．Cooper らの報告（表8.2）によると，酸味を除いて，40歳後半から味細胞の変化が起こり始め，60歳以降急激に閾値（いきち）が上昇する．そこで濃厚な味付けを好むようになり，食塩の過剰摂取になりやすい．

　視覚の問題では，加齢白内障がある．白内障は，水晶体が硬化・混濁して視力が低下し，進行すると視力は高度に障害され，原因は老化ばかりでなく，糖尿病・喫煙・飲酒・過度の日光への露出も悪化させる．その他，視力低下を引き起こすものに加齢黄斑変性症，糖尿病網膜症，緑内障がある．

　聴力については，加齢により可聴周波数範囲が狭くなり，年齢が高くなるにつれて，高音域の聴音レベル閾値が上昇する．とくに内耳の蝸牛（かぎゅう）にある有毛細胞数や螺旋神経節数の減少が原因の老人性難聴があり，これは，コミュニケーション能力が低下し，日常生活への影響も起こる．

味覚閾値
　味の識別はできないが，物質（食物）の味を感知できる最低の濃度のことを検知閾値という．濃度の異なる味を感知できる最小濃度を認知閾値という．一般に「閾値」という場合は認知閾値を指している．

表8.2　年齢による味覚（閾値）の変化

	15～19歳	30～44歳	45～59歳	60～74歳	75～89歳
甘　味	0.540	0.522	0.604	0.979	0.914
塩　味	0.071	0.091	0.110	0.270	0.310
酸　味	0.0022	0.0017	0.0021	0.0030	0.0024
苦　味	0.000321	0.000267	0.000389	0.000872	0.000930

● 8.1.2　咀しゃく・嚥下機能 ●

加齢に伴い歯は欠落し，残存する歯も磨耗し十分な咬合が困難になる．消化吸収に影響を及ぼすことになるので，欠損を放置せず，義歯を入れなおすことが大切である．歯の欠損をそのままにしておくと，食べ物が粉砕されないまま食道に送られ胃に負担をかけ，下痢の原因になりやすい．また，食べ物が軟らかいものに偏り，栄養的なバランスをきたしやすくなることや，食事の楽しみを制限されることにもなりかねない．

高齢者は嚥下反射の低下，唾液分泌の低下から，物を飲み込むときにむせたり嚥下困難をきたすことがある．また，病的な原因として，脳卒中の後遺症による認知症や半身麻痺，食道や胃がんによる食道の狭窄，強いストレスや欲求不満に起因するものなどがみられる．嚥下障害が疑われる主な症状を表8.3に示す．原因により食事の対応が異なり，誤嚥を起こさない調理形態と食事介助が必要である（8.2.8項参照）．誤嚥は，老人性肺炎の主たる原因であり，細心の注意を払わねばならない．

歯科疾患実態調査（厚生労働省，2016年）
（男女平均）平均残歯数
70〜74歳　19.7本
75〜79歳　18.0本
80〜84歳　15.3本
85歳〜　　10.7本
※「8020」の達成率は51.2%.

口腔から食道への食べ物の取り込み図

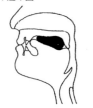

①口のなかで食塊を形成

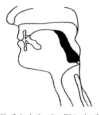

②舌を上あごに押し上げ食塊を喉へ運ぶ

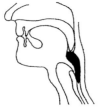

③喉頭蓋が気管入口をふさぎ咽頭から食道へ

（介護食調理講習会：介護食をおいしく―身近は食材を使って―, NPO法人ケアプランニングNEST）

表8.3　嚥下障害が疑われる症状

食物をよくこぼす
飲み込んだ後に食物が口の中に残る
口の中に唾液がたまる，よだれが出る
痰がよくからむ
飲み込みにくいものがある（食事内容の変化）
舌の上が白い"舌苔"など口腔内の汚れがある
食べるのに今までより時間がかかる
食後に声が変わる（かすれ声，ガラガラ声）
食事中にむせることがある
食後によく咳き込む
食事中疲労がみられる

（聖隷三方原病院嚥下チーム：嚥下障害ポケットマニュアル 第4版, 医歯薬出版, 2018 より引用）

● 8.1.3　消化・吸収機能 ●

加齢による消化管粘膜の萎縮により，消化酵素・粘液・胃塩酸・膵アルカリなどの分泌量や消化酵素の活性は，若年時の30〜70%まで低下する．しかしながら，図8.2に示すように，たんぱく質，脂質および炭水化物の消化吸収率は，若年者と大きな差異はない．

● 8.1.4　食欲不振，食事摂取量の低下 ●

身体活動の減少，味覚の変化，精神的ストレス，消化管の機能低下，慢性的な便秘や睡眠不足などにより食欲不振もみられ，摂取量低下につながる．高齢者は，多種疾患治療のため多剤服用から食欲不振が引き起こされることがあり，また，特定の治療薬によりビタミン・ミネラルの代謝に影響を及ぼ

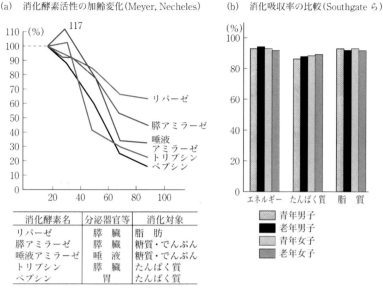

(a) 消化酵素活性の加齢変化（Meyer, Necheles）　(b) 消化吸収率の比較（Southgate ら）

消化酵素名	分泌器官等	消化対象
リパーゼ	膵　臓	脂　肪
膵アミラーゼ	膵　臓	糖質・でんぷん
唾液アミラーゼ	唾　液	糖質・でんぷん
トリプシン	膵　臓	たんぱく質
ペプシン	胃	たんぱく質

図 8.2 消化酵素の活性と消化吸収率の加齢変化

表 8.4 ミネラル欠乏を生じさせる薬品

薬品	欠乏するミネラル
利尿薬	
サイアザイド	
（ヒドロクロロチアジド）	K, Mg, Zn
ループ（フロセミド）	K, Mg, Zn, Ca
グルココルチコイド（プレドニゾン）	K, Ca
キレート物質（ペニシラミン）	Zn, Cu
がん化学療法薬	Zn, Mg
重金属（シスプラチン）	K, Mg, Zn
アルコール	K, Ca, Mg, Cu
緩下剤	リン酸塩，K
制酸薬（水酸化 Al，水酸化 Mg）	リン酸塩（骨軟化症）
アスピリン，サリチル酸誘導体	Fe（慢性出血）
インドメタシン	Fe（慢性出血）

腎クリアランスの増大によるミネラルの排泄過剰と消化管腔への損失．とくに Na 除去の目的で使用される利尿薬は，他のミネラルの同時排泄をもたらす．
（渡邊令子他編：応用栄養学 改訂第 7 版，南江堂，2020）

し，欠乏症・過剰症の原因となっていないかにも留意する（表 8.4）．長い食習慣の変容は容易ではない．

● 8.1.5　たんぱく質・エネルギー代謝の変化 ●

　加齢に伴い組織の実質細胞数が減少し，70 歳で 20〜30 歳時の約 2/3 になる．臓器や細胞の種類によりその減少の程度は異なり，各組織の重量も低下する．骨格筋（白筋），骨組織の減少が大きい．これに対して，心臓の重量は増加するが，これは加齢とともに収縮期血圧が上昇するためと考えられる．また，体内の脂肪の分布状態も変化し，加齢に伴い下肢の脂肪が減少し，腹腔内の

内臓脂肪が増加する．高齢者は体内水分量の減少がみられるが，とくに細胞内液総量の水分減少が著しい．これは全身の細胞数の減少によるものであり，基礎代謝をはじめ生理的機能の低下と関連している．さらに，加齢に伴う耐糖能の機序は十分解明されていないが，加齢により末梢組織のインスリン抵抗性が増大することは多くの報告があり，インスリン受容体数の減少やその経路の機能低下などが耐糖能低下の要因となっていると推察されている．

● 8.1.6　カルシウム代謝の変化 ●

　高齢者は，骨密度の低下が起こる（図8.3）．骨粗鬆症（表8.5）は，男性は加齢に伴って増加し，80歳以降急激に増えるが，女性は，閉経とともに急激に増える．高齢になると，運動や重力による骨への刺激が減少することやカルシウム摂取量の低下および胃粘膜の萎縮により胃酸の分泌が減少しカルシウムの吸収率の低下が起こる．また，腸管からのカルシウム吸収を高めるビタミンD摂取不足，活性型ビタミンDの作用低下などによって吸収率が低くなる．エストロゲン，カルシトニンなどのホルモンの低下も骨密度低下に影響し，サルコペニアも加わり骨折の危険性がさらに増すことになる．骨粗鬆症は，腰背痛や四肢の痛みで日常生活での運動制限や，さらに進展して脊椎の圧迫骨折，大腿骨頸部骨折などを引き起こし，寝たきりの原因になる．これを予防するために，カルシウムの十分な摂取はいうまでもなく，バランスのとれた食事と日常のなかで手軽に行える運動を兼ねた日光浴が大切である．とくに寝たきりの原因となる大腿骨頸部骨折は，そのほとんどが転倒により発生している．高齢者にとって，転倒予防も大きな課題である．

高齢者の転倒で骨折が起こりやすい部位

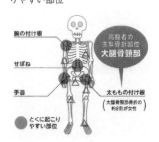

（Tsuboi M et al：J Bone Joint Surg, 89-B, 2007 より引用）

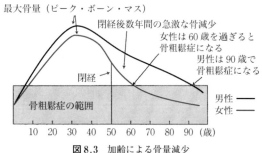

図8.3　加齢による骨量減少
（食糧栄養調査会編：2000年版　食料・栄養・健康，医歯薬出版，2000）

表8.5　骨疾患時の代謝的特徴

	血清Ca	血清P	BUN	ALP	PTH	ビタミンD₃
骨粗鬆症	→	→	→	→	↑→↓	↓～
骨軟化症	↓	↓	→	↑	(↑)	↓～
副甲状腺機能亢進	↑	↓	→	↑→	↑	↑

→：変化なし，↑：増加，↓：低下
BUN：血清尿素窒素，ALP：アルカリホスファターゼ，PTH：副甲状腺ホルモン
（渡邊令子他：応用栄養学 改訂第7版，南江堂，2020）

● 8.1.7　身体活動レベルの低下 ●

　身体活動レベル（physical activity level, PAL）は，総エネルギー消費量を基礎代謝量で除した値であり，身体活動量の指標となる．高齢者は運動機能の低下や機能障害などから，日常の身体活動レベルは低く，日本人の食事摂取基準（2020 年）にも，各レベルにおいて低い値で示されている．身体活動の低下は，筋力の低下や関節，心肺機能が衰える廃用症候群を招く．身体活動レベルは低くとも，運動習慣（1 回 30 分の運動を週 2 日以上かつ 1 年以上継続）を身につけ，運動の継続で健康増進や疾病の進展予防を心がけたい．

廃用症候群でみられる病態
筋・骨格系で現れる症状：
　筋萎縮，筋力低下，骨量
　減少，関節拘縮，褥瘡
心肺・血管系での変化：心
　拍出量・肺活量の低下，
　静脈血栓，起立性低血
　圧，嚥下性肺炎
精神・心理への影響：認知
　機能の低下，うつ状態，
　意欲低下

● 8.1.8　日常生活動作（ADL）の低下 ●

　日常生活動作（activities of daily living, ADL）とは食事，トイレ動作，入浴，歩行，着替え，排泄など日常生活での基本的な動作のことをいう．現

表8.6　バーセルインデックス

1）食事	自立（10） 部分介助（5） 全介助（0）
2）車椅子からベッドへの移乗	自立（15） 軽度の部分介助または監視を要す（10） 座ることは可能であるがほぼ全介助（5） 全介助または不可能（0）
3）整容	自立（洗面，整髪，歯みがき，ひげ剃り）（5） 部分介助または全介助（0）
4）トイレ動作	自立（10） 部分介助（5） 全介助または不可能（0）
5）入浴	自立（5） 部分介助または全介助（0）
6）歩行	45 m 以上の歩行，補装具の使用の有無は問わない（15） 45 m 以上の介助歩行，歩行器の使用を含む（10） 歩行不能の場合，車椅子にて 45 m 以上の操作可能（5） 上記以外（0）
7）階段昇降	自立（10） 介助または監視を要する（5） 不能（0）
8）着替え	自立（10） 部分介助（5） 上記以外（0）
9）排便コントロール	失禁なし（10） 時に失禁あり（5） 上記以外（0）
10）排尿コントロール	失禁なし（10） 時に失禁あり（5） 上記以外（0）

ADL　合計　　点

満足が 100 点で全自立，60 点が部分自立，40 点が大部分介助，0 点は全介助（車椅子使用者の全自立は 6），7）を評価しないので 80 点）

表8.7　機能的自立度評価法（FIM）の評価項目一覧と詳細

1. セルフケア	5. コミュニケーション		

1. セルフケア
①食事：咀嚼，嚥下を含めた食事動作
②整容：口腔ケア，整髪，手洗い，洗顔など
③清拭：風呂，シャワーなどで首から下（背中以外）を洗う
④更衣：上半身：腰より上の更衣および義肢装具の装着
⑤更衣：下半身：腰より下の更衣および義肢装具の装着
⑥トイレ動作：衣服の着脱，排泄後の清潔，生理用具の使用

2. 排泄コントロール
①排尿管理：器具や薬剤の使用を含む
②排便管理：器具や薬剤の使用を含む

3. 移乗
ベッド・椅子・車椅子：それぞれの間の移乗，起立動作を含む
トイレ：便座へ（から）の移乗
浴室・シャワー：浴槽，シャワー室へ（から）の移乗

4. 移動
歩行・車椅子：屋内での移動，または車椅子移動
階段：12〜14段の階段昇降

5. コミュニケーション
理解：聴覚または視覚によるコミュニケーション
表出：言語的または非言語的表現

6. 社会的認知
社会的交流：他患者，スタッフなどとの交流，社会的状況への順応
問題解決：日常生活上での問題解決，適切な判断能力
記憶：日常生活に必要な情報の記憶

FIM の採点基準

採点基準	介助者	手出し	
7：完全自立	不要	不要	
6：修正自立	不要	不要	時間がかかる，補助具が必要，安全の配慮
5：監視・準備	必要	不要	監視，指示，促し
4：最小介助	必要	必要	75％以上自分で行う
3：中程度介助	必要	必要	50％以上，75％未満自分で行う
2：最大介助	必要	必要	25％以上，50％未満自分で行う
1：全介助	必要	必要	25％未満しか自分で行わない

IADL を評価する8項目
1. 電話使用
2. 買い物
3. 食事の準備
4. 家事（清掃，身の回りの片づけ）
5. 洗濯
6. 移動
7. 服薬管理
8. 財産の取り扱い・管理

※ 3〜5 の 3 項目については，男性では除外される．

在，広く使われている ADL 評価表にバーセルインデックス（Barthel index，表8.6）や機能的自立度評価法（functional independence measure, FIM，表8.7）がある．一方，買い物，食事の準備，電話応対，交通機関を使っての外出などより複雑な動作を手段的日常動作（instrumental activities of daily living, IADL）といい，高齢者の生活自立度評価として利用されている．

● 8.1.9　精神的・心理的変化 ●

健康な高齢者の知能レベルは加齢によって大きく衰えるものではないが，知能面のうち記憶力は，早い時期より低下し，判断力や統合力は高齢になっても保たれている．また，言語的理解を必要とする言語的知能と，それをあまり必要としない動作的知能に分けたとき，動作的知能のほうが加齢による変化を受けやすい．

個人の性格は成人期前にほぼ形成され，高齢期になっても大きな変化はなく，認知症の高齢者のみ，性格変化がみられたとの報告がある．諸機能のなかで，加齢の影響をもっとも受けないのは人格面の領域である．

8.2　高齢者の栄養アセスメントと栄養ケア

高齢者はこれまで述べてきたように，生理的老化があり，またいくつかの疾病を抱えて生活している場合が多い．そして疾病の現れ方も異なり，取り巻く環境・状況にも大きな個人差がある．高齢者の栄養食事問題は，相互に関連しあう身体的・精神的(心理的)・社会的要因を統合し，実現可能な栄養支援とならなければならない．適切な栄養支援を行うには，まず栄養状態のスクリーニングを行う．簡便に評価するスクリーニングツールとして，簡易

表8.8 簡易栄養状態評価表（MNA）

Mini Nutritional Assessment-Short Form MNA®

Nestlé NutritionInstitute

氏名：

性別： 年齢： 体重： kg 身長： cm 調査日：

下の□欄に適切な数値を記入し、それらを加算してスクリーニング値を算出する。

スクリーニング

A 過去3ヶ月間で食欲不振、消化器系の問題、そしゃく・嚥下困難などで食事量が減少しましたか？
0 = 著しい食事量の減少
1 = 中等度の食事量の減少
2 = 食事量の減少なし

B 過去3ヶ月間で体重の減少がありましたか？
0 = 3 kg 以上の減少
1 = わからない
2 = 1〜3 kg の減少
3 = 体重減少なし

C 自力で歩けますか？
0 = 寝たきりまたは車椅子を常時使用
1 = ベッドや車椅子を離れられるが、歩いて外出はできない
2 = 自由に歩いて外出できる

D 過去3ヶ月間で精神的ストレスや急性疾患を経験しましたか？
0 = はい   2 = いいえ

E 神経・精神的問題の有無
0 = 強度認知症またはうつ状態
1 = 中程度の認知症
2 = 精神的問題なし

F1 BMI 体重(kg)÷[身長(m)]²
0 = BMI が19 未満
1 = BMI が19 以上、21 未満
2 = BMI が21 以上、23 未満
3 = BMI が 23 以上

BMI が測定できない方は、**F1** の代わりに **F2** に回答してください。
BMI が測定できる方は、**F1** のみに回答し、**F2** には記入しないでください。

F2 ふくらはぎの周囲長(cm)：CC
0 = 31cm未満
3 = 31cm以上

スクリーニング値
(最大：14ポイント)

12-14 ポイント: □ 栄養状態良好
8-11 ポイント: □ 低栄養のおそれあり (At risk)
0-7 ポイント: □ 低栄養

Ref. Vellas B, Villars H, Abellan G, et al. *Overview of the MNA® - Its History and Challenges.* J Nutr Health Aging 2006;10:456-465.
Rubenstein LZ, Harker JO, Salva A, Guigoz Y, Vellas B. *Screening for Undernutrition in Geriatric Practice: Developing the Short-Form Mini Nutritional Assessment (MNA-SF).* J. Geront 2001;56A: M366-377.
Guigoz Y. *The Mini-Nutritional Assessment (MNA®) Review of the Literature - What does it tell us?* J Nutr Health Aging 2006; 10:466-487.
Kaiser MJ, Bauer JM, Ramsch C, et al. *Validation of the Mini Nutritional Assessment Short-Form (MNA®-SF): A practical tool for identification of nutritional status.* J Nutr Health Aging 2009; 13:782-788.
® Société des Produits Nestlé, S.A., Vevey, Switzerland, Trademark Owners
© Nestlé, 1994, Revision 2009. N67200 12/99 10M
さらに詳しい情報をお知りになりたい方は、www.mna-elderly.com にアクセスしてください。

GNRI
GNRI＝14.89×血清アルブミン値(g/dl)＋41.7×実測体重/理想体重
実測体重の方が理想体重よりも大きければ，実測体重/理想体重＝1とする．
82未満：重度栄養リスク
82〜91：中等度栄養リスク
92〜98：軽度栄養リスク
98超　：リスクなし

栄養状態評価法（mini nutritional assessment-short form, MNA，表8.8）や GNRI（geriatric nutritional risk index）がある．

アセスメント指標は身体計測値，血液生化学検査値，身体状況観察，食物摂取状況検査，栄養障害の有無などが用いられるが，これらの検査結果より総合的に評価する．

● 8.2.1　高齢者の食事摂取基準 ●

　日本人の食事摂取基準（2020年版）では，高齢者の対象を65〜74歳と75歳以上との2つの区分とし，おおむね自立した生活を送ることができる者としているが，加齢に伴う身体機能の低下により発症する疾患や障害を有する場合も含むとされている．高齢者の食事摂取基準のエネルギーおよび各栄養素の算定基準は，65歳未満の成人の算定基準とほぼ同じであるが，エネルギー・たんぱく質・カルシウム・鉄は高齢者独自の摂取基準を算定している．高齢者の栄養ケアでとくに留意する必要があるエネルギーおよび栄養素を表8.9に示す．

表8.9　食事摂取基準における高齢者のエネルギーおよび栄養素での留意事項

栄養素	留意事項
エネルギー	個人の体格，健康・生活（活動）状態，PALなどを考慮した適切なエネルギー設定をする．
たんぱく質	食後に誘導される骨格筋におけるたんぱく質合成の低下も考慮する．必ずしも窒素出納値が有用でもない．
n-3系脂肪酸	循環器疾患，加齢黄斑変性症リスク低下のためにも目標値を目指す．
ビタミンA, E	サプリメント使用など脂溶性ビタミンA, Eの過剰摂取に留意する．
ビタミンB_6, B_{12}, 葉酸	ホモシステイン血症の予防のために，その代謝に関係するこれらのビタミンの不足に留意する．
ナトリウム，カリウム	減塩が望ましい．食欲が低下することがないよう，カリウムともバランスをとる．
カルシウム，ビタミンD	骨粗鬆症リスク低下のため，十分な摂取を心がける．

（厚生労働省：日本人の食事摂取基準（2020年版）より作成）

● 8.2.2　低栄養の予防・対応 ●

　入院患者の約40%，在宅患者でも約30%の高齢者が血清アルブミン値3.5 g/ml以下の低栄養状態との報告（松田他，1997）がある．

　高齢者は，体重と除脂肪体重が減少するために，たんぱく質・エネルギー栄養障害（protein energy malnutrition, PEM）の有病率が増加する．たんぱく質・エネルギー栄養障害は，次のように分類される．

a. マラスムス（marasmus）

　エネルギーの欠乏が主体で起こる栄養障害で，著しい体重減少を伴い，浮腫はみられない．摂取エネルギー不足が長期間続くと，摂取不足を補うために脂肪組織やエネルギー産生のために体たんぱく質の分解によって生じるアミノ酸が使われ，たんぱく質栄養障害になる．

b. クワシオルコル（kwashiorkor）

　感染症・発熱・手術などのストレスによる異化亢進によるたんぱく質の欠乏が主体の栄養障害で，進行すると，浮腫，腹水，嘔吐，下痢，易感染症な

どがみられるようになる．摂取エネルギー不足は少なく，皮下脂肪は比較的
保たれて極端なやせにならない．

c. 混合型

マラスムスとクワシオルコルが種々の比率で混じりあった状態で，慢性的
な摂取エネルギー不足と，感染症・発熱・手術などのストレスにより基礎代
謝の亢進がみられる場合を指す．入院高齢者に多いPEMである．

d. 悪液質（cachexia）

悪性腫瘍，臓器の機能低下や不全が原因となり，適切な栄養量を摂取でき
ても栄養状態の改善は困難である．原因疾患の治療が優先される．

低栄養状態が続き，血漿中のたんぱく質濃度が減少すると細胞浸透圧が低
下し，細胞外液が増加し，浮腫が起こる．顔面，眼瞼，下肢などに起こりや
すい．浮腫を予防するためには，①同じ姿勢を保たず，皮膚の清拭と摩擦に
より血行をよくすること，②摂取たんぱく質の不足の改善，③摂取食塩量の
減少，などに日頃から注意しておく．

また，高齢者の疾患・病態に対する特徴として，個人差が大きい，1人で
多くの疾患を有している，慢性疾患が多い，症状は非定型である，水・電解
質異常を起こしやすい，薬剤に対する反応は個人差が大きい，感染症にかか
りやすい，状態・症状また予後が医療のみならず社会的環境に影響されやす
いなどがあり，これらに留意してアセスメントにあたらねばならない．

● 8.2.3　フレイル ●

フレイル（frailty）は，高齢期に生理的予備能が低下することでストレス
に対する脆弱性が亢進し，生活機能障害，要介護状態，死亡などの転帰に陥
りやすい状態で，筋力の低下により動作の俊敏性が失われて転倒しやすくな
るような身体的問題のみならず，認知機能障害やうつなどの精神・心理的問
題，独居や経済的困窮などの社会的問題を含む概念である（図8.4）．フレ
イルの定義を表8.10に示した．

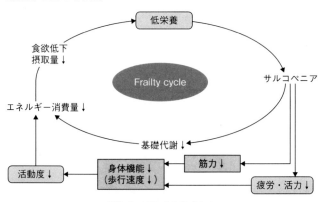

図8.4　フレイルサイクル
（Xue, Q. L., et al：J. Gerontol. A. Biod. Sci. Med. Sci., **63**, 984-990, 2008）

表8.10　フレイルの定義

 1. 体重減少
 2. 主観的疲労感
 3. 日常生活活動量の減少
 4. 身体能力（歩行速度）の減弱
 5. 筋力（握力）の低下

上記5項目中3項目以上該当すればフレイル

● **8.2.4　サルコペニア（加齢性筋肉量減少症）** ●

サルコペニア（sarcopenia）は，骨格筋量および骨格筋力の低下によって引き起こされる身体機能障害であり，「移動機能低下」が代表と考えられている（表 8.11, 表 8.12, 図 8.5）．さまざまな要因が栄養障害をもたらし低栄養状態になりサルコペニアへ進行させるため，その治療は，低栄養状態の原因を除去することが重要であり，筋量の減少や機能低下阻止のためたんぱく質の摂取量を保つことが大切である．また，ビタミンDもサルコペニアの予防と治療，転倒予防に有用な可能性がある．運動は，レジスタンストレーニングが有効であり，適切な栄養指導のもと，運動療法を行うことが重要である．

レジスタンストレーニング
局所あるいは全身の筋群に負荷（抵抗）を与え，筋力，筋パワー，筋持久力といった骨格筋機能の向上に主眼をおくトレーニング手段の総称．

サルコペニアを放置しておくことにより，フレイルならびに要介護状態に直結することは明らかである．

● **8.2.5　ロコモティブシンドローム（運動器症候群）** ●

ロコモティブシンドローム（locomotive syndrome）は，運動器の障害によって移動機能の低下をきたした状態と定義されており，進行すると介護が必要になるリスクが高くなるとされる．運動器を構成する骨，軟骨，筋肉の各組織が加齢とともに量的，質的に減少するうちに，軟骨であれば変形性関

移動機能
移動機能とは歩行，立ち座りなどを意味し，進行すると介護が必要になるリスクが高くなるとされている．

表 8.11　サルコペニアの診断

1.　筋肉量低下
2.　筋力低下（握力など）
3.　身体機能の低下（歩行速度など）

診断は項目1に加え項目2または項目3をあわせもつ場合

表 8.12　サルコペニアのステージ分類

段階	筋肉量	筋力	身体能力
プレ・サルコペニア	↓		
サルコペニア	↓	↓　or	↓
重症サルコペニア	↓	↓	↓

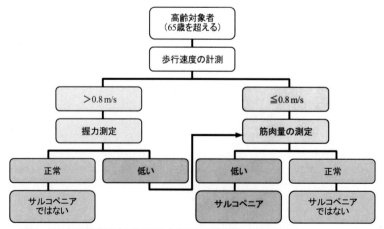

※個々の調査結果を説明する併存疾患や状況などが考慮されるものとする．
※このアルゴリズムはサルコペニアのリスクを有する若年対象者にも適応できる．

図 8.5　サルコペニア症例発見のためのアルゴリズム

節症など，骨であれば骨粗鬆症という基礎疾患が潜在するようになり，それらが何らかのきっかけで膝痛や腰痛，骨折などの症状が現れて進行する．これらは早期に発見して進展予防に取り組むことで，または，ある程度進行しても適切な治療で回復する可能性があるため，可逆性のある段階でスクリーニングや判定を行って，改善対策を実施する意義は大きい．

● 8.2.6 転倒・骨折の予防 ●

高齢者の転倒・骨折は，図8.6に示すように介護が必要になる原因の第5位である．寝たきりや日常生活動作の低下が要介護のリスクとなり，QOLの低下につながる．

表8.13に高齢者の転倒の原因を示した．転倒・骨折予防には，簡易に転

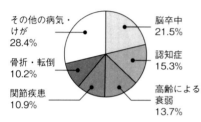

図8.6 介護が必要になった原因
(厚生労働省：国民生活基礎調査，2010)

表8.13 高齢者の転倒危険因子

生理的老化	老人性歩行，運動機能低下，下肢筋力低下，視力・聴力低下
疾病	脳血管障害（下肢への後遺症），起立性障害，血圧上昇，パーキンソン病（歩行障害），糖尿病（低血糖発作），小脳変性症など
薬剤	睡眠誘発剤，抗精神病剤，抗ヒスタミン剤，利尿剤，抗痙攣剤パーキンソン病の治療薬など（疾患（副作用）として起立性低血圧症，骨粗鬆症などがある）
環境	段差，室内の敷物，照明，こぼれた水，畳の上の新聞，ビニールシート，浴室のタイル，靴下・履物

表8.14 転倒リスク評価表

	転倒スコア	はい	いいえ
1	つまずくことがありますか	1	0
2	手すりにつかまらず，階段の昇り降りができますか	0	1
3	歩く速度が遅くなってきましたか	1	0
4	横断歩道を青のうちにわたりきれますか	0	1
5	1キロメートルくらい続けて歩けますか	0	1
6	片足で5秒くらい立つことができますか	0	1
7	杖を使っていますか	1	0
8	タオルは固く絞れますか	0	1
9	めまい，ふらつきがありますか	1	0
10	背中が丸くなってきましたか	1	0
11	膝が痛みますか	1	0
12	目が見えにくいですか	1	0
13	耳が聞こえにくいですか	1	0
14	もの忘れが気になりますか	1	0
15	転ばないかと不安になりますか	1	0
16	毎日，お薬を5種類以上飲んでいますか	1	0
17	家の中で歩くとき暗く感じますか	1	0
18	廊下，居間，玄関によけて通るものがおいてありますか	1	0
19	家の中に段差がありますか	1	0
20	階段を使わなくてはなりませんか	1	0
21	生活上，家の近くの急な坂道を歩きますか	1	0
	合計点	点	

（鳥羽研二他：転倒リスク予測のための「転倒スコア」の開発と妥当性の検証．日本老年医学会雑誌，**42**，346-352，2005）

倒リスクを評価する「転倒リスク評価表」（表8.14）などを用いてアセスメントを行うとともに，日常生活に軽い運動を取り入れ，バランス能力・歩行能力の維持・改善に努めたい．また，運動による疲労が蓄積されないように適切な休養と栄養摂取が必要である．

● 8.2.7　認知症への対応 ●

認知症は，後天的な器質要因により種々の精神機能が減退・消失して日常生活・社会生活が困難になった状態である．介護は必要になる原因の第2位である．認知症には，アルツハイマー型認知症（55％），脳血管性認知症（19％），レビー小体型認知症（18％）という異なるタイプのものがある．

その診断には，認知機能のスクリーニング検査として長谷川式簡易知能検査スケール（表8.15）が使用され，さらに，必要に応じ頭部CT，MRI，脳血流検査を受けることになる．認知症の症状は萎縮する脳の部分で異なるが，まず，脳内の細胞の変性や受けるダメージによって，記憶力が低下したり，簡単な計算ができなくなったりする中核症状（欠落症状）として現れる．その症状が進行すると，周辺症状（行動・心理症状）になって現れる（図8.7）．

生活習慣病は脳血管障害を起こしやすくし，脳血管性認知症の発症に関係しているのではないかと考えられている．高血圧症の人が正常血圧の人よりも脳血管性認知症になるリスクが3.4倍，また，2型糖尿病は，血管に障害を起こし脳血管性認知症ともかかわりはあるが，アルツハイマー型認知症になるリスクも高いともいわれている．これは，高インスリン血症状態が，アルツハイマー型の原因といわれているアミロイドβたんぱく質を分解できなくなるからであると考えられている．糖尿病の人の発症リスクは，正常な人より約4.6倍も高いことが明らかになった（厚生省：高齢者のための食生活指針，1990）．

健常者と認知症の中間に当たる軽度認知障害（mild cognitive impairment，MCI）という段階がある．MCIとは，認知機能（記憶，決定，理由づけ，実行など）のうちの1つの機能に問題が生じているが，日常生活には支障がない状態である．

MCIの診断基準が確立していないがおおむね共通する診断基準は次の5つがあげられている．①本人や家族から記憶障害の訴えがある．②日常生活動作は正常．③全般的認知機能は正常．④年齢や教育レベルの影響のみで説明できない記憶障害がある．⑤認知症ではない．

認知症高齢者数は2012（平成24）年時点で約462万人と推計され，2025（平成37）年には700万人を超えるとの推計値が示されている．そこで，認知症発症の可能な予防はもとより，MCIから認知症への進行を防ぐために次のような取り組みも重要である．①脳の血流を良くするため体を動かす．

アルツハイマー型認知症

脳にアミロイドβやタウと呼ばれる特殊なたんぱく質が溜まり，神経細胞が壊れて減っていくために，認知機能に障害が起こるとされる．また徐々に脳全体も萎縮していき身体の機能も失われていく．男性よりも女性に多い．他の認知症より増加傾向．

脳血管性認知症

脳梗塞や脳出血，くも膜下出血などの，脳の血管の病気によって，脳の血管が詰まったり出血したりし，脳の細胞に酸素が送られなくなるため，神経細胞が死んでしまうことによる認知症．アルツハイマー型認知症に次いで，患者が多い．

レビー小体型認知症

レビー小体とは，神経細胞にできる特殊なたんぱく質．レビー小体型認知症では，レビー小体が脳の大脳皮質（人がものを考えるときの中枢的な役割を持っている場所）や，脳幹（呼吸や血液の循環に携わる人が生きる上で重要な場所）に多く集まる．レビー小体が集まっている場所では，神経細胞が壊れて減少し，神経を上手く伝えられなくなり，認知症の症状が起こる．アルツハイマー型が，女性の発症率が高いのに比べ，レビー小体型は男性の方が多く，女性の約2倍といわれている．

久山町研究

九州大学で1961（昭和36）年から始まった福岡県

久山町住民対象の脳卒中，心血管疾患などの疫学調査．久山町住民は全国平均とほぼ同じ年齢・職業分布をもっており，平均的な日本人集団である．追跡率は99%以上．また，久山町研究では40歳以上の住民を5年ごとに集団に新しく加えているため，生活習慣の移り変わりの影響や，危険因子の変遷をもうかがい知ることができる．

表8.15 改訂 長谷川式簡易知能評価スケール（HDS-R）

(検査日　　　年　　　月　　　日)　　　(検査者　　　　　　　　　　)

氏名	生年月日　　年　　月　　日	年齢　　　歳
性別 男 ／女 　教育年数(年数で記入)　　年	検査場所	
DIAG	備考	

1	お歳はいくつですか？（2年までの誤差は正解）		0 1
2	今日は何年の何月何日ですか？ 何曜日ですか？ (年月日，曜日が正解でそれぞれ1点ずつ)	年 月 日 曜日	0 1 0 1 0 1 0 1
3	私たちが今いるところはどこですか？ (自発的に出れば2点，5秒おいて家ですか？病院ですか？ 施設ですか？の中から正しい選択をすれば1点)		0 1 2
4	これから言う3つの言葉を言ってみてください．あとでまた聞きますのでよく覚えておいてください． (以下の系列のいずれか1つで，採用した系列に○印をつけておく) 1:a)桜　b)猫　c)電車　　　2:a)梅　b)犬　c)自動車		0 1 0 1 0 1
5	100から7を順番に引いてください．（100－7は？，それからまた7を引くと？　と質問する．　最初の答えが不正解の場合，打ち切る）	(93) (86)	0 1 0 1
6	私がこれから言う数字を逆から言ってください．(6-8-2，3-5-2-9を逆に言ってもらう，3桁逆唱に失敗したら，打ち切る)	2-8-6 9-2-5-3	0 1 0 1
7	先ほど覚えてもらった言葉をもう一度言ってみてください． (自発的に回答があれば各2点，もし回答がない場合以下のヒントを与え正解であれば1点)　　a)植物　b)動物　c)乗り物		a: 0 1 2 b: 0 1 2 c: 0 1 2
8	これから5つの品物を見せます．それを隠しますのでなにがあったか言ってください． (時計，鍵，タバコ，ペン，硬貨など必ず相互に無関係なもの)		0 1 2 3 4 5
9	知っている野菜の名前をできるだけ多く言ってください．(答えた野菜の名前を右欄に記入する．途中で詰まり，約10秒間待っても出ない場合にはそこで打ち切る) 0～5＝0点，6＝1点，7＝2点，8＝3点 9＝4点，10＝5点		0 1 2 3 4 5
		合計得点	

(大塚俊男，本間　昭監修：高齢者のための知的機能検査の手引き，ワールドプランニング，1991より作成)

計画立案
物事を行うに当たって，方法・手順などを考えて案を立てる．

注意分割機能
分割注意力とは，2つのこと，もしくは，2つ以上の情報や様態に注意をしながら同時にアクションを実行する機能である．

エピソード記憶
イベント（事象）の記憶．エピソード記憶には，時間や場所，感情が含まれる（感情は記憶の質に影響する）．

②脳を働かせる（計画立案，注意分割練習，エピソード記憶機能を促す）．
③趣味や人付き合いを楽しむ．

● 8.2.8 咀しゃく・嚥下障害への対応 ●

2011（平成23）年，わが国の死因の第3位は肺炎となった．加齢とともに咀しゃく力や集中力，注意力の低下などにより嚥下機能が低下すると，食

中核症状（＝欠落症状）

記憶障害，見当識障害，実行機能障害
理解・判断力・計算能力障害

生活・性格　➡　　⬇　　⬅　生活環境

周辺症状（＝行動・心理症状）

感情障害，うつ，暴力，暴言，幻視・幻聴

図8.7　認知症状の進行の仕方

嚥下反射
　唾液・食べ物が咽頭に達すると，嚥下する反射．

咳反射
　唾液・食べ物など異物が気管に入ったとき，咳によってそれを吐き飛ばす反射．

不顕性誤嚥
　気づかず，唾液や摂取した食べ物の一部が気道に入ってしまうこと．

物が気管に入り込んでしまう誤嚥が起こる．嚥下反射・咳反射の低下は，不顕性誤嚥を生じ，誤嚥された気管内異物と雑菌が誤嚥性肺炎を引き起こす．

　加齢による咽頭周辺の筋肉の低下，唾液分泌の減少，咀しゃく力の低下が食欲低下を招き，低栄養状態を進行させる場合もある．そこで，早期に発見し誤嚥やむせの障害の有無を知ることが重要である．軽度の嚥下困難者には，食べやすくする工夫（表8.16）や，食形態の特性（表8.17）を知り食支援する．障害がある高齢者には嚥下造影検査，嚥下内視鏡検査を行い，摂食のための訓練が必要となる．「嚥下調整食分類2021」（日本摂食嚥下リハビリテーション学会）により他職種と連携のもと，可能な食支援が望まれる．

　また，毎食後に口腔ケアを行うことによって，誤嚥性肺炎をある程度予防できることが報告されている．

● 8.2.9　脱水と水分補給 ●

　脱水は，水欠乏性脱水とナトリウム欠乏性脱水の2パターンに分けられるが，高齢者では混合型の脱水が多く，食欲不振，虚脱，意識障害などの症状がみられ，状況によっては死に至ることもある．

　高齢者の脱水は，次のような特徴がある．①渇中枢機能の低下から，乾燥感，口渇感を自覚しにくくなる．②細胞内水分の最大貯蔵部位である筋肉量が減少するため，体内の水分貯蔵量が少なくなる．③食欲不振や嚥下障害，

とろみをつける食材や方法
　ゼラチン，でんぷん，とろみ調整剤（加工でんぷん・デキストリン・増粘多糖類），卵とじ，粥，クリーム，野菜・果物のマッシュ状など．

嚥下障害のある場合の摂食時の体位

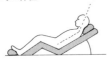

　ベッドを30度または60度ギャッチアップし，頭を少し前屈させる状態がもっともむせにくいといわれている．食後1時間以上はベッドを起こした状態で過ごすのがよい．

表8.16　食べやすくするための工夫

咀しゃくに問題がある場合	・軟らかく，舌と上あごで押しつぶせるように調理する． ・焼く，炒めるより煮るのがよい． ・食材は細かく刻むより，適当な厚みがある方が押しつぶしやすい． ・隠し包丁（厚みのあるもの），面取り，皮を除く（トマト），切り目を入れる．
咽頭への送り込みが上手くいかない場合	・なめらかで変形しやすく，かつすべりをよくする． ・油脂，生クリームなどを食材に混ぜるとなめらかになる． ・ごま和えのごま→ごまペースト，ピーナッツバターなど ・マヨネーズでなめらかに，片栗粉でとろみをつける，ゼリー状にするなど
水分でむせる	・粘性のある液体にして，咽頭へ落ちるスピードを遅くする． ・症状によりとろみの付け具合には注意が必要．
なかなか飲み込めない場合	・変形しながらゆっくり咽頭へ落ちていくもの（軟らかめのゼリー状・ピューレ状）． ・すべりがよすぎるとむせや誤嚥の原因になるので，ある程度のすべりの良さと軟らかさが必要．

（介護食調理講習会：介護食をおいしく―身近な食材を使って―，NPO法人ケアプランニングNEST）

表8.17　摂食・嚥下障害に向かない食形態

サラサラした液体：水，お茶，汁物，ジュース	・サラサラした液体は早いスピードで咽頭へ落ちていく. ・咽頭の反射が遅い場合にむせたり，誤嚥の原因になる. ・液体にトロミがついているものは摂取できる場合もある. ・ゼリー状で摂取するのもよい.
口腔内でバラバラになりまとまりにくいもの：肉，かまぼこ，こんにゃく，れんこん，ピーナッツなど	・食塊をつくらない. ・咀しゃくできないからと，細かく刻むと口腔内で食材が散らばりよけい咀しゃくしづらくなる.
水分が少なく，パサパサしたもの：パン，カステラ，高野豆腐，ふかし芋，ゆで卵など	・食材の水分含有量が少ないため，口腔内でバラバラになり食塊を形成しにくい. ・パン，カステラは唾液と混ぜ合わさるとベタッとした食塊になるので，口腔内に残り，量が多いと咽頭に詰まることがある. ・高野豆腐の含め煮の場合，先に含まれていた煮汁だけが咽頭に流れてしまい，誤嚥の危険性がある.
口腔内や咽頭に貼り付きやすいもの：餅，わかめ，焼き海苔，もなかの皮，ウエハース，トマトの皮など	・ペタッと貼り付くことがある. ・きゅうりの薄切りも貼り付きやすいので，少し厚みをもたせて切る方が咀しゃくしやすい.
粘りの強いもの：餅，だんごなど	・ベタベタしたものは貼り付きやすく，咽頭への送り込みが難しい. ・餅は口腔内で小さくすることが難しい.
滑りのよすぎるもの：ところてん，寒天ゼリー	・咽頭の反射が遅い嚥下障害がある場合，咽頭の受け入れ態勢ができないうちに咽頭へ送られてしまうので，誤嚥やむせの原因になる.
硬いもの：たこ，いか，ごぼう，れんこん，たけのこなど	・虫歯，歯の治療中，義歯があわないなどで噛むことが困難な場合，硬いものは食べにくいものに含まれる. ・舌と上あごで押しつぶせるぐらいの硬さ，大きさの調理形態にする.
酸味の強いもの：酢の物，かんきつ類など	・むせを誘発する. ・酢の物は酢の割合を少なくし，だし汁で割るなどの工夫をするとよい.

（介護食調理講習会：介護食をおいしく―身近な食材を使って―，NPO法人ケアプランニングNEST）

ADLの低下などから水分摂取量が低下しやすい．④消化不良による下痢や嘔吐，発熱などの水分喪失の機会が多い．⑤頻尿や失禁，誤嚥を恐れて水分摂取を控える傾向にある．⑥利尿作用のある薬剤を服用している場合がある．⑦腎機能の低下により，尿の濃縮能も下がる.

脱水を起こす原因によってその対応は異なるが食物以外に，1日1000～1500 ml程度の水分補給を心がける.

● 8.2.10　日常生活動作（ADL）の支援 ●

加齢による機能低下は，食関連の日常動作に支障をきたすため，個人の障害や機能低下に応じた必要なケアが望まれる．介助が中心となるばかりでなく，調理の補助具・食事の自助具を紹介することや食機能リハビリテーションにも取り組みたい.

在宅で療養し，通院困難な要介護，要支援の高齢者は，介護保険サービスによる管理栄養士の居宅療養管理指導が利用できる（医療保険では在宅患者訪問栄養食事指導という）．また，要支援1・2では介護予防居宅管理指導が利用できる.

高齢者では，いくつかの疾患をあわせもつ傾向が高い．さらに，1つの病

態から症状が重なり，個々人で現れ方が異なる．疾患・症状のみにとらわれることなく全体像として把握し，栄養食事ケア計画に優先されるべき内容を検討する．

● 8.2.11　介護予防・合併症予防のための栄養ケア ●

高齢者にとって，食事は大きな楽しみである．治療上，食事制限が必要であっても可能な限り，楽しい食生活を維持できる配慮が望ましい．

食行動・食態度・食スキル面で，加齢とともに特徴的な問題は，次のようなものが考えられる．①体可動域・握力の低下などにより調理が困難になる．②独居・食材調達の不自由さから，栄養不足が生じやすい．③簡素な食事や調理済み食品の使用が増え，栄養素バランスが不良になりやすい．④咀しゃく・嚥下力の低下から，偏った食材使用になりがちである．⑤味覚の鈍化から濃厚な味付けを好み，砂糖・塩の過剰摂取傾向になりやすい．

高齢者は身体状態（機能）の個人差が大きいこと，さらに生活環境が種々さまざまであるため，個人の状況を十分把握し，栄養・食事ケアが必要である．個人の食習慣・食文化・食哲学などを理解することも大切である．

低栄養の改善は，食べられる物を，食べられるときに，食べられる形で臨む．また，緊急度・必要度に応じて栄養補助食品を用いて栄養摂取量を充足させる．

食欲不振時は，①食事時間を決め，間食が過剰にならないようにする，②胃液の分泌を促すため香辛料を適宜利用し，香り・色彩・適温に配慮する，③楽しい食事の雰囲気づくりをする，④無理をさせず，食べられるものを準備する，⑤脱水に注意する，などの工夫や注意をする．

下痢の場合は，①刺激物を控え，適温にする，②脂質の多いものを控える，③繊維の多いものは避ける，野菜はよく煮る，など，調理に留意する．

便秘の場合は，①繊維の多い食材をよく煮て利用する，②腸を刺激するもの，香辛料・炭酸飲料・冷たい牛乳やジュースを利用する，③十分な水分をとる，などの調理上の配慮ばかりでなく，積極的に体を動かすことも必要である．

そして，高齢者にとって"食べること"の意義を次のようにとらえたい．

①楽しみ・生きがいであり，社会参加へつなげる

②食べることに伴う生活機能の向上

③コミュニケーションの回復

④生活リズムの回復

⑤生活寿命の増大

参　考　文　献

大塚俊男他：高齢者のための知的機能検査の手引き，ワールドプランニング，1991

Cooper, R. M., Bilash, I., Zubek, J. P.：The effect of age on taste sensitivity. *J. Gerontol.*, **14**（1），1959

介護食調理講習会：介護食をおいしく―身近な食材を使って―，NPO 法人ケアプランニング NEST

栢下　淳，上西一弘編：応用栄養学 改訂第 2 版，羊土社，2020

葛谷正文：老年医学における Sarcopenia & Frailty の重要性．日本老年医学会雑誌，**46**，279-285，2009

熊谷　修：高齢者の栄養問題・介護予防における低栄養予防対策．栄養学雑誌，**48**(5)，324-335，2005

熊谷　修：高齢者の栄養問題とその解決策―その科学的背景．臨床栄養，**109**(5)，618-624，2006

厚生省：高齢者のための食生活指針，1990

厚生労働省：国民生活基礎調査，2019

厚生労働省：平成 28 年歯科疾患実態調査，2018

厚生労働省：令和 2 年人口動態統計月報年計の概要，2020

厚生労働省：日本人の食事摂取基準（2020 年版），2019

厚生労働省：平成 26 年度国民健康・栄養調査，2015

内閣府：平成 22 年度高齢者の住宅と生活環境に関する意識調査結果，2010

柴田浩美：高齢者の食事介助を考える，医歯薬出版，2002

聖隷三方原病院嚥下チーム：嚥下障害ポケットマニュアル　第 4 版，医歯薬出版，2018

田村　明他：イラスト応用栄養学 第 3 版，東京教学社，2021

東京都老人総合研究所編：サクセスフルエイジング―老化を理解するために―，ワールドプランニング，1998

鳥羽研二他：老年症候群．月刊レジデント，**5**(5)，6-9，2012

蓮村幸兒他：在宅高齢者食事ケアガイド 第 3 版，第一出版，2014

松田　朗他：高齢者の栄養管理サービスに関する研究報告書，1997

Cruz-Jentoft, A. J., Baeyens, J. P., et al.：Sarcopenia European consensus on definition and diagnosis. *Age and Ageing*, **39**, 412-423, 2010

Mahoney, F. L. & Barthel, D. W.：Functional evaluation：The Barthel Index. *Md State Med. J.*, **14**, 61-65, 1965

Morely, J. E., Glick, Z., Rubenstein, L. Z.（eds）：Geriatric Nutrition―A Comprehensive Review, Raven Press, 1990

Xue, Q. L., et al：Initial manifestations of frailty criteria and the development of frailty phenotype in the Women's Health and Aging Study Ⅱ. *J. Gerontol. A. Biod. Sci. Med. Sci.*, **63**, 984-990, 2008

9. 運動・スポーツと栄養

■到達目標 (point)
・運動時のエネルギー供給機構を理解している.
・運動の種目によって，使われる筋線維が異なり，それぞれの特性を理解している.
・運動の健康へのさまざまな影響を理解している.
・体力とはどういうものか，またその評価法を理解している.

9.1 運動時の生理的特徴とエネルギー代謝

● 9.1.1 骨格筋とエネルギー代謝 ●

a. 筋収縮

身体活動とは，運動や日常生活における動作を含むすべての動作である．これは，筋肉（骨格筋）の収縮（筋収縮）により行われている．筋収縮は，図9.1で示したように，アクチンフィラメントとミオシンフィラメントが滑走現象により筋長が短縮することで起こる.

b. 筋収縮のエネルギー源

筋収縮のエネルギー源は，高エネルギーリン酸化合物であるアデノシン三リン酸（ATP）であり，アデノシン二リン酸（ADP）と無機リン酸（Pi）に分解される際に生じるエネルギーを使って筋収縮が起こる.

c. 身体活動とエネルギー供給

筋細胞内の ATP の量はごくわずかしかなく，筋収縮によって失われた ATP を ADP から再合成しなければ，筋収縮（身体活動）は継続できない．ATP 再合成は次の3つの過程からなる（図9.1の①，②，③）.

① CP（クレアチンリン酸）+ADP $\leftrightarrows$ クレアチン+ATP
② グリコーゲン（グルコース）+Pi+ADP $\leftrightarrows$ 乳酸+ATP
③ グリコーゲン or 脂肪+Pi+ADP+O_2 → CO_2+H_2O+ATP

d. エネルギー供給機構

筋収縮のエネルギー源である ATP の供給機構には，再合成過程において

たんぱく質と運動エネルギー源
　たんぱく質もエネルギー源の1つであるが，運動に必要なエネルギーとしての役割は小さい．飢餓時などにエネルギー源として利用される.

用語
ATP（アデノシン三リン酸）
ADP（アデノシン二リン酸）
CP（クレアチンリン酸）
Pi（無機リン酸）

パルミチン酸の β 酸化とエネルギー産生
　パルミチン酸（C16：0）が，β-酸化で1回分解され，1個のアセチル-CoA が生成される際に，1個の $FADH_2$ と1個の $NADH_2^+$ とが生じる．ミトコンドリアの呼吸鎖で，$FADH_2$ や $NADH_2^+$ から，それぞれ，2個および3個の ATP が生成される．この β-酸化を7回繰り返すので，計35個の ATP が生成され，

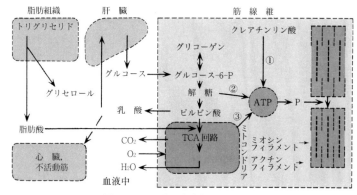

図9.1 ATPを再合成する3つの経路

筋収縮に直接用いられるエネルギーは，ATPによって供給される．ATPを再合成する経路には，①クレアチンリン酸，②解糖，③TCA回路によるグルコースや脂肪の酸化，の3つがある．
（池上晴夫：運動生理学，朝倉書店，1995より一部改変）

表9.1 エネルギー供給機構と運動の種類

	エネルギー供給機構	酸素利用	エネルギー基質	運動の種類	筋線維タイプ	筋線維収縮速度
無酸素	ATP-CP系	無	クレアチンリン酸	100 m走 砲丸投げ	Type II b	最も速い
	解糖系（乳酸系）	無	グリコーゲン	200 m走～400 m走	Type II a	中間
有酸素	有酸素系	有	ピルビン酸 遊離脂肪酸	ジョギング	Type I	最も遅い

酸素を必要としない無酸素性エネルギー供給機構と酸素を必要とする有酸素性エネルギー供給機構がある（表9.1）．

1）無酸素性エネルギー供給機構

i) ATP-CP系

上記①がこれにあたる．運動開始時，瞬時に供給されるエネルギー源は，骨格筋に蓄えられているATPと，ATPの分解で生じたADPとCPによって再合成されたATPである．瞬時に爆発的なパワーを発揮するが，骨格筋のATPとCPの貯蔵量はごくわずかで，ATP-CP系では，エネルギー源は約8秒で枯渇する．

ii) 解糖系（乳酸系）

上記②がこれにあたる．骨格筋に存在するグリコーゲンを解糖系により，ピルビン酸や乳酸にまで分解する過程でATPを再合成する．乳酸が産生されることから，乳酸系ともいわれる．最大運動時では約33秒で筋内グリコーゲンは枯渇する．ATP-CP系ほどではないが強いパワーを発揮する．

2）有酸素性エネルギー供給機構

上記③がこれにあたる．糖の分解過程で産生されたピルビン酸および遊離脂肪酸から，酸素を利用してTCAサイクルおよび電子伝達系でATPを再合成する．唯一，酸素を必要とするため，有酸素性エネルギー供給機構とよ

左欄外:

8個のアセチル-CoAが生成される．アセチル-CoAは，TCA回路で代謝されると，11個のATPと1個のGTPが生成される．したがって，β-酸化とTCA回路で，計35 +（12×8）=131個のATPが生成される．しかし，パルミチン酸が，β-酸化される初期の段階で，チオキナーゼ（ACS）により，アシル-CoA（C15-CO-CoA）に変化させるのに，2ATP消費されるので，差し引き，129個のATPが生成される．

骨格筋の収縮

骨格筋は，筋線維の束で，筋線維のなかは筋原線維が縦方向に並んでいる．筋原線維はさらに太いミオシンフィラメントと細いアクチンフィラメントからなり，このアクチンフィラメントがミオシンフィラメントの間に入り込む滑走現象によって筋原線維が短縮し，結果的に骨格筋が収縮する．

ヒト骨格筋中のエネルギー供給物質量（mmol/kg）
CP：17
ATP：4.6～5.1
グリコーゲン：86～88

乳酸と運動

急激な強い運動で，酸素の供給が不十分になると，乳酸が生産されるが，この乳酸は肝臓に運ばれ分解され，グルコースに再合成され利用される．

これより産生される乳酸量が多くなる，すなわち乳酸閾値と呼ばれる乳酸を分解する限界値を越えたときに，疲労を感じたり筋肉の動作を妨げる．

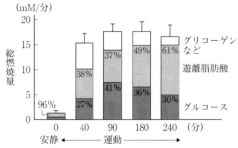

図9.2 健常者における長時間の運動時における下肢筋の総燃焼量（酸素取り込み）と基質の取り込み
（佐藤祐造他：エネルギー代謝・運動と肥満研究における最近の動向. 臨床スポーツ医学, 18 (4), 403, 2001）

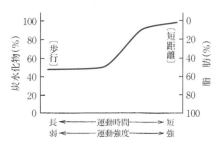

図9.3 運動強度と運動時のエネルギー源
（村山正博他編：有酸素運動の健康科学, 朝倉書店, 1991）

乳酸の行方
生成された乳酸は肝臓に運ばれ，一部は有酸素系で水と炭酸ガスに分解されて，このとき生じるエネルギーによって残りの乳酸はグルコースに再合成される.

呼吸商
　生体において，栄養素が分解されてエネルギーを産生する際に，一定時間に排出された炭酸ガスと吸入した酸素の体積比 CO_2/O_2 のことで，一般には RQ という. 生体の通常の RQ は 1 以下であるが，激しい肉体労働時には 1 を超える.

ばれる. この系の立ち上がりは緩やかで，必要なレベルに達するのに 2〜4 分かかり，強いパワーは発揮できないが，酸素供給と基質がある限り持続的にエネルギーを供給できる.

e. 糖質代謝と脂質代謝の転換

　安静時の筋のエネルギー源はほとんど FFA（遊離脂肪酸）である. 一方運動中の主要なエネルギー源はグルコースと FFA である. 運動開始時は，主に筋グリコーゲンが利用され，ついで血中グルコースと FFA が主要なエネルギー源となる. 運動時間が長時間になれば FFA が中心となる（図9.2）. また，中程度の運動では，筋のエネルギー源として糖質と脂質の両方が利用され，運動強度が高まるにつれて，糖質利用比が増大する（図9.3）.

f. 無酸素運動と有酸素運動

　無酸素運動には，運動始動初期に ATP-CP 系だけで行われる運動で，打撃，ジャンプなどの短時間の瞬発的動作運動と，激運動開始直後の ATP-CP 系に続く約1分間のスパート（短距離走など）のときなどに利用

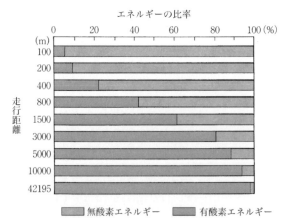

図9.4 ランニング時に消費される有酸素エネルギーと無酸素エネルギーの比率
短距離走では大部分が無酸素エネルギーであり，有酸素エネルギーの消費は少ない. 長距離走ではその逆である. そして中距離走では両方のエネルギーをともに多く消費する.
（池上晴夫：運動生理学, 朝倉書店, 1995）

される乳酸系の運動がある。有酸素運動は数分間以上続けられる運動で，無酸素系のあと，有酸素系が発動され，やがて有酸素エネルギーが中心となっていく運動（マラソンなど）である（図9.4）.

g. 運動と筋線維タイプ

筋線維は形態，収縮特性，組織化学的に大きく3つのタイプに分類される（図9.5）.

1）収縮速度と筋線維タイプ

収縮速度の速い筋を速筋線維（FT線維，Type II），収縮速度の遅い筋を遅筋線維（ST線維，Type I）という。さらに，FT線維においても収縮速度の違いにより，もっとも収縮速度の速いType II b(FTb)と，Type II bよりは劣るがType I より収縮速度の速いType II a(FTa)がある.

2）酸化能力と筋線維タイプ

ST線維は，直径が小さく，ミオグロビンの含量が多いため筋の色は赤い。酸化能力指標となるミトコンドリア系酵素活性が高いため，SO線維ともよばれる.

FT線維は，直径が太く，ミオグロビンの含量が低いため筋の色は白い。また，グリコーゲン含量は多く，解糖系酵素活性は高いこと，ミトコンドリア系酸化酵素活性が低いため，FG線維ともよばれる.

FT線維のType II aはType II bに比べ，ミトコンドリア系活性値が高く，Type II aはFOG線維，Type II bはFG線維ともよばれる.

3）筋線維タイプとスポーツ

速筋線維（FT線維）は，無酸素過程におけるATP再合成能力が高く，収縮速度が速いことから瞬発的に大きい力を要する運動で主に働く。これに

筋線維の種類
ST線維（slow twitch fiber）
FT線維（fast twitch fiber）
FG線維（fast glycolytic fiber）
FOG線維（fast oxidative glycolytic fiber）
SO線維（slow oxidative fiber）

筋線維と得意種目
　一般人の場合，速筋線維と遅筋線維の割合はおよそ半々であるが，垂直飛びや100 m走が得意なら速筋線維が多く，長距離走のタイムが良ければ遅筋線維が多い。これはもって生まれたもので，後天的に変えることは難しい.

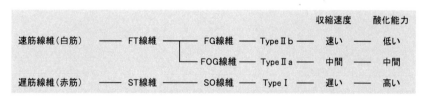

図9.5 筋線維の分類

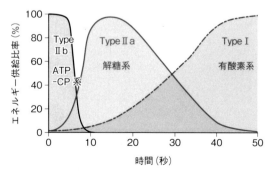

図9.6 最大努力運動時のエネルギー供給機構と主要動員筋線維タイプ

対し，遅筋線維は有酸素過程における ATP 再合成能力が高く，収縮速度は遅いが，酸素と基質がある限り運動を持続でき，持久的な運動で主に働く（図 9.6）．

● 9.1.2　運動時の呼吸・循環応答 ●

　運動時の呼吸・循環システムで重要なことは，骨格筋が必要とする酸素をできるだけ早く，供給することである．そのため，生体には呼吸機能と循環機能が協調して，すばやく正確に酸素摂取・供給を調節する機構が備わっている．

a. 呼吸・循環の役割

　呼吸は組織で生じた二酸化炭素を排出し，空気中より酸素を取り込む役割をもつ．また，循環は組織で生じた二酸化炭素を肺に運び，肺で取り入れた酸素を組織に供給する役割をもつ．

b. 呼吸の調節

　1 分間に肺に出入りする空気の量を毎分換気量といい，1 回換気量と呼吸数によって決まる．運動を開始すると運動強度が上がるとともに換気量は直線的に増加する．しかし，ある強度に達すると換気量は急速に増大する．中程度の運動強度までは，呼吸数の増加よりも 1 回換気量の増加が大きいが，それ以降は呼吸数の増加が大きくなる．つまり，換気量の増大は，1 回換気量と呼吸数の両方によって起こされる．

c. 循環の調節

　心臓から 1 分間に送り出される血液量を心拍出量という．また，心臓の 1

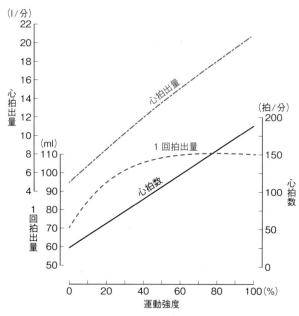

図 9.7　運動強度と心拍数，1 回拍出量および心拍出量の関係

回の収縮で送り出される血液量を1回拍出量とよび，心拍出量は1回拍出量と1分当たりの心拍数の積で表すことができる．したがって，心拍出量の調節は1回拍出量と心拍数の両方によって行われる．運動強度が増大するに従って心拍出量は増大する．心拍数は運動強度の増大とともに直線的に増加するが，1回拍出量は比較的低い運動強度から一定となるため，主に心拍数の増加で調節しているといえる（図9.7）．

● 9.1.3 体 力 ●

体力は，運動能力および健康の指標として使われ，大きく身体的要素と精神的要素に分けられる（図9.8）．一般的には，身体的要素のなかの行動体力を指すことが多い．

行動体力は，運動を起こす能力，持続する能力，調節する能力からなり，身体活動やスポーツに関係する．また，スポーツにおける体力として，瞬発力と持久力がよく用いられる．

瞬発力（パワー）とは，単位時間当たりに発揮される仕事量であり，瞬発力＝力×速度で表せる．エネルギー供給速度の面から ATP-CP 系エネルギー供給機構が重要であり，筋収縮速度の面から FT 線維（FT b，Type Ⅱb）が使われる．

持久力とは，行動を持続する能力であり，エネルギー供給の面（糖質・脂質）から有酸素性エネルギー機構が重要であり，筋の酸化能力から ST 線維（SO，Type Ⅰ）が使われる．

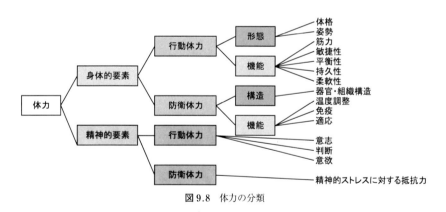

図9.8 体力の分類

最大酸素摂取量と健康
最大酸素摂取量は，肺の呼吸ガス交換能，血液の酸素運搬能，心臓の血液拍出能，毛細血管の発達度，骨格筋の酸素利用能などの総合力で決まり，最大酸素摂取量が大きいということは，心肺機能と有酸素能力が優れていることを示し，健康体力の良い指標ともいえる．

● 9.1.4 運動トレーニング ●

体力向上のための体力トレーニングは，適切な効果を得るためにトレーニングの原理・原則（表9.2）に従う．実施する際には，現状の各体力要素の最大値を把握することで，各個人に応じた正確な運動計画が可能となる．そのためには，運動種目に応じたエネルギー供給機構や筋線維タイプの適切な評価法を理解しておくことが必要となる．瞬発力は，最大筋力および筋収縮

最大酸素摂取量と運動強度

運動強度を表す指標として，$\dot{V}O_2max$ の何%の酸素を消費する運動かを示すのに，%$\dot{V}O_2max$ が用いられる．相対的な運動強度と違い，個人の運動能力にあった運動強度を示すことができる．有酸素運動とは，ほぼ 50%$\dot{V}O_2max$ 程度の強度の運動で，感覚的にはいつまでも続けられる感じで，汗ばむ程度の軽度の運動となる．

実測最大酸素摂取量（$\dot{V}O_2max$）判定基準

1) $\dot{V}O_2$ のレベリング（それ以上増加がみられない）
2) RQ（呼吸商）> 1.05
3) 血中乳酸 9 mmol/l 以上
4) HR≒予測最大心拍数

最大心拍数または最大予測心拍数の推定式

（220－年齢）あるいは（210－0.8×年齢）で求められる．

%HRmax

測定の簡便さや運動を実践する人が確かめながらできるということで，最大酸素摂取量と相関関係の高い心拍を用いた%HRmax もよく使われる．

健康に関連した体力要素

1) 心肺持久力
2) 筋力・筋持久力
3) 柔軟性
4) 身体組成

表9.2　トレーニングの3つの原理と5つの原則

原理
①オーバーロード（過負荷）の原理
②特異性の原理
目的に応じてトレーニングの種類を選ぶ必要がある．
③可逆性の原理
トレーニングを止めてしまうと，体はもとに戻ってしまう．

原則
①全面性の原則
バランスよく鍛える．
②自覚性の原則
鍛えている部位や自らの意志で行っていることを自覚する．
③漸進性の原則
体力の向上に従って，負荷も徐々に（漸進的に）上げていく必要がある．
④個別性の原則
個人の年齢・性別・体力水準などに応じて負荷を決める．
⑤反復性の原則
繰り返し行う必要がある．

速度で，持久力は，最大酸素摂取量や無酸素性作業閾値で評価される．

a.　持久力と最大酸素摂取量

運動強度を低いレベルから徐々に高いレベルまで上げていくと，酸素の需要が高まり，酸素摂取量は直線的に増加する．強度があるレベルを超えると有酸素性代謝から無酸素性代謝が加わりはじめ，無酸素性代謝が主になっても運動を続けていると，筋肉中の乳酸が上昇し，やがて運動が継続できなくなり，摂取できる酸素の量はその直前で限界に達する．その限界に達するときの1分間当たりの酸素摂取量の極限値を最大酸素摂取量（$\dot{V}O_2max$）という．10分程度で疲労困憊（オールアウト）となる運動を負荷して求める（直接法）．この方法は技術を要し，危険も伴うため，安全な3段階の強度の負荷をかけ，相関関係にある心拍数と酸素摂取量から回帰直線を求め，最大

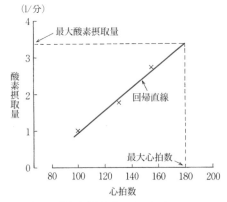

図9.9　最大酸素摂取量の求め方（間接法）

軽，中，強の3段階の運動を行ったときの心拍数と酸素摂取とから回帰直線を引き，最大心拍数（推定式から求める）に対する酸素摂取量を求めると，これが最大酸素摂取量である．
（池上晴夫：運動生理学，朝倉書店，1995）

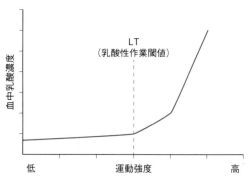

図9.10　血中乳酸値の変化による AT 判定

心拍数に対する酸素摂取量を求める（間接法）（図9.9）.

b. 持久力と無酸素性作業閾値

無酸素性作業閾値（anaerobic threshold, AT）は，運動強度の増加により，解糖系エネルギー供給機構が動員されはじめる運動強度であり，最大酸素摂取量の40〜70％の運動強度で出現する．一般には血中乳酸濃度の変化から判定し，乳酸性閾値（lactate threshold, LT）とよばれる（図9.10）.

9.2 運動と栄養ケア

生活環境の変化により身体活動量が低下してきたことが食生活の変化と重なり，生活習慣病増加の一因となっている．運動と栄養の両面から改善し，健康寿命の延伸に努めなければならない.

● 9.2.1 運動の健康への影響（メリット・デメリット）●

a. 運動の糖質・脂質代謝の改善

有酸素運動では，インスリンの感受性を増加させ，筋への血糖の取り込み能向上や血糖の減少による糖質代謝の改善が期待できる．また，脂質代謝を盛んにし，体脂肪の減少，HDLコレステロールの増加，LDLコレステロールの減少など脂質代謝の改善もみられる.

b. 運動と高血圧

高血圧は心血管疾患の危険因子の1つである．高血圧の運動療法として，$50\%\dot{V}O_2$max程度の有酸素運動で動的等張性運動が有効である．その理由としては，血中ノルエピネフリンの減少による交感神経の鎮静化，プロスタグランジンE，利尿物質の増加が考えられている（図9.11）.

c. 運動と骨密度

運動は力学的な負荷を骨に与え，負の電位を生じさせ，陽イオンであるカルシウムイオンを吸着させて，骨量を増加させる．とくに10〜20代の最大骨量を獲得する時期における運動が重要である.

運動不足がリスクファクターとなる病気

心筋梗塞，狭心症，肥満，糖尿病，脂質異常症，動脈硬化症，腰痛症，骨粗鬆症，ストレス蓄積，情緒障害，自律神経不安定症候群など.

脂質代謝改善のメカニズム

持久的運動で使われる骨格筋線維は遅筋線維（ST線維）における高いリポたんぱく質リパーゼ活性がリポたんぱく質の異化を促進し，HDLコレステロール前駆体を増加させる.

動的等張性運動

筋肉の収縮と弛緩を繰り返す運動で，歩行，自転車，水泳，ジョギングなどがある.

中高年女性の骨量に及ぼす運動の効果

運動不足や活動不足に伴う変化を軽減する程度で，加齢に伴う変化を大きく改善するものではないが，筋力，関節の柔軟性などの向上により，転倒を防止し，間接的に骨折を防ぐ効果がある．ウォーキングなどの有酸素運動より軽い筋力トレーニングの方が骨密度の増加の効果は高いが，両者の混合による運動が短期間で効果がある．ただし運動を中止すると獲得された骨密度は維持されない.

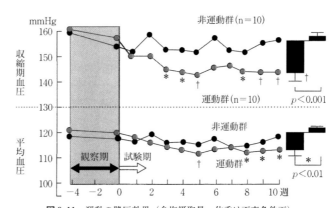

図9.11 運動の降圧効果（食塩摂取量・体重は不変条件下）
（荒川規矩男・日本高血圧学会：総論3：高血圧の運動療法概説．臨床スポーツ医学，**23**（12），1454，2006）

d. 運動と寿命

　身体活動量を 2000 kcal/日未満から 2000 kcal/週以上に増加した場合，年齢層にかかわらず寿命を延ばす効果がみられる．また，週に 2〜3 回，1 時間程度の軽い有酸素運動は寿命を延長させる．逆に激しい運動は心臓や血管などに過度の負担をかけ，運動をしないことと同様にリスク要因となる．

e. 運動と免疫機能

　適度な運動を行うと，細胞性免疫能の指標であるリンパ球増殖能・サイトカイン産生能やナチュラルキラー細胞活性が上昇し，免疫能は高まり，外部環境への適応力や抵抗力は増大する．しかしながら，過度のトレーニングや試合後，リンパ球濃度やナチュラルキラー細胞活性が低下し，かぜなどのウイルス性上気道感染症に罹りやすい（図 9.12）．

上気道感染症の危険性

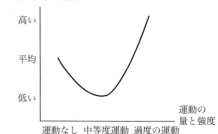

図 9.12　身体活動レベルと上気道感染症の頻度
規則的に身体運動を行っている活動的な者は，運動不足の者に比べ上気道感染の頻度が低い．
（秋本崇之・扇原　淳：疫学からみたエビデンス．臨床スポーツ医学，**19**（11），1284，2002）

f. 運動と活性酸素

　体内に入った酸素の 2〜10％は活性酸素に変化し，運動時には酸素消費量が安静時の 10 倍以上に増大する．しかし，適度な運動を継続すると抗酸化酵素活性の上昇が認められる．

● 9.2.2　健康づくりのための身体活動基準および指針 ●

　「健康増進」と「運動」，「生活習慣病」と「運動」には密接な関係があることから，2006（平成 18）年に「健康づくりのための運動指針 2006（エクササイズガイド 2006）」が策定され，平成 25 年度からの健康日本 21（第二次）を推進するために，新たに「健康づくりのための身体活動基準 2013（以下身体活動基準 2013）」および「健康づくりのための身体活動指針（アクティブガイド）」が策定された（第 7 章参照）．アクティブガイドでは，身体活動基準 2013 を達成するための実践例が示してあり，「今より 10 分多く（＋10　プラス・テン），毎日身体を動かす」ことを目標にしている．

● 9.2.3　糖質摂取とたんぱく質摂取 ●

a. 糖質摂取

　運動後，枯渇した筋グリコーゲンを回復させるには，1 日に 7〜12 g/kg（体重）の糖質を摂取するのが望ましい．しかし，この量をご飯やパンだけでは補えない．筋グリコーゲン量の低下は，パフォーマンスの低下や疲労へ

長生きできる運動，早死にする運動

　競技やそのためのトレーニングが激しいほど短命で，相撲，野球，ボクシングなどではプロの方がアマチュアより短命，陸上競技では短距離の方が長距離より短命で，日本古来の格闘技は他の種目にくらべ，長命の傾向にある．

活性酸素

　一重項酸素（$^{1}O_2$），スーパーオキシドアニオン（$\cdot O_2^-$），過酸化水素（H_2O_2），ヒドロキシラジカル（$\cdot OH$）などで酸化能力が強く，代謝過程で発生する．生体は有害活性酸素から生体を防御するために，活性酸素の発生を抑制したり，発生した活性酸素を消去する酵素反応系（スーパーオキシドジスムターゼ，カタラーゼなど）と抗酸化物質（グルタチオン，ビタミン C，ビタミン E，尿酸など）で対応している．

運動時における活性酸素の生成促進

1) ミトコンドリアでの生成
2) 分泌亢進したカテコールアミンの自動酸化による生成
3) 運動後の血流回復に伴う虚血性再灌流による生成

マルチプルリスクファクター症候群

　上半身肥満，高トリグリセリド（TG）血症，糖代謝異常（境界型糖尿病），高血圧の 4 つの危険因子をもつ．

つながるため，他の食品から糖質をとるなど十分な注意が必要となる．また，過剰な摂取は脂肪として蓄えられるので，とりすぎにも注意する．糖質の摂取量増加のためには，ビタミンB群の摂取にも心がける．

b. 筋グリコーゲンの補充

マラソンやサッカーなど持久力を要求される競技では，筋肉に蓄えられたグリコーゲン量が決め手となる．そのため，競技前にできるだけ，筋グリコーゲンを蓄えるのに，グリコーゲンローディング（カーボローディング）という方法がある．最近では，試合1週間前に，筋肉と肝臓のグリコーゲンをできるだけ使いきった後，3日間，普通食をとり，競技前3日間は高炭水化物食にするという方法がとられ，疲労感なく，肝臓や筋肉のグリコーゲン量を1.5～2倍に増大させることができる．

c. たんぱく質摂取

瞬発系運動のエネルギー源となるCr（クレアチニン）量（第1章参照）は筋肉量に比例するため，瞬発系スポーツでは筋力トレーニングがFT線維の肥大を目的に行われ，たんぱく質補給が必要となる．また，酵素やホルモンなどの原材料としても重要である．運動時では筋たんぱく質の分解が亢進し，筋肉での分枝（分岐鎖）アミノ酸（BCAA）分解が促進する．また，ヒトの筋たんぱく質の35%がこの分枝アミノ酸である．したがって筋肉づくりには必須アミノ酸のなかでも分枝アミノ酸が重要であり，良質のたんぱく質の摂取が必要となる．筋量を増すために極端な高たんぱく質食を摂取する選手も多いが，過剰摂取は肝臓や腎臓に負担をかけ，余分な窒素排泄に伴う脱水を起こす．純粋なたんぱく質摂取ではカルシウムの排泄を促進し，危険を伴う．定期的な持久運動をする人で1.2～1.4 g/kg（体重）程度，筋力トレーニングをする人でも1.7～1.8 g，多くとも2 gであり，食事から摂取できる量である．

● 9.2.4 水分・電解質補給 ●

運動中の発汗量は1時間に1～2 l，1日で7～10 lに達する場合がある．一般に体水分の3～5%を失うと熱放散がうまくいかなくなり，深部体温が上昇して運動パフォーマンスは低下する（臨界高体温説，図9.13）．のどが渇いたと感じるのは，水分不足が始まるときより遅く，吸収にも20～30分かかるため，口渇感の有無を問わず，定期的な水分摂取が必要である（10.2.2項参照）．運動時の水分補給は発汗量の80%補給，また，塩分濃度は0.1～0.2%，糖質は8%未満で，5～15℃の冷水が吸収も速く，冷却効果も期待できる．

● 9.2.5 スポーツ性貧血 ●

スポーツ選手，とくに女子の新体操，体操，陸上長距離選手には貧血が多

一般人の望ましい体脂肪
体脂肪はエネルギー源としてだけではなく，ホルモンを生成するという重要な機能をもっており，一般成人では男子10～15%，女子20～25%が望ましい．その必要最低限は男性では3～4%，女性では9～12%と考えられている．

分枝アミノ酸（BCCA, Branched Chain Amino Acids）
分子構造から分枝（分岐鎖）アミノ酸と呼ばれ，バリン，ロイシン，イソロイシンがある．

脱水とパフォーマンス低下のメカニズム
脱水によって血漿量が低下し，その結果，心拍出量や循環血液量が減少し，循環器系への負担が増す．

臨界高体温（critical hyperthermia）説
深部体温が臨界レベルに達すると中枢を介して疲労を起こし，運動継続を抑制する．すなわち深部体温が最終的に長時間運動のパフォーマンスを規定するという説．

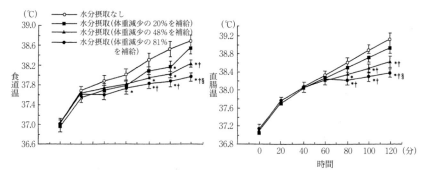

図 9.13　水分摂取量の違いが直腸温と食道温の変化に及ぼす影響
*水分不摂取時との有意差（$p < 0.05$），†体重減少の 20% を補給した場合との有意差（$p < 0.05$），
§体重減少の 48% を補給した場合との有意差（$p < 0.05$）.
（和久貴洋：水・電解質の収支からみた疲労．臨床スポーツ医学，**17**（7），796，2000）

貧血とは

　血中ヘモグロビン（Hb）濃度が低下する病態．女性では 12 g/dl 未満．体内の鉄栄養状態は Hb 濃度，血清フェリチン濃度，トランスフェリン濃度，血清鉄濃度などで判定する．

貧血改善のサプリメント活用の注意

　鉄は活性酸素の産生を促進するため，鉄剤による過剰投与は禁物であり，鉄欠乏が明らかで，緊急に対応しなければならない場合を除いて，鉄剤による補給は慎重に行う．

い．発症すると筋への酸素運搬量が低下し，有酸素性の作業能力，持久力の低下を招く．原因には，発汗に伴う鉄喪失，減量による食事性鉄の摂取不足が原因の鉄欠乏性貧血がもっとも多い．また，運動時の足底部への反復する強い衝撃や消化管出血が原因となる溶血性貧血，トレーニングによる血漿量の増加による希釈性貧血（見かけの貧血）がある．

● 9.2.6　食事内容と摂取のタイミング ●

a. 運動直前の糖摂取

　運動前の糖摂取は血糖値を急激に上昇させ，インスリンの分泌を促進し，その結果，臓器の糖取り込みが促進して，同時に脂肪酸の供給を抑制する．筋肉は主に糖を燃料として利用することになり，急激な低血糖状態となり，乳酸が蓄積して運動不能となる（インスリンショック，図 9.14）．

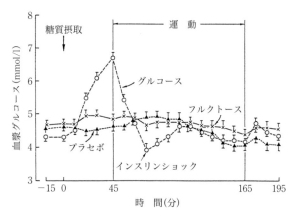

図 9.14　75g のグルコース，フルクトースあるいはプラセボ摂取後の安静時および 2 時間の運動中における血漿グルコースレベル
（森谷敏夫，根本　勇編：スポーツ生理学，朝倉書店，1994）

b. 運動中の糖摂取

運動を開始すると，交感神経が活性化され，カテコールアミンが放出されて，インスリンの分泌が抑制されるため，糖を摂取してもインスリンショックは起きない．マラソンなどの長時間の運動時には乳酸値を上昇させない程度の糖の補給をすればグリコーゲンの節約ができ，パフォーマンスの向上が期待できる．

c. 運動後の糖・たんぱく質摂取

運動後の筋肉はグリコーゲンが枯渇状態にあり，極めて効率よく糖質を吸収できる状態にある．筋肉が分解され，糖に変わるのを避けるためにも運動直後に糖質液や糖質を補給する．同時に運動直後できるだけ早く，ゆで卵やチーズなどたんぱく質食品をとると，たんぱく質合成の効率が上がる．また，成長ホルモンの分泌が増加するとたんぱく質合成が活性化する．成長ホルモンはウエイトトレーニングなどレジスタンス運動の直後や睡眠30分ぐらいから上昇するので，運動直後できる限り早く夕食（たんぱく質，糖質，鉄を含む）をし，休養・睡眠につなげるとよい．

● 9.2.7 運動時の食事摂取基準の活用 ●

①運動種目やトレーニングの時期によって推定エネルギー必要量を決める．

②各栄養素は，推定エネルギー必要量によって増減させる．

③目標とするBMIを指標にして，エネルギー量を調整する．

スポーツ選手がトレーニングや試合で消費するエネルギーは種目によって，1日に2500～5000 kcalにもなる．一般的には推定エネルギー必要量（EER）は基礎代謝基準値と身体活動レベル（PAL）により算出される．しかし，国立スポーツ科学センターでは，スポーツ選手の基礎代謝量を除脂肪体重1 kg当たり28.5 kcalとし，PALにおいても種目とトレーニング期によって使い分けることを提案している（表9.3）．EERとは，体重を維持するための必要量であり，目標とするBMIになるようにエネルギー量を決め，糖質はその50～65%，脂質は20～30%，たんぱく質は13～20%，ビタミン，ミネラル類もそれに従って増加させる．

表9.3 種目系分類別PAL

種目カテゴリー	期分け	
	オフトレーニング期	通常練習期
持久系	1.75	2.50
瞬発系	1.75	2.00
球技系	1.75	2.00
その他	1.5	1.75

エネルギー貯蔵庫としての体脂肪

大部分が白色脂肪細胞で数は約300億個．1個の細胞中に0.5 μgのトリグリセリドを含み，1 gの脂肪が分解されると約9 kcalのエネルギーを放出するため，多量のエネルギー貯蔵庫といえる．

ホルモン分泌器官としての体脂肪

エネルギー貯蔵を担う組織と考えられてきたが，実際はさまざまな生理活性物質（アディポサイトカイン）を分泌する活発な臓器であることがわかってきた．

1) レプチン：体脂肪量を維持し，摂食抑制作用，エネルギー消費増加作用を持つ

2) TNFα：肥満を伴った糖尿病のインスリン抵抗性誘発因子

3) PAI-1：線溶解活性を低下させ，血栓形成にかかわる

4) apM1：分泌たんぱく質遺伝子．その働きはまだ明らかにされていない

女子選手と体脂肪

女子では15%を下回ると月経異常が現れやすくなり，極端な食事制限で減量した場合や体重，体脂肪が少ない選手では低エストロゲン性無月経となり，骨密度の低下による疲労骨折が問題となっている．

● 9.2.8　ウエイトコントロールと運動・栄養 ●

競技者の体重減量には，最大のパフォーマンスを発揮することを目的とするものと，競技における制限体重までの減量を目的とするものがある．減量には食事制限が安易に利用されるが，必要な筋量を減少させ，筋肉のエネルギー代謝酵素の減少，ミトコンドリア数の減少による筋肉のエネルギー代謝能を低下させる．とくに有酸素性の競技能力ではその傾向が顕著である．急性減量ではパフォーマンスへのマイナスの影響は大きく，反対に長期減量では少ない．また，食事制限だけで減量する場合に比べ，運動と食事制限を組み合わせることでパフォーマンスは減量前と変わらない．

● 9.2.9　栄養補助食品の利用 ●

糖質と脂肪などのエネルギー源，たんぱく質，アミノ酸，ビタミン，ミネラルの補給は，食事からとるのが望ましいが，消費エネルギーが多いときや減量時における摂取カロリー制限や短期間でエネルギーを補給したい場合には栄養補助食品（サプリメント）が効果的である．スポーツ向けのサプリメントを使う目的は，筋力アップ，持久力アップ，瞬発性アップ，体調調整，水分補給，運動中のエネルギー補給，疲労回復，体重増減量，貧血予防などがある．不足する栄養素を補うダイエタリーサプリメント（ビタミンC，カルシウム，鉄など）とパフォーマンスの向上を目的としたエルゴジェニックエイド（クレアチン，BCAA など）がある．

参 考 文 献

池上晴夫：運動生理学，朝倉書店，1995
金子公宥：パワーアップの科学，朝倉書店，1988
村山正博他編：有酸素運動の健康科学，朝倉書店，1991
森谷敏夫，根本　勇編：スポーツ生理学，朝倉書店，1994

持久系アスリートに必要な栄養素

糖質，糖質を分解するなかで補酵素としての働きを担うビタミンB_1と脂質代謝にかかわるB_2，酸素を筋肉の隅々まで行き渡らせる血液中のヘモグロビンの構成成分である鉄，取り込んだ酸素が活性酸素となり，細胞を傷つけるのを防ぐためのβ-カロチンなど．

クレアチンと瞬発力

Cr の量は，キに筋量に比例し，酸化反応にかかわる酵素組成や酸素供給能の影響は受けないため，瞬発的な運動能力を高めるには，筋量を増加させるようなトレーニングが有効となる．

水分による減量の問題点

急激な減量が必要な場合，絶食，水分制限，下剤による脱水によって体重を減少させる方法がよく使われるが心血管系機能低下，体温調節機能低下，腎血流量および腎による血流ろ過量低下が起こり，ショック，心不全，心筋梗塞の危険性が高くなる．

10. 環境と栄養

■到達目標（point）
・ストレス反応について理解する
・特殊環境下における身体変化を理解する
・特殊環境下における栄養ケアを理解する

　ヒトの健康は，温度，湿度，圧力（気圧，重力），磁力などの自然環境の影響を受けている．さらに，社会環境もヒトの身体面，精神面に変化を与え，ヒトの健康に影響を及ぼしている．本章では，これら環境変化に応答する生体の仕組みならびに栄養の役割について述べる．

10.1　ストレスと栄養ケア

● 10.1.1　恒常性（ホメオスタシス）の維持とストレッサー ●

a. 恒常性（ホメオスタシス）の維持

　生体は，生命活動を維持するために，器官（心臓，腎臓など）やそれぞれの系統（循環器系，消化器系など）が特徴ある機能を営めるようになっている．これらは独立して働いているのではなく，体内で内分泌系や神経系の調節のもとに，互いに関連し合い，高温・低温・高圧・低圧環境などの外界の変化に反応しながら生体の調和を保つように作用している．

　キャノンは，気温や湿度などの外部環境（外界）に変化が生じても生体の内部環境を一定範囲に留めようとする機能のことをホメオスタシス（生体の恒常性）と提唱した．ここでいう内部環境とは，細胞を取り囲む体液（血液，組織液，リンパ液）中の糖類，たんぱく質，無機塩類，酸素，水素イオンなどの濃度や状態のことであり，内分泌系が神経系と協調し，この状態を可能な限り一定に保つように調節している．これらの作用を担う中枢的役目をもつ器官が視床下部で，生体の恒常性機能の維持に寄与している（図10.1）．

b. ストレッサー（刺激因子）とストレス反応

　生体は恒常性機能が働いているため，生体にストレッサー（stressor）が

キャノン（Walter Bradford Cannon 1871〜1945年）
　アメリカの生理学者．ホメオスタシスの概念を提唱した．
セリエ（Hans Selye 1907〜1982年）
　カナダの生理学者．1938年にストレス学説を発表した．
キャノンとセリエとの比較
　キャノンは，ストレス刺激に対応した多様な反応が生体に起きることと，この反応に交感神経系-副腎髄質ホルモン分泌が必須であることを示した．セリエは，刺激によらず非特異的な反応が生体に起きることと，この反応に視床下部-下垂体前葉 ACTH-副腎皮質ホルモンが必須であることを示した．
　またキャノンは危険に遭遇した際の生体反応を緊急反応，あるいは，危急反応

と称し，一方，セリエは，ストレス刺激の種類によらず非特異的に全身性に起こる防衛反応で適応的に働いていることを見出し，これを汎（全身）適応症候群（general adaptation syndrome）と名付けた．

ストレス（stress）

本来，歪み，重圧を意味していたが，現在では，精神的・感情的な緊張を表す．ストレッサーによって，引き起こされる生体の緊張状態を表す．

ストレスによる疾患

疲憊期では，ストレス状態が持続すると，胃・十二指腸潰瘍，高血圧，狭心症や免疫不全が生じ，ついには生命の危険に陥る．

ストレスと生活

ストレッサーの質・量，期間，生体の状態などに基づき健康障害を引き起こす．人間は何らかのストレスを受けて日常生活を送っている．適量のストレスは私たちの行動を適度に活性化して，快適で張りのある生活と，精神的・生理的に最も効率の高い状態をもたらす．何の緊張もなく漠然と毎日過ごしていると，ヒトの心身を鈍らせ，退化の方向に進む．

疲労（fatigue）

疲労という言葉は，スポーツ後や労働衛生でよく用いられる．運動負荷による疲労について，筋肉中の乳酸値の上昇や脳内セロトニン生合成の増加の関与が指摘されているが，こうした運動による肉体的な疲労は，健常な人の場合にはそれを実施しなければ回復する．一方，勤労者や主婦でみられる疲労は精神的な疲労で，職場や家庭における人間関係，金銭的問題によって生じ社会的な影響を受けたものである．

「疲労」という言葉が実生活では「ストレス」と混同されているが，同じだけの「ストレス度」があっても「疲労度」は異なる．

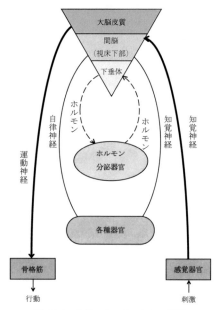

図 10.1　生体のホメオスタシス機構
（大木幸介：入門分子薬理学，南江堂，1981 より一部改変）

加わり恒常性が乱れた場合も，その刺激に対抗作用を発揮しながら補正へと歩み寄り，生体の適応現象を導く．この生体反応をストレス反応（あるいは，ストレス応答）という．ストレッサーはストレス反応の原因となる刺激であり，身体的ストレッサーと精神的ストレッサーに大別される．身体的ストレッサーはさらに，物理的ストレッサー（温度，圧力，音など），化学的ストレッサー（酸素，アルコール，ニコチンなど），生物学的ストレッサー（細菌，ウイルス，飢餓など）に分けられる．精神的ストレッサーには，悲しみ，不安，怒りなどがある．

● **10.1.2　生体の適応性と自己防衛** ●

セリエはストレス反応の一連の過程を全身適応症候群と名づけ①警告反応期，②抵抗期，③疲憊期の３つの段階に分けて説明している．①警告反応期：生体の内部環境に急激なストレッサー刺激を受けることにより，警告反応（アラーム・リアクション）を起こし，血圧，体温，血糖値，神経系の活動，筋緊張，白血球数などの低下作用を発現するショック相と，逆に交感神経-副腎系の機能が亢進による血圧，体温，血糖値，神経系の活動，筋緊張，白血球数の増加作用を発現する反ショックに移行する．②抵抗期：引き続きストレスを受けると，ストレッサーに対する抵抗力が生じる．やがてこの抵抗力がストレッサーへの適応能力として発現される．③疲憊期：さらに，ストレスが持続すると，疲れ果ててストレッサーに対する抵抗力が失われ，生体の恒常性維持ができなくなり，やがて死に至ることになる（図 10.2）．

ストレス対策の３つのR
とN
・rest（休養）
・recreation（レクリエー
　ション）
・relaxation（気分転換）
・nutrition（栄養）

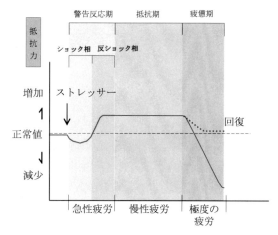

図10.2　ストレス反応曲線
（Hans Selye: In vivo –The Case for Supramolecular Biology, Liveright, 1967 より一部改変）

● 10.1.3　ストレスによる代謝の変動 ●

　ストレッサーによる情報は視床下部へと伝えられる．視床下部では主に自律神経系（視床下部‐交感神経，副交感神経‐副腎髄質）とHPA系（hypothalamo-pituitary-adrenal axis, 視床下部‐下垂体‐副腎皮質）の２つの経路によってストレス反応を導く．ストレス反応の抵抗期では，自律神経系は，交感神経の刺激によって，副腎髄質からアドレナリンの分泌が増加する．アドレナリンは心臓血管系に作用し，心拍数および拍出量の増加，骨格筋の血流量増加，消化管の血流量減少を促す．また，肝臓グリコーゲン分解の促進による血糖上昇，脂肪分解の促進による血中遊離脂肪酸上昇，グルカゴン分泌の促進による糖新生の亢進などの生理作用を促す．HPA系は，下垂体前葉からの副腎皮質刺激ホルモン（adrenocortico-tropic hormone, ACTH）分泌に基づき，コルチゾールなどの副腎皮質ホルモン（グルココルチコイド）が分泌され，たんぱく質が分解され，アミノ酸から糖がつくられ，エネルギー源となる．ストレス反応の抵抗期では，体たんぱく質の分解が促進するため，尿中窒素排泄量は増加し，生体のたんぱく質・脂肪は原則的に減少する．

　生体の適応反応について，近年，ストレッサーに刺激を受けて分泌された副腎皮質ホルモンや副腎髄質ホルモン，さらに自律神経系，末梢神経系のニューロペプタイド，ニューロトランスミッターが免疫細胞に作用し，サイトカイン，ケモカインが産生されることがわかり，これら三者の弾力的，協力的な反応に基づくことや，ストレスにより産生されたたんぱく質がこの反応に関与することが示唆されている．

● 10.1.4　ストレスと栄養 ●

a. 生活習慣

　ストレスによって交感神経が緊張するとともに副腎皮質ホルモンの分泌が亢進し，それが継続されると消化器系疾患の発生がみられる．このため，食欲不振になることが多いが，自律神経の平衡失調による「やけ食い」から起こるストレス肥満とその逆のやせ（るいそう）願望に基づく神経性やせ症による栄養障害と食行動の異常がある．まずは身体的・精神的治療から原因となるストレッサーへの対応，すなわち，ストレスコーピング（stress coping, ストレス対処）が必要で，スポーツなどのレクリエーションや気分転換，休養もよい効果をもたらすが，個人の栄養状態とストレス状況に照合して実施する．予防的には平素からストレスに対抗できる心身の鍛錬に努める．

b. 栄養素の摂取

1）たんぱく質

　生体はストレスによって副腎皮質ホルモンであるグルココルチコイド（コルチゾール）の分泌が亢進し，たんぱく質異化作用が生じ，生体のたんぱく質，とくに筋肉たんぱく質の分解が亢進し，アミノ酸の産生が増加する．脳に存在するたんぱく質の原料であるアミノ酸は，血液・脳関門を経由して脳へ届けられる．したがって，ストレス時にはとくに十分なアミノ酸供給が必要となり，良質のたんぱく質の摂取を心がける．赤身の肉や魚，鶏肉，牛乳・乳製品などの動物性たんぱく質や大豆たんぱく質が適している．

2）炭水化物

　生体はストレスによって，まずはアドレナリンの分泌が増加することで肝グリコーゲン分解が促進され，グルコースの血中への放出が増加する．またアドレナリンは受容体を介して，肝臓における糖新生促進や膵臓におけるインスリン分秘抑制作用を示すなど，血糖上昇につながる変化を引き起こす．ストレス時の糖新生亢進にはグルココルチコイドの作用も深く関与しており，肝臓における糖新生関連酵素の活性を上昇させ，糖新生を促す．ストレス適応時の糖新生の基質としてはさまざまな物質が利用されているが，主に骨格筋たんぱく質の分解に伴うアミノ酸が肝臓における糖新生に利用される．

　脳におけるエネルギー消費量は，安静時であっても生体の全エネルギー消費量の15〜20%と大きく，これはストレス，スポーツ，労働，生活などの肉体的・精神的活動時に限らず，睡眠時も働くことによる．とくにストレスによる生体反応は主に中枢神経がホルモン系，神経系，免疫系を支配しているために，脳におけるエネルギー代謝が亢進されている．脳の主要なエネルギー源はグルコースであり，1回に約120 gのグルコースが必要である．グルコースは食事，肝グリコーゲン，肝臓・腎臓における糖新生によって供給

されるので，ストレスの程度に適した糖質摂取が望まれる．

3）脂質代謝

　生体はストレスによってアドレナリン，グルココルチコイドの分泌が増加すると，脂肪組織における脂肪分解が亢進し，血中への遊離脂肪酸とグリセロールの放出が増加する．このように，ストレス状況下では体脂肪も生体内におけるエネルギー基質となって脂肪分解が亢進され，体脂肪が減少する．逆に，異常な生活習慣，食習慣などが続くと，ウエスト/ヒップ比の増加（腹部肥満），高インスリン血症，血中トリグリセリド値の上昇，高比重リポたんぱく質（HDL）の低下や動脈硬化のリスクが高い病態「メタボリックシンドローム」（7.3節参照）をもたらす．脂肪過多ではない，バランスのとれた適正な食事内容となるように留意する．

4）ビタミン

①水溶性ビタミン

　生体はストレッサーによってエネルギー代謝が亢進され，エネルギー源として糖質，脂質，たんぱく質の利用が増大する．このために，解糖系，クエン酸回路において多量のビタミン B_1，B_2，ナイアシンを補酵素として用いる．ビタミン B_6 はアミノ基転移酵素トランスアミナーゼや脱炭酸酵素など多くの酵素の補酵素として機能するため，糖新生を通じてエネルギー代謝にも関与し，たんぱく質の異性化反応などの代謝にも重要な働きをする．パントテン酸は副腎皮質における副腎皮質ホルモン（グルココルチコイド）生成時のアセチル化反応を触媒する補酵素A（CoA）の成分であることから，ストレス前後に必要とされる．

　ストレス状況下の副腎髄質では，アドレナリンやノルアドレナリンの生合成が亢進する．その過程で，中間代謝産物であるドーパミンはドーパミン β-ヒドロキシラーゼの作用でヒドロキシ化されてノルアドレナリンとなり，N-メチル化を経てアドレナリンとなる．このドーパミン β-ヒドロキシラーゼの補酵素反応にビタミンCが必要となる．

　組織細胞を障害する活性酸素はストレス時に発現するが，ビタミンCはこれを除去する．このビタミンはストレスと密接に関連するホルモンである副腎皮質ホルモン（グルココルチコイド）と副腎髄質ホルモン（アドレナリン）の生合成にも関係している．両ホルモンともヒドロキシル化反応を経由し生合成され，この反応にビタミンCが必須である．ストレス負荷や激しい労働や運動によってホルモンの分泌が促進されるために，ビタミンCの消耗が一層高まる．このためビタミンCの摂取量を増加する必要がある．

②脂溶性ビタミン

　ストレス時に発生した活性酸素の除去に脂溶性ビタミンのビタミンAとビタミンEが必要となる．これらのビタミンはストレスによるナチュラルキラー細胞の働きの低下，免疫力低下，がんの誘発を抑制する．

ビタミンの種類

　脂溶性ビタミンと水溶性ビタミンがある．脂溶性ビタミンにはビタミンA（レチノール），ビタミンD（カルシフェロール），ビタミンE（トコフェロール），ビタミンK（フィロキノン）があり，水溶性ビタミンにはビタミン B_1（チアミン），B_2（リボフラビン），ナイアシン（ニコチン酸），ビタミンC（アスコルビン酸），ビタミン B_6（ピリドキシン），ビタミン B_{12}（コバラミン），パントテン酸がある．

副腎皮質ホルモン（グルココルチコイド）

　副腎皮質ホルモンはコレステロールを，副腎髄質ホルモン（アドレナリン，エピネフリンともいう）はチロシンを原料とする．

ナチュラルキラー細胞（natural killer cell, NK 細胞）

　T・B細胞とともに，リンパ球に含まれる免疫細胞の1つで，体内を独自でパトロールして，活性酸素の除去などを介して抗腫瘍，抗ウイルス作用がある．

5) ミネラル

ストレス刺激を受けた場合には，神経や筋肉の興奮が一時的に高まる．生体がホメオスタシスを維持し，健康を保っていく上でこの興奮を抑制，調節する必要がある．この調節に大きな役割を果たすのがカルシウムとマグネシウムである．これらは，拮抗的あるいは相補的に作用している．ストレスによりカルシウムやマグネシウムの消費量は増大し，尿中への排泄量が増加するため充分な供給が必要となる．さらに，免疫力や感染に対する抵抗力を増加させるためには，この2つの無機質に加えて鉄と亜鉛が必要である．

生体はストレスによって，ホルモン系，神経系，免疫系に影響を受け，マグネシウム，マンガン，鉄，カルシウムなどを補助因子とする各種酵素や血中，細胞内外のマグネシウム，マンガン，鉄，カルシウム，亜鉛などのミネラルの機能が必要となる．したがって，バランスのとれた動・植物性食品の摂取によってミネラルを十分に補給することが必要である．

10.2 特殊環境と栄養ケア

● 10.2.1 特殊環境下の代謝変化 ●

ヒトの体中心部の温度（深部体温，核心温）は常に約37℃に保たれている．これは37℃が体の正常な機能にもっとも適しているからである．体温調節の中枢は間脳の視床下部にあり，熱産生（化学的調節）と熱放散（物理的調節）によって体温を一定レベル（セットポイント）に維持している．高温，低温，高圧，低圧，無重力などの特殊環境下における代謝変化は，各種ストレッサーに応答したストレス反応であり，視床下部-交感神経系などの働きにより糖代謝，脂質代謝，たんぱく質代謝などが変化することで恒常性機能を維持している．

● 10.2.2 熱中症と水分・電解質補給 ●

体温は外界からの温度がたえず変化しても体温調節中枢によってほぼ一定に保たれており，体温が高くなれば自律神経を介して皮膚の血管拡張や発汗を起こし，放熱を促すように働く．

熱中症は，生体が高温環境下で熱の放散が間に合わないときや，労働時，運動活動時などで熱の産生が大きく熱の放散の限界を超えたとき体温が上がり発生する．最近ではそれら以外に，ヒートアイランド・地球温暖化現象の影響が加味し，日常生活においても発生がみられるようになり，とくに幼児・学童ならびに高齢者では増加傾向である．熱中症は，暑熱障害による症状の総称をいい，熱痙攣，熱失神（軽症），熱疲憊（熱疲労）（中等症），熱射病・日射病（重症）が含まれる．（表10.1，図10.3，図10.4，図10.5）.

熱中症予防の条件： ① WBGT 値の低減，②熱への順化期間の設置，③

ある.

環境別に，日常生活に関する指針，運動に関する指針，作業者に関する指針が策定されている.

WBGT（湿球黒球温度）の算出方法
①屋外の場合:
WBGT＝0.7×湿球温度＋0.2×黒球温度＋0.1×乾球温度
②屋内の場合:
WBGT＝0.7×湿球温度＋0.3×黒球温度

表10.1 熱中症

程度（ステージ）	原因と症状	対応
熱痙攣（軽症）	大量に汗をかき，水だけを補給して血液の塩分が低下したときに，足，腕，腹部の筋肉に痛みをともなった痙攣が起こる.	筋肉の「こむらがえり」や「立ちくらみ」などの軽症の場合，水分・塩分補給と涼しい場所で安静にさせ，体を冷やすなどにより体温の放熱を施す. 軽症であっても症状が改善されない場合は，医療機関へ搬送する.
熱失神（軽症）	皮膚血管の拡張による循環不全で，脈が早くて弱く，呼吸回数の増加，顔面蒼白，血圧低下，一過性の意識喪失などが起こる.	
熱疲憊（中等症）	脱水や塩分の不足による症状で，口渇，倦怠脱力感，めまい，頭痛，吐き気，四肢のしびれ感，脈拍増加，最大血圧の低下が起こる.	意識障害などの中枢神経症状が観察された場合は，緊急に医療機関へ搬送する.
熱射病・日射病（重症）	熱疲憊がさらに進むと，発汗が抑制され，全身がうつ熱状態（放熱が間にあわず，体温の上昇，全身の各臓器の機能障害を起こし，昏睡状態に陥る）になる. これと同じ症状を示す日射病は，頭部に直射日光を浴び，脳温が上昇して発症する.	

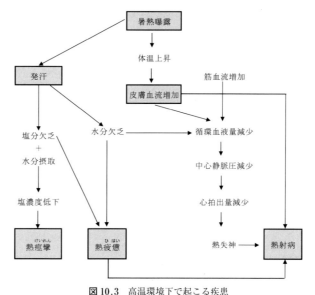

図10.3 高温環境下で起こる疾患
（福渡　努，岡本秀己編：応用栄養学 第5版，化学同人，2021）

水・塩分の摂取，④透過性・通気性の衣類の着用，⑤十分な睡眠と良好な体調の維持.

● 10.2.3　高温・低温環境と栄養 ●

a. 生体と高温環境

生体が高温環境下に長時間いると，皮膚温が上昇し，皮膚の温受容体が刺激される．これにより視床下部-副交感神経系が刺激され，熱の産生を低下させながら，皮膚血管は拡張し，組織液が血管内に流入して全血量の増加，

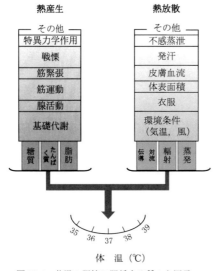

図10.4　体温の調節に関係する種々な因子

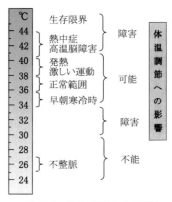

図10.5　体温の変動とその調節

交感神経系と副交感神経系

　おおむね同一臓器に分布し，相反する作用をもつことが多い．交感神経は心臓に対して拍動数を増し，収縮力を強めるなど促進的に作用する．その他に血管収縮，血圧上昇，気管支拡張，立毛筋収縮がある．（アドレナリン，ノルアドレナリンの作用）．一方副交感神経は消化管の消化運動には促進的に働くが，アドレナリン，ノルアドレナリンの逆の作用が多い（アセチルコリンの作用）．

血液水分量の上昇により皮膚からの水分蒸発による体温低下が行われる．発汗は間脳の視床下部にある発汗中枢の興奮により起こり，汗が皮膚表面から蒸発するとき，1 l当たり 580 kcal の気化熱を奪う．温熱性発汗は最高1時間 1〜1.5 l，1日 10 l に及ぶことがあり，塩化ナトリウム（NaCl）を汗から失う量は1日 10〜30 g になる（表10.2）．さらに視床下部は脳下垂体前葉を刺激し，副腎皮質刺激ホルモン（ACTH）を介して副腎皮質ホルモンであるアルドステロンの分泌を高め，体内 Na^+ の保留に働く．同時に，下垂体後葉を刺激し，抗利尿ホルモン（ADH）の分泌を増し，腎臓の水分逆吸収が促進され，尿量が減ずる．

表10.2　汗と尿の成分

物質	汗 （%）	尿 （%）
塩化ナトリウム	0.648 ～ 0.987	1.538
尿素	0.086 ～ 0.173	1.742
乳酸	0.034 ～ 0.107	（測定せず）
硫化物	0.006 ～ 0.025	0.355
アンモニア	0.010 ～ 0.018	0.041
尿酸	0.0006 ～ 0.0015	0.129
クレアチニン	0.0005 ～ 0.002	0.156
アミノ酸	0.013 ～ 0.020	0.073

（市河三太他：新版　図説生理学，建帛社，1988）

b.　高温環境と栄養

　高温環境下では食欲が減退するので，口当たりがよくなるよう調理に工夫しながらも，良質のたんぱく質を十分に摂取し，ビタミン B_1，B_2，ナイアシン，ビタミン C，ミネラルを野菜，果物からとるように努める．障害が発現したときは，発汗により電解質が失われた状態にあるため，大量の水を飲

むと血液が希釈され熱痙攣を起こすので，食塩などのミネラルを補給しながら水を飲む必要がある．涼しい場所で安静にし，食塩水を補給する．

c. 生体と低温環境

生体が低温環境下に長時間さらされると，皮膚の温度が下がり皮膚の冷受容体が刺激される．視床下部-交感神経系が働き，アドレナリンの分泌が高まり，皮膚血管収縮，血圧上昇，血糖増加が起こるとともに，筋肉への血流は増加し，熱の産生が高まる．糖質が熱源となり，さらにたんぱく質からも糖新生が盛んとなり，熱源として利用される．脂質も熱源として有効に利用される．また皮膚の立毛筋が収縮して鳥肌を生じ，その表面の空気の流動を少なくして熱の放散を減少させ，体が冷えるのを防ぐ．しかし外気温がある程度以上に下がると，これだけでは体温の低下を防げないので，戦慄（ふるえ）反射を起こし，熱の産生量を増加して体温を一定に保つ．寒冷環境下に居住すると，生体はそれに適応できるような態勢となり（順化），ふるえなしでの熱の産生（非ふるえ産熱）が高まるようになる．

0℃以下の寒冷な環境によって，皮膚などの末梢組織が凍結すると凍傷となる．8～10℃程度の外気や冷水環境下に繰り返し手足をさらすと，凍瘡（しもやけ）が発生する．これは小学校上級から思春期に，女性では成人期にも発生することがある．皮膚血管が麻痺して局所うっ血を生じ，組織が栄養不良となり，滲出液が流出して腫脹をきたしたものである．組織の栄養不良が強くなると壊死が現れる．

d. 低温環境と栄養

エネルギー源として糖質を多量にとれば過剰の糖は脂肪に変えられ，皮下などに貯留される．しかし糖質ばかりでなく，脂肪やたんぱく質の摂取も増やさなければならない．ことに脂肪摂取の増加は寒冷環境順化に適し，たんぱく質は寒冷ストレスに対し有効で，十分に摂取する．寒冷地では食塩を多量摂取する傾向がみられるが，脳卒中などの多発を招き，健康上好ましくない．

● 10.2.4 高圧・低圧環境と栄養 ●

a. 生体と高圧環境

水中では大気圧に加えて水深 10 m ごとに 1 気圧に相当する水圧が加わる．このために，息をこらえて潜水できる最大深度は，一般に 20 m 弱（約 3 気圧）とされる．これ以上では，潜水装置が必要となる．高圧環境下において生体は，非圧縮性，空気は圧縮性であるため，肺，気道，中耳，副鼻腔などに強い影響を受ける．それを防ぐには水中の場合，空気の体積を一定に保つ方法を講ずる必要があり，そのため，①強固な密閉ケースのなかに入れて内圧を 1 気圧に保つか，②周囲の水圧と同じ圧力を維持するように加圧空気を送りこむか，の 2 つの方法が用いられる．①の方法は潜水艦や潜水艇

潜水装置

標準潜水またはヘルメット潜水は②の方法の例で，水面上からダイバーヘルメットへ水深に応じた加圧空気を供給する方法である．また自給携行型呼吸装置（スクーバ SCUBA またはアクアラング）は，ダイバー自身が圧縮空気の入ったシリンダーを携行し，必要なだけの空気が深度に応じた圧力でフェース・マスクに供給されるものである．なお，海上からの送気管で自給型のレギュレータに送気し，可動性の高い潜水服で活動できるようにした混合型の呼吸装置もある．

窒素麻酔

窒素・酸素混合の高圧ガスを呼吸すると，アルコール酔いに似た窒素鈍麻が起こり，めまい，判断力の低下，陽気，精神作業能力の低下，末梢の知覚異常，反応性鈍麻，うつ状態が深度に応じて現れ，ついには意識を失う．これらは減圧後，速やかに消退するが，健忘症が残ることが多い．ヘリウム・酸素混合ガスでは麻酔作用が弱い．

減圧病（ケイソン病, 潜函病, 潜水夫病, トンネル病）

　潜水夫が水面に急速に浮上すると, 急速に減圧され, 組織や血液中に貯蓄された窒素が気泡化し, ガス栓塞を起こして危険な状態となる. これを減圧病という. このような減圧病は航空減圧症やケイソン作業者の潜函病でもみられるものである.

　組織と血液中に気化された窒気ガスの水泡の数・大きさによってさまざまな症状が現れる. 主なものは皮膚のかゆみ, 丘疹, 大理石斑, ベンズ（bends）と呼ばれる四肢の関節またはその周辺部の疼痛と, それに基づく運動障害とチョークス（chokes）とよばれる胸痛, 息切れ, 咳こみ, などの呼吸困難, めまい, 頭痛, 意識障害などの中枢神経障害がある.

ヘモグロビン（Hb）の酸素飽和度, パルスオキシメーター

　赤血球はヘモグロビン（Hb）と水分によって成り立ち, またこのHbは鉄を含んだ赤色のヘムとたんぱく質であるグロビンによって構成されている. Hbは正常成人男子の場合, 血液100 ml中に約16 g, 正常成人女子では14 g含んでおり, 酸素の運搬にかかわる酸素化Hb（オキシHb；酸素と結合しているHb）とそうでないものとがあり, Hbに対する酸素化Hb（オキシHb；酸素と結合しているHb）の割合（%）を酸素飽和度（S）といい, 次のように表す.
　S（%）=酸素化Hb/Hb（酸素化Hbを含めた全Hb）×100
　実際の操作は, パルスオキシメーターを用いて指先を挿入し, 酸素化Hbと酸素をもたない脱酸素化Hb（デオキシHb）との吸光度を測定し, その比を間接的に酸素化の割合すなわち動脈血酸素飽和度（SpO$_2$）

に, ②の方法は多くの潜水装置に応用されている.

　高圧環境下では最大換気量が著しく減少し, 呼吸能力が低下するので, 空気（窒素と酸素の混合）の密度よりも低い密度のガスとして, 窒素の代わりにヘリウムと酸素を混合したガスが用いられる.

　高圧混合ガスを呼吸するとき, 深度が大となるにつれて酸素の分圧が高くなり, 酸素中毒を起こすことがあるので, 酸素の割合を深度に応じて酸素の割合を減じる（酸素分圧制御）ようにする. 急性酸素中毒では痙攣を, 慢性中毒では疲労, 深呼吸時の胸痛, 咳, 脈拍数や脈圧の減少, 脳や網膜の血管収縮, 肺のうっ血, 浮腫, 炎症, 心臓の肥大などが起こる.

　高圧空気呼吸の場合, 換気量が制約されるために炭酸ガスが十分に排出されず体内に貯留すると, 炭酸ガス中毒により意識を失うことがある.

b. 高圧環境と栄養

　高圧環境下における栄養の課題は, ヘリウム混合ガスの環境の場合, 比熱, 熱容量, 熱伝導度が極めて大きく, ヒトの体表面からの熱放散や呼吸による熱損失が大きくなるので, 摂取エネルギーを増加する必要がある.

　気圧が高くなると水の沸点が上昇し, たとえば深度100 mの海底に設置した作業室内では水の沸点は185℃となり, そのため調理方法に影響が生じる. 食物の調理のため環境が汚染されないよう揚げ物は避ける. 簡単でそのまま食べられるもの, 加温するだけで食べられるもの, 調理ずみの食品をまとめて耐圧包装したものが用いられることが多い. 地上から隔離された特殊環境における食生活は精神的な面に対する影響も大きいので, 特別な工夫が必要である. 栄養素としては, ビタミンB$_1$, B$_2$, ナイアシン, ビタミンC, ビタミンEの摂取に努める.

　潜水艦や潜水艇では深海でも内部の環境は1気圧に調整されているので, 高圧は問題にならない. 艇内の酸素の補給, 二酸化炭素の処理の設備や空気汚染を防止し, 快適な居住性を与える方策が重要である.

c. 生体と低圧環境

　低圧環境下では, 生体は気圧の減少に準じ, 酸素分圧の低下による耳痛, 腹痛を覚えることがある. これは中耳腔内の空気や消化管内にたまっているガスが, 外気圧の変化によって膨張したり収縮したりするので, 鼓膜や腸壁に器械的な力が加わるためである.

　生体は酸素分圧の低下によって, 肺胞内の酸素分圧, ついで動脈血の酸素分圧が低下し組織細胞への酸素の供給が不十分となり, 組織の機能が障害される（表10.3, 表10.4）. そこで呼吸を促進し, 換気量の増大, 心拍数の増加により, 組織への酸素の供給を高めるよう作用する. しかし短時間で4500〜6000 mの高所に上がる場合には, 環境に順化できず, 気分が重苦しく, 疲労が激しく, 頭痛, 起立時のめまい, 悪心, 嘔吐, 息苦しさ, 食欲不振, 無気力などの症状が現れ, 軽い場合は「山酔い」というが, 重症の場合

表10.3 肺胞気, 動脈血, 静脈血におけるガス分圧
(単位：mmHg)

	肺胞気	動脈血	静脈血
O_2	100	95	40
CO_2	40	40	46
N_2	573	573	573
水蒸気	47	47	47

(岩瀬善彦編：やさしい生理学, 南江堂, 1980)

表10.4 高度と酸素分圧

高度	気圧		酸素分圧
m	atm	mmHg	mmHg
0	1.0	760	149
1000	0.9	680	142
2000	0.8	600	125
3100	0.7	530	111
4300	0.6	450	94
5600	0.5	380	75
7000	0.4	305	64
9000	0.3	230	48

(金子佳代子, 万木良平：環境・スポーツ栄養学, 建帛社, 2003 より一部改変)
高度2000 mまでは低酸素症状が発現しないが, それ以上は高度の上昇に伴って酸素欠乏が現れ, 9000 mで死に至る.

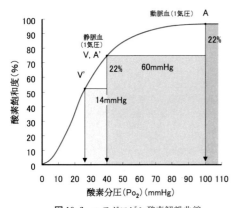

図10.6 ヘモグロビン酸素解離曲線
1/2気圧での動脈血 (A′) と静脈血 (V′)
(金子佳代子, 万木良平：環境・スポーツ栄養学, 建帛社, 2003)

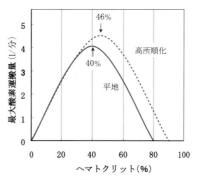

図10.7 最大酸素運搬量に及ぼすヘマトクリットの影響
(金子佳代子, 万木良平：環境・スポーツ栄養学, 建帛社, 2003)

表10.5 平地住民と高地住民の血液性状の比較

項目		平地住民 (0 m)	高地住民 (4540 m)
赤血球数	(万個/mm^3)	511±2	644±9
ヘマトクリット値	(%)	46.6±0.15	59.5±0.68
ヘモグロビン量	(g/dl)	15.64±0.05	20.13±0.22
網赤血球数	(千個/mm^3)	17.9±1.0	45.5±4.7
総ビリルビン量	(mg/dl)	0.76±0.03	1.28±0.13
間接ビリルビン量	(mg/dl)	0.42±0.02	0.90±0.11
直接ビリルビン量	(mg/dl)	0.33±0.01	0.37±0.03
血小板数	(千個/mm^3)	406±14.9	419±22.5
白血球数	(千個/mm^3)	6.68±0.10	7.04±0.19
循環血液量	(ml/kg)	79.6±1.49	100.5±2.29
循環血漿量	(ml/kg)	42.0±0.99	39.2±0.99
全赤血球容積	(ml/kg)	37.2±0.71	61.1±1.93
全ヘモグロビン量	(g/kg)	12.6±0.3	20.7±0.6

(万木良平, 井上太郎：異常環境の生理と栄養, 光生館, 1980 より一部改変)

とする．健常者では 95〜
97% 程度である．

**ヘモグロビン（Hb）の酸
素解離曲線**

　肺において酸素と結合し
た Hb（酸素化 Hb）は組
織で酸素を放ち，還元 Hb
になる．酸素分圧の増加に
伴い酸素化 Hb が増加し，
全 Hb（酸素化 Hb＋脱酸
素化 Hb）に占める酸素化
Hb の比率（酸素飽和度）
は図 10.6 のような S 字状
の曲線を描く．これを Hb
の酸素解離曲線という．

　この曲線は CO_2 分圧が
増加すると右方向に移動す
る．CO_2 の増加の他に，温
度上昇，pH 減少によって
も起こり，Hb の酸素結合
能が低下し，組織に多量の
O_2 が供給できるように作
用するボーア（Bohr）効
果という．

酸素分圧

　流体の体積当たりの酸素
量（酸素の圧力）を表す指
標である．高い場所など大
気圧が低い場所では酸素濃
度自体は平地と同じでも
酸素分圧は下がる（表
10.4）ために呼吸が苦しく
なる．逆に気圧が低くても
酸素濃度が高ければ呼吸は
苦しくならない宇宙船や宇
宙服のなかなどは低圧高酸
素濃度状態になっている．
赤血球は酸素分圧が高い場
所で酸素を受け取り，二酸
化炭素を吐き出し酸素分圧
の低い場所では酸素を放出
して二酸化炭素を受け取
る．血液は一般的な液体に
比べると，同じ酸素分圧で
もはるかに多くの酸素を含
んでいる．これは赤血球内
の色素ヘモグロビンが酸素
と結合することによる．

**動脈血酸素分圧（PaO_2）；
動脈血ガス測定**

　動脈血酸素分圧（PaO_2）
は，肺における血液酸素化
能力の指標．PaO_2 の低下
は呼吸器系の異常すなわち
呼吸不全を示す．呼吸不全
の病態は，動脈血ガス測定
で同時に得られる動脈血炭
酸ガス分圧（PaCO_2）と組

は意識を失うなどの高山病を起こす．低圧環境下で長時間過ごすと，適応反
応により高所順化を起こし，肺の換気量が増加し，ヘマトクリット値，ヘモ
グロビン，赤血球が増加し，肺胞から動脈血への酸素の拡散や，ヘモグロビ
ンから組織への酸素の放出が容易となる（図 10.7，表 10.5）．

d. 低圧環境と栄養

　低圧環境（3000〜4500 m）に曝露されると，食欲不振，栄養摂取量の減
退，自発的脱水を伴う体重減少が起こる．高地ではエネルギーの必要量が平
地に比べてかなり高く，4500 kcal/日まで必要となるが，5500 m 以上の高地
に登ると逆に 3500〜2500 kcal/日しか摂取できなくなる．そして嗜好が変化
し，脂肪分の多い食物を好まなくなり，糖質が主体の食事をとる．飴などの
菓子類も有効である．水は呼気から失う量と不感蒸泄，発汗が大きいために
必要量が増加し，1 日 7 時間の登攀（とうはん）活動をする場合，1 日の尿量を 1.5 l に
維持するために 3〜4 l の摂水が必要であるという．ところが登山者には口
渇の感覚が消失し，水を要求することが少なく，この結果，脱水症状とな
り，体重が減少する．

　登山食としては行動食，停滞食，非常食を区別する．行動食はエネルギー
を十分に補給できる糖食で，栄養価の高いものを選ぶ．超高所で酸素欠乏に
よる食欲減退が著しいときは，消化しやすい流動食や糖分の多い飲み物が主
体となる．停滞食は悪天候などでキャンプなどに停滞するときの食事で，質
も量も十分にとれてエネルギー蓄積ができるような献立とする．非常食は遭
難事故などに備え，軽量で高カロリーの食が好ましく，さらに消化吸収に優
れており，体力維持に適した食品であって，特別な調理が不要で携帯に適し
ていることが，その条件となる．次に，登山食に適する条件を要約する．

　①高エネルギーで栄養価の高いもの

　②消化吸収のよいもの

　③軽量で運搬に便利なもの

　④腐敗，変質せずに保存に耐えるもの

　⑤簡単に短時間で調理できるもの

　⑥嗜好にあい，容易に摂食できるもの

　航空食については，現在の旅客機では，優れた気圧調節が備わっているの
で，高度変化に伴う特殊環境に乗客が曝露される恐れはほとんどない．飛行
中の食事では，缶詰の機内食，調理済み冷凍食，サンドイッチなどが用意さ
れるが，嗜好の変化，食欲の減退，消化機能の減退に対応する献立が必要
で，大腸内でのガス発生や多量の糞便が生じないようにし，良質のたんぱく
質と糖質からなるバランスのとれた食事内容とし，栄養学的・衛生学的な見
地から十分な吟味が必要である．

みあわせで，換気不全と肺でのガス交換障害に大別される．動脈血酸素分圧（PaO_2）は，若年健康者でほぼ 100 Torr（mmHg），老年健康者で約 80 Torr で，健康者の動脈血炭酸ガス分圧（$PaCO_2$）は，40 Torr 前後に維持される．

ヘマトクリット（Ht，Hct）値，血液中に占める血球の容積の割合を示す数値（%）．ほぼ赤血球の容積比と等しい．成人男性で 40〜50%，成人女性で 35〜45% 程度が正常値であるとされる．正常値よりも低い場合，貧血の疑いや何らかの原因で赤血球の数が低下したことを表す．

高地住民の血液性状
表 10.5 に示すように，高地住民の赤血球数，ヘマトクリット値，ヘモグロビン量は平地住民に比べ高い．血小板数，白血球数には両者に差がない．
この結果は高所順化（適応）し，組織への酸素の拡散を容易にすることを示している．
急激に低圧環境下へと動いた場合，ヘモグロビンの酸素解離曲線は，左右方向に移動するが，高所順化した場合には右方向に移動する．ヘモグロビンと酸素との親和性が低くなるので，組織への酸素の放出が容易になる．

チェン・ストークス（Cheyne-Stokes）呼吸
高山，睡眠時にみられる他，心不全，尿毒症，脳疾患の患者にみられる．CO_2 に敏感に反応し，呼吸リズムに変化が生じて呼吸と無呼吸とが交互に起こる．

災害
災害は，「人と環境との生態学的な関係の広範囲の破壊の結果，被災地域の対応能力をはるかに超えた生態系の破壊」と定義され，自然災害（台風，洪水，地震，雷，火山爆発など），

● 10.2.5 無重力環境（宇宙環境）と栄養 ●

無重力環境である宇宙船内は放射線から遮蔽され，通常の生活環境に近づけるために，温度と湿度が調節されているが，飛行の初期には，めまい，食欲減退，胃部不快感，嘔吐などの動揺病（宇宙酔い）が現れる．無重力状態では，重力や静水圧に対する脱順化が生じる．その結果，骨からカルシウムが血液などに溶出し，尿中へのカルシウム排泄が増加する脱灰現象がみられる．1 回拍出量が顕著に減少し，これを代償するために心拍数が増加するため，心拍出量は同水準を保つ．造血機能低下により，赤血球，循環血液量が減少する．また，下肢の血液や組織液が体の上部に移動し，ムーンフェイス（膨らんだような顔つき）になる．他に，体水分量の低下，副腎皮質ホルモン分泌の減少などが起こる．

宇宙食として，①加水食品（フリーズドライ），②レトルト食品，③半乾燥食品（ドライフルーツ），④そのままの食品（果物，パン，クッキーなど）の 4 種類とジュース，コーヒーなどの飲み物が搭載されているが，味や栄養価を視座に入れ，できるだけ地上と同じ食事形態になるよう検討されている．筋萎縮やたんぱく質の負の出納に対しては，良質のたんぱく質を，骨の脆弱化に対してはカルシウムやリンなどのミネラル類およびビタミン類を摂取し，あわせて運動を行うことが重要である．

● 10.2.6 災害時の栄養 ●

a. 生体と災害時の環境

脅威を感じると人体はつねに適応機序により反応する．地震など災害が発生したとき，人体は危険を感じ，緊急反応を起こして脅威から「闘う，あるいは逃げる（fight-or-flight）」ことが可能となる．具体的には脅威に対する注意力を高め，適切な行動がとれるように交感神経が活性化され，皮膚および内臓血管が収縮し，骨格筋へのエネルギーと血液の供給量が増加する．ストレス反応は，その人の性格，経験，心身の健全性によっても異なるが，過度のストレスは心身ともに消耗する．災害後間もない急性ストレスに対する身体反応は，視床下部-下垂体-副腎皮質系を介した経路，交感神経を介した反応である．急性期は身体的，精神的ストレッサーが互いに関連し生体へ影響を与えるが，時間が経過した慢性期ではそれらの要因は精神的ストレッサーへ収束すると考えられる（図 10.8）．精神的ストレッサーは，感覚情報として中枢神経系の扁桃体や視床下部へ入力され，大脳皮質で意味認知され，情動や行動発言の基盤が生成される．視床下部-下垂体-副腎皮質系からのコルチゾール分泌，交感神経-副腎髄質からのノルアドレナリン・アドレナリン分泌が主要経路と考えられるが，慢性的コルチゾール過剰は，中心性肥満，耐糖能低下，脂質異常，体液増加による高血圧などを惹起し，循環

人為災害（大火災，化学爆発，大型交通災害など）に分類される．

保存食（非常用食品）

保存食（非常用食品）は，賞味期限を確認して，定期的に入れ替える必要がある．非常用食品の例は以下の通り．主食：レトルトご飯，冷凍おにぎり，アルファ米，ビスケット，シリアル類など．主菜：魚・肉缶詰，レトルト肉料理など．副菜：野菜煮物缶詰，インスタントみそ汁など．飲み物：ミネラルウォーター，スポーツ飲料など．その他：粉ミルク，ベビーフードなど．

中心性肥満

肥満には臀・下腿(gluteo-femoral)肥満と中心性(central)肥満が知られている．中心性肥満は内臓脂肪蓄積型肥満ともいわれる肥満型である．内臓脂肪蓄積型肥満は臀・下腿肥満と比較し，心・脳血管障害，糖尿病，高血圧，脂質異常症，高尿酸血症，インスリン抵抗性のリスクが高いと考えられている．

災害時のレシピ

・ポリ袋調理法

ポリ袋を使用した調理法は「真空調理法」を応用したもので，食材や調味料を入れたポリ袋の空気を水中で抜き，固結びした状態で加熱調理する方法である．食材が袋ごとに分けられるため，1つの鍋，あるいは電気ポットで何品も同時に調理することが可能である．

〈調理例〉

・ごはん（2人分）

材料

　米 160 g

　水 240 ml

①ポリ袋に材料すべてを入れ，水を張った鍋に沈めて空気を抜き，袋の口を結んで30分以上おく．

②①を火にかけ，沸騰したら火をやや弱め，沸騰を保つ．

③沸騰後20分で火を止め，10分蒸らした後，器に

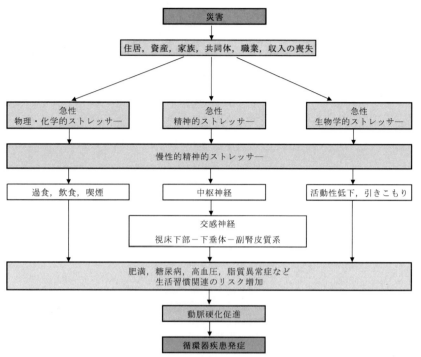

図 10.8　災害後の慢性的ストレスと循環器疾患発症の関連仮説

（日本循環器学会・日本高血圧学会・日本心臓病学会：2014 年版災害時循環器疾患の予防・管理に関するガイドライン，2014）

器疾患の発症リスクを高める．また，慢性的な交感神経系賦活化も，心拍数増加，末梢血管収縮による高血圧，心筋細胞肥大などを介して，循環器疾患の発症リスクを高める．さらに，慢性的な精神的ストレッサーは過食傾向を引き起こし，飲酒や喫煙，身体活動性低下（生活不活発病）などの生活習慣を悪化させる．

b.　災害時の環境と栄養

災害時は配給される飲食物や調理設備が限定される．飲料水を含む生活用水が少なく，トイレ設備も不十分であるため，水分摂取を控えることによる脱水症状，エコノミークラス症候群，低体温症（冬季），熱中症（夏季）などがみられる．栄養学的には，災害後には保存食による食塩と炭水化物（おにぎり，パン，カップめんなど）の過剰摂取，野菜，果物，食肉，魚，乳製品などの摂取不足による，たんぱく質，ビタミン類，ミネラル（鉄，カルシウム，カリウム，マグネシウム），食物繊維の不足などの偏りが一般的である．また，食品数が少なく，冷たく硬い食品が多いため，栄養学的に注意を要する住民（乳幼児，妊婦，授乳婦，嚥下困難な高齢者，食物アレルギー，慢性疾患を有する患者など）は不適切な食事の影響がより強いことが懸念されることから，早期に把握し個別に対応する必要がある．長期化する避難所生活での偏った栄養状態は，ビタミン，ミネラル欠乏による口内炎，口角

盛る.

＊器がなくてもポリ袋のまま，おにぎりのように食べることができる.

＊水の代わりに，お茶，ジュースなどでつくることができる.

＊米と水の割合を変えることでおかゆになる.
（全粥…米1：水5）

• 大豆とひじきの煮物（2人分）

材料

大豆水煮 80 g

ひじき（乾）3 g

きざみ薄あげ 20 g

昆布茶小さじ 1/4

砂糖小さじ 1

しょうゆ小さじ 1

水小さじ 2

①ポリ袋にすべての材料を入れ，水を張った鍋に沈めて空気を抜き，袋の口を結んで火にかける.

②沸騰したらやや火を弱めて沸騰を保つ.

③沸騰後 20 分で火を止め，10 分蒸らした後盛り付ける.

防災

日本は，さまざまな災害が発生する危険があるため防災の意識が重要である.今すぐできる災害の備えは以下の通りである.

・物の備え

「日常備蓄」と意識して，日頃利用している食料品や生活必需品を少し多めに購入しておく.

・室内の備え

①なるべく部屋に物を置かない.

②避難経路確保のレイアウト.

③火災などの二次災害を防ぐ.

・室外の備え

①居住地域を知る.

②避難先を確認する.

③地形を知る.

・コミュニケーションという備え

①家族会議を開く.

②防災ブックを活用.

③近所住民とのネットワークを広げる.

④防災訓練の実施.

表10.6 避難所における食事提供の評価・計画のための栄養の参照量
—エネルギーおよび主な栄養素について—

目的	エネルギー・栄養素	1歳以上，1人1日当たり
エネルギー摂取の過不足の回避	エネルギー	1,800～2,200 kcal
栄養素の摂取不足の回避	たんぱく質	55 g 以上
	ビタミン B$_1$	0.9 mg 以上
	ビタミン B$_2$	1.0 mg 以上
	ビタミン C	80 mg 以上

日本人の食事摂取基準（2015年版）で示されているエネルギー及び各栄養素の値をもとに，平成22年国勢調査結果（熊本県）で得られた性・年齢階級別の人口構成を用いて荷重平均により算出.
（厚生労働省：避難所における食事提供に係る適切な栄養管理の実施について，2016）

表10.7 避難所における食事提供の評価・計画のための栄養の参照量
—対象特性に応じて配慮が必要な栄養素について—

目的	栄養素	対象特性に応じた配慮事項
栄養素の摂取不足の回避	カルシウム	骨量が最も蓄積される思春期に十分な摂取量を確保する観点から，特に6～14歳においては，600 mg/日を目安とし，牛乳・乳製品，豆類，緑黄色野菜，小魚などで多様な食品の摂取に留意すること
	ビタミンA	欠乏による成長阻害や骨及び神経系の発達抑制を回避する観点から，成長期の子ども，特に1～5歳においては，300 µgRE/日を下回らないよう主菜や副菜（緑黄色野菜）の摂取に留意すること
	鉄	月経がある場合には，十分な摂取に留意するとともに，特に貧血の既往があるなど個別の配慮を要する場合は，医師・管理栄養士等による専門的評価を受けること
生活習慣病の一次予防	ナトリウム（食塩）	高血圧の予防の観点から，成人においては，目標量（食塩相当量として，男性8.0 g未満/日，女性7.0 g未満/日）を参考に，過剰摂取を避けること

（厚生労働省：避難所における食事提供に係る適切な栄養管理の実施について，2016）

炎，貧血状態がみられる.また，高血圧，糖・脂質代謝異常の増悪やカリウム・マグネシウム不足によるたんぱく質合成，創傷治癒の遅延を引き起こす要因となることから，慢性疾患を有する患者（糖尿病，高血圧，脂質異常症や慢性腎臓病など）に対する急性期からの適切な栄養指導と栄養管理の重要性が示唆される.そのためには，医療機関のスタッフとともに自治体の管理栄養士，栄養士，保健師などの役割が重要である（表10.6，表10.7）.

さらに避難所では，隔壁のない集団生活，上下水道の不備などの環境からノロウイルスなどの経口的な消化器系感染症の集団発症が多く報告されている.悪い衛生環境と同時に，食生活変化による低栄養と糖尿病の増悪や身心疲労による免疫力低下が一因と考えられる.これらの消化器系感染症，食中毒の予防には，汚染食品の廃棄，飲料水の消毒とトイレ後，飲食前の手指衛生（手洗い，手指消毒薬による消毒）などが基本である.

また，風邪やインフルエンザ，新型コロナウイルス感染症（COVID-19）

などの集団発生を回避するために，避難者にはマスク，体温計，消毒薬，上履き（スリッパ，靴下等），ゴミ袋の持参を促す．受付では発熱，咳等，避難者の健康状態を確認する．さらに感染症などの流行時は「3つの密（密閉空間・密集場所・密接場面）」が揃う場所が集団発生のリスクが高いといわれていることから，「3つの密」を避けるため，可能な限り多くの避難所を開設することが重要であり，ホテルや旅館などの活用や，親戚の家などへの避難も視野に入れて検討する必要がある．これらの避難所における感染症対策情報は，内閣府のウェブサイトで公開されている（http://www.bousai.go.jp/tsuchi.html）．

参 考 文 献

朝日新聞編集部：光でぴったり体内時計，朝日新聞社，2007

市河三太他：新版　図説生理学，建帛社，1988

岩瀬善彦編：やさしい生理学，南江堂，1980

大木幸介：入門分子薬理学，南江堂，1981

金子佳代子，万木良平：環境・スポーツ栄養学，建帛社，2003

公益社団法人石川県栄養士会編：必ず役立つ震災食，北國新聞社，2015

厚生労働省：厚生労働省ホームページ「熱中症関連情報」

厚生労働省：避難所における食事提供に係る適切な栄養管理の実施について，
　2016

国立健康・栄養研究所，日本栄養士会：災害時の栄養・食生活支援マニュアル，
　2011

小林寛伊編：消毒と滅菌のガイドライン，へるす出版，2016

朝見祐也，小松龍史，外山健二編：三訂 給食経営管理論，建帛社，2017

榊原栄一監修：保健学習資料ノート，旭宣書房，1973

島薗順雄，八杉悦子：標準栄養学各論，医歯薬出版，2001

東京都総務局総合防災部防災管理課：東京防災，2015

木戸康博他編：応用栄養学 第6版，講談社，2020

福渡　努，岡本秀己編：応用栄養学 第5版，化学同人，2021

日本循環器学会，日本高血圧学会，日本心臓病学会：2014年版災害時循環器疾患
　の予防・管理に関するガイドライン，2014

万木良平，井上太郎編：異常環境の生理と栄養，光生館，1980

山下義昭：環境と栄養．応用栄養学（田中敬子，爲房恭子編），朝倉書店，2009

山本敏行他：新しい解剖生理学，南江堂，1984

渡辺恭良編：医学のあゆみ（疲労の科学），医歯薬出版，2005

Hans Selye: In vivo -The Case for Supramolecular Biology, Liveright, 1967

巻末付表

日本人の食事摂取基準（2020年版）

食事摂取基準を策定した栄養素と策定した指標（1歳以上）[1]

栄養素			推定平均必要量（EAR）	推奨量（RDA）	目安量（AI）	耐容上限量（UL）	目標量（DG）
たんぱく質[2]			○$_b$	○$_b$	—	—	○[3]
脂質		脂質	—	—	—	—	○[3]
		飽和脂肪酸[4]	—	—	—	—	○[3]
		n-6系脂肪酸	—	—	○	—	—
		n-3系脂肪酸	—	—	○	—	—
		コレステロール[5]	—	—	—	—	—
炭水化物		炭水化物	—	—	—	—	○[3]
		食物繊維	—	—	—	—	○
		糖類	—	—	—	—	—
主要栄養素バランス[2]			—	—	—	—	○[3]
ビタミン	脂溶性	ビタミンA	○$_a$	○$_a$	—	○	—
		ビタミンD[2]	—	—	○	○	—
		ビタミンE	—	—	○	○	—
		ビタミンK	—	—	○	—	—
	水溶性	ビタミンB_1	○$_c$	○$_c$	—	—	—
		ビタミンB_2	○$_c$	○$_c$	—	—	—
		ナイアシン	○$_a$	○$_a$	—	○	—
		ビタミンB_6	○$_b$	○$_b$	—	○	—
		ビタミンB_{12}	○$_a$	○$_a$	—	—	—
		葉酸	○$_a$	○$_a$	—	○[7]	—
		パントテン酸	—	—	○	—	—
		ビオチン	—	—	○	—	—
		ビタミンC	○$_x$	○$_x$	—	—	—
ミネラル	多量	ナトリウム[5]	○$_a$	○$_a$	—	—	○
		カリウム	—	—	○	—	○
		カルシウム	○$_b$	○$_b$	—	○	—
		マグネシウム	○$_b$	○$_b$	—	○[6]	—
		リン	—	—	○	○	—
	微量	鉄	○$_x$	○$_x$	—	○	—
		亜鉛	○$_b$	○$_b$	—	○	—
		銅	○$_b$	○$_b$	—	○	—
		マンガン	—	—	○	○	—
		ヨウ素	○$_a$	○$_a$	—	○	—
		セレン	○$_a$	○$_a$	—	○	—
		クロム	—	—	○	○	—
		モリブデン	○$_b$	○$_b$	—	○	—

[1] 一部の年齢区分についてだけ設定した場合も含む．
[2] フレイル予防を図る上での留意事項を表の脚注として記載．
[3] 総エネルギー摂取量に占めるべき割合（%エネルギー）．
[4] 脂質異常症の重症化予防を目的としたコレステロールの量と，トランス脂肪酸の摂取に関する参考情報を表の脚注として記載．
[5] 脂質異常症の重症化予防を目的とした量を飽和脂肪酸の表の脚注に記載．
[6] 高血圧及び慢性腎臓病（CKD）の重症化予防を目的とした量を表の脚注として記載．
[7] 通常の食品以外の食品からの摂取について定めた．
[a] 集団内の半数の者に不足又は欠乏の症状が現れ得る摂取量をもって推定平均必要量とした栄養素．
[b] 集団内の半数の者で体内量が維持される摂取量をもって推定平均必要量とした栄養素．
[c] 集団内の半数の者で体内量が飽和している摂取量をもって推定平均必要量とした栄養素．
[x] 上記以外の方法で推定平均必要量が定められた栄養素．

年齢区分

年齢等	年齢等	年齢等	年齢等
0〜5 （月）	6〜7 （歳）	15〜17 （歳）	65〜74 （歳）
6〜11 （月）	8〜9 （歳）	18〜29 （歳）	75 以上 （歳）
1〜2 （歳）	10〜11 （歳）	30〜49 （歳）	
3〜5 （歳）	12〜14 （歳）	50〜64 （歳）	

参照体位と推定エネルギー必要量

年齢等	参照体位 （参照身長，参照体重）[1,2]				推定エネルギー必要量 （kcal/日）[3]					
	男性		女性		男性			女性		
	参照身長 (cm)	参照体重 (kg)	参照身長 (cm)	参照体重 (kg)	身体活動レベル[3]			身体活動レベル[3]		
					I	II	III	I	II	III
0〜5 （月）	61.5	6.3	60.1	5.9	—	550	—	—	500	—
6〜11 （月）	71.6	8.8	70.2	8.1	—	—	—	—	—	—
6〜8 （月）	69.8	8.4	68.3	7.8	—	650	—	—	600	—
9 -11 （月）	73.2	9.1	71.9	8.4	—	700	—	—	650	—
1〜2 （歳）	85.8	11.5	84.6	11.0	—	950	—	—	900	—
3〜5 （歳）	103.6	16.5	103.2	16.1	—	1,300	—	—	1,250	—
6〜7 （歳）	119.5	22.2	118.3	21.9	1,350	1,550	1,750	1,250	1,450	1,650
8〜9 （歳）	130.4	28.0	130.4	27.4	1,600	1,850	2,100	1,500	1,700	1,900
10〜11 （歳）	142.0	35.6	144.0	36.3	1,950	2,250	2,500	1,850	2,100	2,350
12〜14 （歳）	160.5	49.0	155.1	47.5	2,300	2,600	2,900	2,150	2,400	2,700
15〜17 （歳）	170.1	59.7	157.7	51.9	2,500	2,800	3,150	2,050	2,300	2,550
18〜29 （歳）	171.0	64.5	158.0	50.3	2,300	2,650	3,050	1,700	2,000	2,300
30〜49 （歳）	171.0	68.1	158.0	53.0	2,300	2,700	3,050	1,750	2,050	2,350
50〜64 （歳）	169.0	68.0	155.8	53.8	2,200	2,600	2,950	1,650	1,950	2,250
65〜74 （歳）	165.2	65.0	152.0	52.1	2,050	2,400	2,750	1,550	1,850	2,100
75 以上 （歳）	160.8	59.6	148.0	48.8	1,800[4]	2,100[4]	—	1,400[4]	1,650[4]	—
妊婦 （付加量）[5] 初期								＋ 50	＋ 50	＋ 50
中期								＋ 250	＋ 250	＋ 250
後期								＋ 450	＋ 450	＋ 450
授乳婦 （付加量）								＋ 350	＋ 350	＋ 350

[1] 0〜17歳は，日本小児内分泌学会・日本成長学会合同標準値委員会による小児の体格評価に用いる身長，体重の標準値を基に，年齢区分に応じて，当該月齢及び年齢区分の中央時点における中央値を引用した．ただし，公表数値が年齢区分と合致しない場合は，同様の方法で算出した値を用いた．18歳以上は，平成28年国民健康・栄養調査における当該の性及び年齢区分における身長・体重の中央値を用いた．
[2] 妊婦，授乳婦を除く．
[3] 身体活動レベルは，低い，ふつう，高いの3つのレベルとして，それぞれI，II，IIIで示した．
[4] レベルIIは自立している者，レベルIは自宅にいてほとんど外出しない者に相当する．レベルIは高齢者施設で自立に近い状態で過ごしている者にも適用できる値である．
[5] 妊婦個々の体格や妊娠中の体重増加量及び胎児の発育状況の評価を行うことが必要である．
注1：活用に当たっては，食事摂取状況のアセスメント，体重及び BMI の把握を行い，エネルギーの過不足は体重の変化又は BMI を用いて評価すること．
注2：身体活動レベルIの場合，少ないエネルギー消費量に見合った少ないエネルギー摂取量を維持することになるため，健康の保持・増進の観点からは，身体活動量を増加させる必要がある．

参照体重における基礎代謝量

性別	男性			女性		
年齢 （歳）	基礎代謝基準値 (kcal/kg 体重/日)	参照体重 (kg)	基礎代謝量 (kcal/日)	基礎代謝基準値 (kcal/kg 体重/日)	参照体重 (kg)	基礎代謝量 (kcal/日)
1〜2	61.0	11.5	700	59.7	11.0	660
3〜5	54.8	16.5	900	52.2	16.1	840
6〜7	44.3	22.2	980	41.9	21.9	920
8〜9	40.8	28.0	1,140	38.3	27.4	1,050
10〜11	37.4	35.6	1,330	34.8	36.3	1,260
12〜14	31.0	49.0	1,520	29.6	47.5	1,410
15〜17	27.0	59.7	1,610	25.3	51.9	1,310
18〜29	23.7	64.5	1,530	22.1	50.3	1,110
30〜49	22.5	68.1	1,530	21.9	53.0	1,160
50〜64	21.8	68.0	1,480	20.7	53.8	1,110
65〜74	21.6	65.0	1,400	20.7	52.1	1,080
75 以上	21.5	59.6	1,280	20.7	48.8	1,010

(参考 1)　「健康づくりのための身体活動基準 2013」における身体活動の分類例

メッツ	生活活動の例	運動の例
3メッツ以下	立位（会話，電話，読書），皿洗い，ゆっくりした歩行（散歩または家の中），料理や食材の準備（立位，座位），洗濯，洗車，ガーデニング，動物の世話，ピアノの演奏，子ども・動物と遊ぶ（座位，立位，軽度）	ストレッチング，全身を使ったテレビゲーム（バランス運動，ヨガ），ヨガ，ビリヤード，座って行うラジオ体操
3メッツ以上	普通歩行・速歩，片付け，子どもの世話（立位），大工仕事，ギター演奏（立位），掃除機かけ，配線工事，身体の動きを伴うスポーツ観戦，自転車に乗る，モップがけ，床磨き，風呂掃除，庭の草むしり，子ども・動物と遊ぶ，車椅子を押す，釣り，スクーター（原付）・オートバイの運転，階段の上り下り，高齢者や障がい者の介護，農作業，雪かき，運搬（重い荷物）	ボウリング，バレーボール，社交ダンス，ピラティス，太極拳，自転車エルゴメーター，筋力トレーニング（軽・中等度），体操（軽・中等度），ゴルフ，カヌー，全身を使ったテレビゲーム（スポーツ・ダンス），卓球，パワーヨガ，ラジオ体操，速歩，テニス（試合），水泳，野球，ソフトボール，サーフィン，バレエ，スキー，バドミントン，ジョギング，ウェイトトレーニング，バスケットボール，山を登る，サッカー，スキー，スケート，ハンドボール（試合），エアロビクス，サイクリング，ランニング，ラグビー（試合），武道・武術（柔道，空手など）

(参考 2)　「健康づくりのための身体活動基準 2013」の概要

血糖・血圧・脂質に関する状況		身体活動（生活活動・運動）[1]		運動		体力（うち全身持久力）
検診結果が基準範囲内	65歳以上	強度を問わず，身体活動を毎日40分（＝10メッツ・時/週）	今より少しでも増やす（例えば10分多く歩く）[4]	―	運動習慣をもつようにする（30分以上・週2日以上）[4]	―
	18～64歳	3メッツ以上の強度の身体活動[2]を毎日60分（＝23メッツ・時/週）		3メッツ以上の強度の身体活動[3]を毎日60分（＝4メッツ・時/週）		性・年代別に示した強度での運動を約3分間継続可能
	18歳未満	―		―		
血糖・血圧・脂質のいずれかが保健指導レベルの者		医療機関にかかっておらず，「身体活動のリスクに関するスクリーニングシート」でリスクがないことを確認できれば，対象者が運動開始前・実施中に自ら体調確認ができるよう支援した上で，保健指導の一貫としての運動指導を積極的に行う．				
リスク重複者またはすぐ受診を要する者		生活習慣病患者が積極的に運動をする際には，安全面での配慮がより特に重要になるので，まずかかりつけの医師に相談する．				

[1]「身体活動」は，「生活活動」と「運動」に分けられる．このうち，生活活動とは，日常生活における労働，家事，通学などの身体活動を指す．また，運動とは，スポーツ等の，特に体力の維持・向上を目的として計画的・意図的に実施し，継続性のある身体活動を示す．
[2]「3メッツ以上の強度の身体活動」とは，歩行またはそれと同等以上の身体活動．
[3]「3メッツ以上の強度の運動」とは，息が弾み汗をかく程度の運動．
[4]年齢別の基準とは別に，世代共通の方向性として示したもの．

年齢等	たんぱく質（g/日）							
	男性				女性			
	推定平均必要量	推奨量	目安量	目標量[1]	推定平均必要量	推奨量	目安量	目標量[1]
0〜5　（月）	—	—	10	—	—	—	10	—
6〜8　（月）	—	—	15	—	—	—	15	—
9〜11（月）	—	—	25	—	—	—	25	—
1〜2　（歳）	15	20	—	13〜20	15	20	—	13〜20
3〜5　（歳）	20	25	—	13〜20	20	25	—	13〜20
6〜7　（歳）	25	30	—	13〜20	25	30	—	13〜20
8〜9　（歳）	30	40	—	13〜20	30	40	—	13〜20
10〜11（歳）	40	45	—	13〜20	40	50	—	13〜20
12〜14（歳）	50	60	—	13〜20	45	55	—	13〜20
15〜17（歳）	50	65	—	13〜20	45	55	—	13〜20
18〜29（歳）	50	65	—	13〜20	40	50	—	13〜20
30〜49（歳）	50	65	—	13〜20	40	50	—	13〜20
50〜64（歳）	50	65	—	14〜20	40	50	—	14〜20
65〜74（歳）[2]	50	60	—	15〜20	40	50	—	15〜20
75以上（歳）[2]	50	60	—	15〜20	40	50	—	15〜20
妊婦（付加量）初期					＋ 0	＋ 0		—[3]
中期					＋ 5	＋ 5	—	—[3]
後期					＋ 20	＋ 25		—[4]
授乳婦（付加量）					＋ 15	＋ 20	—	—[4]

[1] 範囲に関しては，おおむねの値を示したものであり，弾力的に運用すること.
[2] 65歳以上の高齢者について，フレイル予防を目的とした量を定めることは難しいが，身長・体重が参照体位に比べて小さい者や，特に75歳以上であって加齢に伴い身体活動量が大きく低下した者など，必要エネルギー摂取量が低い者では，下限が推奨量を下回る場合があり得る．この場合でも，下限は推奨量以上とすることが望ましい.
[3] 妊婦（初期・中期）の目標量は，13〜20％エネルギーとした.
[4] 妊婦（後期）及び授乳婦の目標量は，15〜20％エネルギーとした.

年齢等	総脂質：脂肪エネルギー比率（％エネルギー）				飽和脂肪酸（％エネルギー）[2,3]		n-6系脂肪酸(g/日)		n-3系脂肪酸(g/日)	
	男性		女性		男性	女性	男性	女性	男性	女性
	目安量	目標量[1]	目安量	目標量[1]	目標量	目標量	目安量	目安量	目安量	目安量
0〜5　（月）	50	—	50	—	—	—	4	4	0.9	0.9
6〜11（月）	40	—	40	—	—	—	4	4	0.8	0.8
1〜2　（歳）	—	20〜30	—	20〜30	—	—	4	4	0.7	0.8
3〜5　（歳）	—	20〜30	—	20〜30	10以下	10以下	6	6	1.1	1.0
6〜7　（歳）	—	20〜30	—	20〜30	10以下	10以下	8	7	1.5	1.3
8〜9　（歳）	—	20〜30	—	20〜30	10以下	10以下	8	7	1.5	1.3
10〜11（歳）	—	20〜30	—	20〜30	10以下	10以下	10	8	1.6	1.6
12〜14（歳）	—	20〜30	—	20〜30	10以下	10以下	11	9	1.9	1.6
15〜17（歳）	—	20〜30	—	20〜30	8以下	8以下	13	9	2.1	1.6
18〜29（歳）	—	20〜30	—	20〜30	7以下	7以下	11	8	2.0	1.6
30〜49（歳）	—	20〜30	—	20〜30	7以下	7以下	10	8	2.0	1.6
50〜64（歳）	—	20〜30	—	20〜30	7以下	7以下	10	8	2.2	1.9
65〜74（歳）	—	20〜30	—	20〜30	7以下	7以下	9	8	2.2	2.0
75以上（歳）	—	20〜30	—	20〜30	7以下	7以下	8	7	2.1	1.8
妊婦			—	20〜30		7以下		9		1.6
授乳婦			—	20〜30		7以下		10		1.8

[1] 範囲については，おおむねの値を示したものである.
[2] 飽和脂肪酸と同じく，脂質異常症及び循環器疾患に関与する栄養素としてコレステロールがある．コレステロールに目標量は設定しないが，これは許容される摂取量に上限が存在しないことを保証するものではない．また，脂質異常症の重症化予防の目的からは，200 mg/日未満に留めることが望ましい.
[3] 飽和脂肪酸と同じく，冠動脈疾患に関与する栄養素としてトランス脂肪酸がある．日本人の大多数は，トランス脂肪酸に関する世界保健機関（WHO）の目標（1％エネルギー未満）を下回っており，トランス脂肪酸の摂取による健康への影響は，飽和脂肪酸の摂取によるものと比べて小さいと考えられる．ただし，脂質に偏った食事をしている者では，留意する必要がある．トランス脂肪酸は人体にとって不可欠な栄養素ではなく，健康の保持・増進を図る上で積極的な摂取は勧められないことから，その摂取量は1％エネルギー未満に留めることが望ましく，1％エネルギー未満でもできるだけ低く留めることが望ましい.

炭水化物の食事摂取基準 （％エネルギー）[1]		食物繊維の食事摂取基準（g/日）[1]		エネルギー産生栄養素バランス（％エネルギー） 男女共通（妊婦・授乳婦は除く）　目標量[3,4]			
年齢等	男女共通	男性	女性	たんぱく質[5]	脂質[6]		炭水化物[7,8]
	目標量[1,2]	目標量	目標量		脂質	飽和脂肪酸	
0〜5 （月）	—	—	—	—	—	—	—
6〜11 （月）	—	—	—	—	—	—	—
1〜2 （歳）	50〜65	—	—	13〜20	20〜30	—	50〜65
3〜5 （歳）	50〜65	8 以上	8 以上	13〜20	20〜30	10 以下	50〜65
6〜7 （歳）	50〜65	10 以上	10 以上	13〜20	20〜30	10 以下	50〜65
8〜9 （歳）	50〜65	11 以上	11 以上	13〜20	20〜30	10 以下	50〜65
10〜11 （歳）	50〜65	13 以上	13 以上	13〜20	20〜30	10 以下	50〜65
12〜14 （歳）	50〜65	17 以上	17 以上	13〜20	20〜30	10 以下	50〜65
15〜17 （歳）	50〜65	19 以上	18 以上	13〜20	20〜30	8 以下	50〜65
18〜29 （歳）	50〜65	21 以上	18 以上	13〜20	20〜30	7 以下	50〜65
30〜49 （歳）	50〜65	21 以上	18 以上	13〜20	20〜30	7 以下	50〜65
50〜64 （歳）	50〜65	21 以上	18 以上	14〜20	20〜30	7 以下	50〜65
65〜74 （歳）	50〜65	20 以上	17 以上	15〜20	20〜30	7 以下	50〜65
75 以上 （歳）	50〜65	20 以上	17 以上	15〜20	20〜30	7 以下	50〜65
妊婦　　初期	50〜65		18 以上	13〜20	20〜30	7 以下	50〜65
中期	50〜65		18 以上	13〜20	20〜30	7 以下	50〜65
後期	50〜65		18 以上	15〜20	20〜30	7 以下	50〜65
授乳婦	50〜65		18 以上	15〜20	20〜30	7 以下	50〜65

[1] 範囲については，おおむねの値を示したものである．
[2] アルコールを含む．ただし，アルコールの摂取を勧めるものではない．
[3] 必要なエネルギー量を確保した上でのバランスとすること．
[4] 範囲に関してはおおむねの値を示したものであり，弾力的に運用すること．
[5] 65 歳以上の高齢者について，フレイル予防を目的とした量を定めることは難しいが，身長・体重が参照体位に比べて小さい者や，特に 75 歳以上であって加齢に伴い身体活動量が大きく低下した者など，必要エネルギー摂取量が低い者では，下限が推奨量を下回る場合があり得る．この場合でも，下限は推奨量以上とすることが望ましい．
[6] 脂質については，その構成成分である飽和脂肪酸など，質への配慮を十分に行う必要がある．
[7] アルコールを含む．ただし，アルコールの摂取を勧めるものではない．
[8] 食物繊維の目標量を十分に注意すること．

年齢等	ビタミン A （μgRAE/日）[1]							
	男性				女性			
	推定平均 必要量[2]	推奨量[2]	目安量[3]	耐容上限量[3]	推定平均 必要量[2]	推奨量[2]	目安量[3]	耐容上限量[3]
0〜5 （月）	—	—	300	600	—	—	300	600
6〜11 （月）	—	—	400	600	—	—	400	600
1〜2 （歳）	300	400	—	600	250	350	—	600
3〜5 （歳）	350	450	—	700	350	500	—	850
6〜7 （歳）	300	400	—	950	300	400	—	1,200
8〜9 （歳）	350	500	—	1,200	350	500	—	1,500
10〜11 （歳）	450	600	—	1,500	400	600	—	1,900
12〜14 （歳）	550	800	—	2,100	500	700	—	2,500
15〜17 （歳）	650	900	—	2,500	500	650	—	2,800
18〜29 （歳）	600	850	—	2,700	450	650	—	2,700
30〜49 （歳）	650	900	—	2,700	500	700	—	2,700
50〜64 （歳）	650	900	—	2,700	500	700	—	2,700
65〜74 （歳）	600	850	—	2,700	500	700	—	2,700
75 以上 （歳）	550	800	—	2,700	450	650	—	2,700
妊婦（付加量）初期					＋ 0	＋ 0	—	—
中期					＋ 0	＋ 0	—	—
末期					＋ 60	＋ 80	—	—
授乳婦（付加量）					＋ 300	＋ 450	—	—

[1] レチノール活性当量（μgRAE）＝レチノール（μg）＋ β-カロテン（μg）× 1/12 ＋ α-カロテン（μg）× 1/24 ＋ β-クリプトキサンチン（μg）× 1/24 ＋ その他のプロビタミン A カロテノイド（μg）× 1/24
[2] プロビタミン A カロテノイドを含む．
[3] プロビタミン A カロテノイドを含まない．

年齢等	ビタミンD (µg/日)[1]				ビタミンE (mg/日)[2]				ビタミンK (µg/日)	
	男性		女性		男性		女性		男性	女性
	目安量	耐容上限量	目安量	耐容上限量	目安量	耐容上限量	目安量	耐容上限量	目安量	目安量
0～5 （月）	5.0	25	5.0	25	3.0	—	3.0	—	4	4
6～11 （月）	5.0	25	5.0	25	4.0	—	4.0	—	7	7
1～2 （歳）	3.0	20	3.5	20	3.0	150	3.0	150	50	60
3～5 （歳）	3.5	30	4.0	30	4.0	200	4.0	200	60	70
6～7 （歳）	4.5	30	5.0	30	5.0	300	5.0	300	80	90
8～9 （歳）	5.0	40	6.0	40	5.0	350	5.0	350	90	110
10～11 （歳）	6.5	60	8.0	60	5.5	450	5.5	450	110	140
12～14 （歳）	8.0	80	9.5	80	6.5	650	6.0	600	140	170
15～17 （歳）	9.0	90	8.5	90	7.0	750	5.5	650	160	150
18～29 （歳）	8.5	100	8.5	100	6.0	850	5.0	650	150	150
30～49 （歳）	8.5	100	8.5	100	6.0	900	5.5	700	150	150
50～64 （歳）	8.5	100	8.5	100	7.0	850	6.0	700	150	150
65～74 （歳）	8.5	100	8.5	100	7.0	850	6.5	650	150	150
75 以上 （歳）	8.5	100	8.5	100	6.5	750	6.5	650	150	150
妊 婦			8.5	—			6.5	—		150
授乳婦			8.5	—			7.0	—		150

[1] 日照により皮膚でビタミンDが産生されることを踏まえ，フレイル予防を図る者はもとより，全年齢区分を通じて，日常生活において可能な範囲内での適度な日光浴を心掛けるとともに，ビタミンDの摂取については，日照時間を考慮に入れることが重要である．
[2] α-トコフェロールについて算定した．α-トコフェロール以外のビタミンEは含んでいない．

年齢等	ビタミンB$_1$ (mg/日)[1,2]						ビタミンB$_2$ (mg/日)[3]					
	男性			女性			男性			女性		
	推定平均必要量	推奨量	目安量	推定平均必要量	推奨量	目安量	推定平均必要量	推奨量	目安量	推定平均必要量	推奨量	目安量
0～5 （月）	—	—	0.1	—	—	0.1	—	—	0.3	—	—	0.3
6～11 （月）	—	—	0.2	—	—	0.2	—	—	0.4	—	—	0.4
1～2 （歳）	0.4	0.5	—	0.4	0.5	—	0.5	0.6	—	0.5	0.5	—
3～5 （歳）	0.6	0.7	—	0.6	0.7	—	0.7	0.8	—	0.6	0.8	—
6～7 （歳）	0.7	0.8	—	0.7	0.8	—	0.8	0.9	—	0.7	0.9	—
8～9 （歳）	0.8	1.0	—	0.8	0.9	—	0.9	1.1	—	0.9	1.0	—
10～11 （歳）	1.0	1.2	—	0.9	1.1	—	1.1	1.4	—	1.0	1.3	—
12～14 （歳）	1.2	1.4	—	1.1	1.3	—	1.3	1.6	—	1.2	1.4	—
15～17 （歳）	1.3	1.5	—	1.0	1.2	—	1.4	1.7	—	1.2	1.4	—
18～29 （歳）	1.2	1.4	—	0.9	1.1	—	1.3	1.6	—	1.0	1.2	—
30～49 （歳）	1.2	1.4	—	0.9	1.1	—	1.3	1.6	—	1.0	1.2	—
50～64 （歳）	1.1	1.3	—	0.9	1.1	—	1.2	1.5	—	1.0	1.2	—
65～74 （歳）	1.1	1.3	—	0.9	1.1	—	1.2	1.5	—	1.0	1.2	—
75 以上 （歳）	1.0	1.2	—	0.8	0.9	—	1.1	1.3	—	0.9	1.0	—
妊 婦 （付加量）				+ 0.2	+ 0.2	—				+ 0.2	+ 0.3	—
授乳婦 （付加量）				+ 0.2	+ 0.2	—				+ 0.5	+ 0.6	—

[1] チアミン塩化物塩酸塩（分子量 ＝ 337.3）の重量として示した．
[2] 身体活動レベルⅡの推定エネルギー必要量を用いて算定した．
　特記事項：推定平均必要量は，ビタミンB$_1$の欠乏症である脚気を予防するに足る最小必要量からではなく，尿中にビタミンB$_1$の排泄量が増大し始める摂取量（体内飽和量）から算定．
[3] 身体活動レベルⅡの推定エネルギー必要量を用いて算定した．
　特記事項：推定平均必要量は，ビタミンB$_2$の欠乏症である口唇炎，口角炎，舌炎などの皮膚炎を予防するに足る最小摂取量からではなく，尿中にビタミンB$_2$の排泄量が増大し始める摂取量（体内飽和量）から算定．

年齢等	ナイアシン（mgNE/日）[1,2]								ビタミン B₆（mg/日）[5]							
	男性				女性				男性				女性			
	推定平均必要量	推奨量	目安量	耐容上限量[3]	推定平均必要量	推奨量	目安量	耐容上限量[3]	推定平均必要量	推奨量	目安量	耐容上限量[6]	推定平均必要量	推奨量	目安量	耐容上限量[6]
0〜5（月）[4]	—	—	2	—	—	—	2	—	—	—	0.2	—	—	—	0.2	—
6〜11（月）	—	—	3	—	—	—	3	—	—	—	0.3	—	—	—	0.3	—
1〜2（歳）	5	6	—	60(15)	4	5	—	60(15)	0.4	0.5	—	10	0.4	0.5	—	10
3〜5（歳）	6	8	—	80(20)	6	7	—	80(20)	0.5	0.6	—	15	0.5	0.6	—	15
6〜7（歳）	7	9	—	100(30)	7	8	—	100(30)	0.7	0.8	—	20	0.6	0.7	—	20
8〜9（歳）	9	11	—	150(35)	8	10	—	150(35)	0.8	0.9	—	25	0.8	0.9	—	25
10〜11（歳）	11	13	—	200(45)	10	13	—	150(45)	1.0	1.1	—	30	1.0	1.1	—	30
12〜14（歳）	12	15	—	250(60)	12	14	—	250(60)	1.2	1.4	—	40	1.0	1.3	—	40
15〜17（歳）	14	17	—	300(70)	11	13	—	250(65)	1.2	1.5	—	50	1.0	1.3	—	45
18〜29（歳）	13	15	—	300(80)	9	11	—	250(65)	1.1	1.4	—	55	1.0	1.1	—	45
30〜49（歳）	13	15	—	350(85)	10	12	—	250(65)	1.1	1.4	—	60	1.0	1.1	—	45
50〜64（歳）	12	14	—	350(80)	9	11	—	250(65)	1.1	1.4	—	55	1.0	1.1	—	45
65〜74（歳）	12	14	—	300(80)	9	11	—	250(65)	1.1	1.4	—	50	1.0	1.1	—	40
75 以上（歳）	11	13	—	300(75)	9	10	—	250(60)	1.1	1.4	—	50	1.0	1.1	—	40
妊　婦（付加量）					+ 0	+ 0	—	—					+ 0.2	+ 0.2	—	—
授乳婦（付加量）					+ 3	+ 3	—	—					+ 0.3	+ 0.3	—	—

[1] ナイアシン当量（NE）＝ナイアシン＋1/60 トリプトファンで示した．
[2] 身体活動レベル II の推定エネルギー必要量を用いて算定した．
[3] ニコチンアミドの重量（mg/日），（ ）内はニコチン酸の重量（mg/日）．
[4] 単位は mg/日．
[5] たんぱく質の推奨量を用いて算定した（妊婦・授乳婦の付加量は除く）．
[6] ピリドキシン（分子量＝169.2）の重量として示した．

年齢等	ビタミン B₁₂（μg/日）[1]						葉酸（μg/日）[2]							
	男性			女性			男性				女性			
	推定平均必要量	推奨量	目安量	推定平均必要量	推奨量	目安量	推定平均必要量	推奨量	目安量	耐容上限量[3]	推定平均必要量	推奨量	目安量	耐容上限量[3]
0〜5（月）	—	—	0.4	—	—	0.4	—	—	40	—	—	—	40	—
6〜11（月）	—	—	0.5	—	—	0.5	—	—	60	—	—	—	60	—
1〜2（歳）	0.8	0.9	—	0.8	0.9	—	80	90	—	200	90	90	—	200
3〜5（歳）	0.9	1.1	—	0.9	1.1	—	90	110	—	300	90	110	—	300
6〜7（歳）	1.1	1.3	—	1.1	1.3	—	110	140	—	400	110	140	—	400
8〜9（歳）	1.3	1.6	—	1.3	1.6	—	130	160	—	500	130	160	—	500
10〜11（歳）	1.6	1.9	—	1.6	1.9	—	160	190	—	700	160	190	—	700
12〜14（歳）	2.0	2.4	—	2.0	2.4	—	200	240	—	900	200	240	—	900
15〜17（歳）	2.0	2.4	—	2.0	2.4	—	220	240	—	900	200	240	—	900
18〜29（歳）	2.0	2.4	—	2.0	2.4	—	200	240	—	900	200	240	—	900
30〜49（歳）	2.0	2.4	—	2.0	2.4	—	200	240	—	1,000	200	240	—	1,000
50〜64（歳）	2.0	2.4	—	2.0	2.4	—	200	240	—	1,000	200	240	—	1,000
65〜74（歳）	2.0	2.4	—	2.0	2.4	—	200	240	—	900	200	240	—	900
75 以上（歳）	2.0	2.4	—	2.0	2.4	—	200	240	—	900	200	240	—	900
妊　婦（付加量）				+ 0.3	+ 0.4	—					+ 200[4,5]	+ 240[4,5]	—	—
授乳婦（付加量）				+ 0.7	+ 0.8	—					+ 80	+ 100	—	—

[1] シアノコバラミン（分子量＝1,355.37）の重量として示した．
[2] プテロイルモノグルタミン酸（分子量＝441.40）の重量として示した．
[3] 通常の食品以外の食品に含まれる葉酸（狭義の葉酸）に適用する．
[4] 妊娠を計画している女性，妊娠の可能性がある女性及び妊娠初期の妊婦は，胎児の神経管閉鎖障害のリスク低減のために，通常の食品以外の食品に含まれる葉酸（狭義の葉酸）を 400 μg/日摂取することが望まれる．
[5] 付加量は，中期及び後期にのみ設定した．

年齢等	パントテン酸(mg/日)		ビオチン (μg/日)		ビタミンC (mg/日)[1]					
	男性	女性	男性	女性	男性			女性		
	目安量	目安量	目安量	目安量	推定平均必要量	推奨量	目安量	推定平均必要量	推奨量	目安量
0〜5 （月）	4	4	4	4	—	—	40	—	—	40
6〜11 （月）	5	5	5	5	—	—	40	—	—	40
1〜2 （歳）	3	4	20	20	35	40	—	35	40	—
3〜5 （歳）	4	4	20	20	40	50	—	40	50	—
6〜7 （歳）	5	5	30	30	50	60	—	50	60	—
8〜9 （歳）	6	5	30	30	60	70	—	60	70	—
10〜11 （歳）	6	6	40	40	70	85	—	70	85	—
12〜14 （歳）	7	6	50	50	85	100	—	85	100	—
15〜17 （歳）	7	6	50	50	85	100	—	85	100	—
18〜29 （歳）	5	5	50	50	85	100	—	85	100	—
30〜49 （歳）	5	5	50	50	85	100	—	85	100	—
50〜64 （歳）	6	5	50	50	85	100	—	85	100	—
65〜74 （歳）	6	5	50	50	80	100	—	80	100	—
75以上 （歳）	6	5	50	50	80	100	—	80	100	—
妊 婦		5		50				+ 10	+ 10	
授乳婦		6		50				+ 40	+ 45	—

[1] L-アスコルビン酸（分子量 = 176.12）の重量で示した.
　特記事項：推定平均必要量は，ビタミンCの欠乏症である壊血病を予防するに足る最小量からではなく，心臓血管系の疾病予防効果及び抗酸化作用の観点から算定.

年齢等	ナトリウム (mg/日)[( ) は食塩相当量 (g/日)][1]						カリウム (mg/日)			
	男性			女性			男性		女性	
	推定平均必要量	目安量	目標量	推定平均必要量	目安量	目標量	目安量	目標量	目安量	目標量
0〜5 （月）	—	100 (0.3)	—	—	100 (0.3)	—	400	—	400	—
6〜11 （月）	—	600 (1.5)	—	—	600 (1.5)	—	700	—	700	—
1〜2 （歳）	—	—	(3.0 未満)	—	—	(3.0 未満)	900	—	900	—
3〜5 （歳）	—	—	(3.5 未満)	—	—	(3.5 未満)	1,000	1,400 以上	1,000	1,400 以上
6〜7 （歳）	—	—	(4.5 未満)	—	—	(4.5 未満)	1,300	1,800 以上	1,200	1,800 以上
8〜9 （歳）	—	—	(5.0 未満)	—	—	(5.0 未満)	1,500	2,000 以上	1,500	2,000 以上
10〜11 （歳）	—	—	(6.0 未満)	—	—	(6.0 未満)	1,800	2,200 以上	1,800	2,000 以上
12〜14 （歳）	—	—	(7.0 未満)	—	—	(6.5 未満)	2,300	2,400 以上	1,900	2,400 以上
15〜17 （歳）	—	—	(7.5 未満)	—	—	(6.5 未満)	2,700	3,000 以上	2,000	2,600 以上
18〜29 （歳）	600 (1.5)	—	(7.5 未満)	600 (1.5)	—	(6.5 未満)	2,500	3,000 以上	2,000	2,600 以上
30〜49 （歳）	600 (1.5)	—	(7.5 未満)	600 (1.5)	—	(6.5 未満)	2,500	3,000 以上	2,000	2,600 以上
50〜64 （歳）	600 (1.5)	—	(7.5 未満)	600 (1.5)	—	(6.5 未満)	2,500	3,000 以上	2,000	2,600 以上
65〜74 （歳）	600 (1.5)	—	(7.5 未満)	600 (1.5)	—	(6.5 未満)	2,500	3,000 以上	2,000	2,600 以上
75以上 （歳）	600 (1.5)	—	(7.5 未満)	600 (1.5)	—	(6.5 未満)	2,500	3,000 以上	2,000	2,600 以上
妊 婦				600 (1.5)	—	(6.5 未満)			2,000	2,600 以上
授乳婦				600 (1.5)	—	(6.5 未満)			2,200	2,600 以上

[1] 高血圧及び慢性腎臓病（CKD）の重症化予防のための食塩相当量の量は，男女とも 6.0 g/日未満とした.

年齢等	カルシウム（mg/日） 男性				女性				マグネシウム（mg/日） 男性				女性			
	推定平均必要量	推奨量	目安量	耐容上限量	推定平均必要量	推奨量	目安量	耐容上限量	推定平均必要量	推奨量	目安量	耐容上限量[1]	推定平均必要量	推奨量	目安量	耐容上限量[1]
0～5（月）	—	—	200	—	—	—	200	—	—	—	20	—	—	—	20	—
6～11（月）	—	—	250	—	—	—	250	—	—	—	60	—	—	—	60	—
1～2（歳）	350	450	—	—	350	400	—	—	60	70	—	—	60	70	—	—
3～5（歳）	500	600	—	—	450	550	—	—	80	100	—	—	80	100	—	—
6～7（歳）	500	600	—	—	450	550	—	—	110	130	—	—	110	130	—	—
8～9（歳）	550	650	—	—	600	750	—	—	140	170	—	—	140	160	—	—
10～11（歳）	600	700	—	—	600	750	—	—	180	210	—	—	180	220	—	—
12～14（歳）	850	1,000	—	—	700	800	—	—	250	290	—	—	240	290	—	—
15～17（歳）	650	800	—	—	550	650	—	—	300	360	—	—	260	310	—	—
18～29（歳）	650	800	—	2,500	550	650	—	2,500	280	340	—	—	230	270	—	—
30～49（歳）	600	750	—	2,500	550	650	—	2,500	310	370	—	—	240	290	—	—
50～64（歳）	600	750	—	2,500	550	650	—	2,500	310	370	—	—	240	290	—	—
65～74（歳）	600	750	—	2,500	550	650	—	2,500	290	350	—	—	230	280	—	—
75以上（歳）	600	700	—	2,500	500	600	—	2,500	270	320	—	—	220	260	—	—
妊　婦（付加量）					+0	+0	—	—					+30	+40	—	—
授乳婦（付加量）					+0	+0	—	—					+0	+0	—	—

[1] 通常の食品以外からの摂取量の耐容上限量は，成人の場合350 mg/日，小児では5 mg/kg体重/日とした．それ以外の通常の食品からの摂取の場合，耐容上限量は設定しない．

年齢等	リン（mg/日） 男性		女性		鉄（mg/日） 男性				女性 月経なし		月経あり			
	目安量	耐容上限量	目安量	耐容上限量	推定平均必要量	推奨量	目安量	耐容上限量	推定平均必要量	推奨量	推定平均必要量	推奨量	目安量	耐容上限量
0～5（月）	120	—	120	—	—	—	0.5	—	—	—	—	—	0.5	—
6～11（月）	260	—	260	—	3.5	5.0	—	—	3.5	4.5	—	—	—	—
1～2（歳）	500	—	500	—	3.0	4.5	—	25	3.0	4.5	—	—	—	20
3～5（歳）	700	—	700	—	4.0	5.5	—	25	4.0	5.5	—	—	—	25
6～7（歳）	900	—	800	—	5.0	5.5	—	30	4.5	5.5	—	—	—	30
8～9（歳）	1,000	—	1,000	—	6.0	7.0	—	35	6.0	7.5	—	—	—	35
10～11（歳）	1,100	—	1,000	—	7.0	8.5	—	35	7.0	8.5	10.0	12.0	—	35
12～14（歳）	1,200	—	1,000	—	8.0	10.0	—	40	7.0	8.5	10.0	12.0	—	40
15～17（歳）	1,200	—	900	—	8.0	10.0	—	50	5.5	7.0	8.5	10.5	—	40
18～29（歳）	1,000	3,000	800	3,000	6.5	7.5	—	50	5.5	6.5	8.5	10.5	—	40
30～49（歳）	1,000	3,000	800	3,000	6.5	7.5	—	50	5.5	6.5	9.0	10.5	—	40
50～64（歳）	1,000	3,000	800	3,000	6.5	7.5	—	50	5.5	6.5	9.0	11.0	—	40
65～74（歳）	1,000	3,000	800	3,000	6.0	7.5	—	50	5.0	6.0	—	—	—	40
75以上（歳）	1,000	3,000	800	3,000	6.0	7.0	—	50	5.0	6.0	—	—	—	40
妊婦　初期			800	—					+2.0[1]	+2.5[1]	—	—	—	—
中期・後期			800	—					+8.0[1]	+9.5[1]	—	—	—	—
授乳婦			800	—					+2.0[1]	+2.5[1]	—	—	—	—

[1] 鉄は付加量．

年齢	亜鉛 (mg/日) 男性 推定平均必要量	推奨量	目安量	耐容上限量	亜鉛 女性 推定平均必要量	推奨量	目安量	耐容上限量	銅 (mg/日) 男性 推定平均必要量	推奨量	目安量	耐容上限量	銅 女性 推定平均必要量	推奨量	目安量	耐容上限量
0～5（月）	—	—	2	—	—	—	2	—	—	—	0.3	—	—	—	0.3	—
6～11（月）	—	—	3	—	—	—	3	—	—	—	0.3	—	—	—	0.3	—
1～2（歳）	3	3	—	—	2	3	—	—	0.3	0.3	—	—	0.2	0.3	—	—
3～5（歳）	3	4	—	—	3	3	—	—	0.3	0.4	—	—	0.3	0.3	—	—
6～7（歳）	4	5	—	—	3	4	—	—	0.4	0.4	—	—	0.4	0.4	—	—
8～9（歳）	5	6	—	—	4	5	—	—	0.4	0.5	—	—	0.4	0.5	—	—
10～11（歳）	6	7	—	—	5	6	—	—	0.5	0.6	—	—	0.5	0.6	—	—
12～14（歳）	9	10	—	—	7	8	—	—	0.7	0.8	—	—	0.6	0.8	—	—
15～17（歳）	10	12	—	—	7	8	—	—	0.8	0.9	—	—	0.6	0.7	—	—
18～29（歳）	9	11	—	40	7	8	—	35	0.7	0.9	—	7	0.6	0.7	—	7
30～49（歳）	9	11	—	45	7	8	—	35	0.7	0.9	—	7	0.6	0.7	—	7
50～64（歳）	9	11	—	45	7	8	—	35	0.7	0.9	—	7	0.6	0.7	—	7
65～74（歳）	9	11	—	40	7	8	—	35	0.7	0.9	—	7	0.6	0.7	—	7
75以上（歳）	9	10	—	40	6	8	—	30	0.7	0.8	—	7	0.6	0.7	—	7
妊　婦（付加量）					＋1	＋2	—	—					＋0.1	＋0.1	—	—
授乳婦（付加量）					＋3	＋4	—	—					＋0.5	＋0.6	—	—

年齢	ヨウ素 (μg/日) 男性 推定平均必要量	推奨量	目安量	耐容上限量	ヨウ素 女性 推定平均必要量	推奨量	目安量	耐容上限量	セレン (μg/日) 男性 推定平均必要量	推奨量	目安量	耐容上限量	セレン 女性 推定平均必要量	推奨量	目安量	耐容上限量
0～5（月）	—	—	100	250	—	—	100	250	—	—	15	—	—	—	15	—
6～11（月）	—	—	130	250	—	—	130	250	—	—	15	—	—	—	15	—
1～2（歳）	35	50	—	300	35	50	—	300	10	10	—	100	10	10	—	100
3～5（歳）	45	60	—	400	45	60	—	400	10	15	—	100	10	10	—	100
6～7（歳）	55	75	—	550	55	75	—	550	15	15	—	150	15	15	—	150
8～9（歳）	65	90	—	700	65	90	—	700	15	20	—	200	15	20	—	200
10～11（歳）	80	110	—	900	80	110	—	900	20	25	—	250	20	25	—	250
12～14（歳）	95	140	—	2,000	95	140	—	2,000	25	30	—	350	25	30	—	300
15～17（歳）	100	140	—	3,000	100	140	—	3,000	30	35	—	400	20	25	—	350
18～29（歳）	95	130	—	3,000	95	130	—	3,000	25	30	—	450	20	25	—	350
30～49（歳）	95	130	—	3,000	95	130	—	3,000	25	30	—	450	20	25	—	350
50～64（歳）	95	130	—	3,000	95	130	—	3,000	25	30	—	450	20	25	—	350
65～74（歳）	95	130	—	3,000	95	130	—	3,000	25	30	—	450	20	25	—	350
75以上（歳）	95	130	—	3,000	95	130	—	3,000	25	30	—	400	20	25	—	350
妊　婦（付加量）					＋75	＋110	—	—[1]					＋5	＋5	—	—
授乳婦（付加量）					＋100	＋140	—	—[1]					＋15	＋20	—	—

[1] 妊婦及び授乳婦の耐容上限量は 2,000 μg/日とした.

年齢等	クロム (μg/日) 男性 目安量	耐容上限量	女性 目安量	耐容上限量	マンガン (mg/日) 男性 目安量	耐容上限量	女性 目安量	耐容上限量	モリブデン (μg/日) 男性 推定平均必要量	推奨量	目安量	耐容上限量	女性 推定平均必要量	推奨量	目安量	耐容上限量
0～5（月）	0.8	—	0.8	—	0.01	—	0.01	—	—	—	2	—	—	—	2	—
6～11（月）	1.0	—	1.0	—	0.5	—	0.5	—	—	—	5	—	—	—	5	—
1～2（歳）	—	—	—	—	1.5	—	1.5	—	10	10	—	—	10	10	—	—
3～5（歳）	—	—	—	—	1.5	—	1.5	—	10	10	—	—	10	10	—	—
6～7（歳）	—	—	—	—	2.0	—	2.0	—	10	15	—	—	10	15	—	—
8～9（歳）	—	—	—	—	2.5	—	2.5	—	15	20	—	—	15	15	—	—
10～11（歳）	—	—	—	—	3.0	—	3.0	—	15	20	—	—	15	20	—	—
12～14（歳）	—	—	—	—	4.0	—	4.0	—	20	25	—	—	20	25	—	—
15～17（歳）	—	—	—	—	4.5	—	3.5	—	25	30	—	—	20	25	—	—
18～29（歳）	10	500	10	500	4.0	11	3.5	11	20	30	—	600	20	25	—	500
30～49（歳）	10	500	10	500	4.0	11	3.5	11	25	30	—	600	20	25	—	500
50～64（歳）	10	500	10	500	4.0	11	3.5	11	25	30	—	600	20	25	—	500
65～74（歳）	10	500	10	500	4.0	11	3.5	11	20	30	—	600	20	25	—	500
75以上（歳）	10	500	10	500	4.0	11	3.5	11	20	25	—	600	20	25	—	500
妊　婦			10	—			3.5	—					＋0[1]	＋0[1]	—	—
授乳婦			10	—			3.5	—					＋3[1]	＋3[1]	—	—

[1] モリブデンは付加量.

索　引

編 者 略 歴

田中 敬子
1944 年　京都府に生まれる
1968 年　京都府立大学文家政学部
　　　　　卒業
現　在　滋賀県立大学名誉教授
　　　　　博士（医学）

爲房 恭子
1946 年　大阪府に生まれる
1975 年　国立公衆衛生院
　　　　　（現・国立保健医療科学院）
　　　　　専攻課程栄養学科修了
現　在　前　武庫川女子大学教授

テキスト食物と栄養科学シリーズ7
応用栄養学　第3版　　　　　　　　　　定価はカバーに表示

2009 年 4 月 10 日　初　版第 1 刷
2015 年 3 月 25 日　初　版第 7 刷
2017 年 3 月 15 日　第 2 版第 1 刷
2021 年 1 月 25 日　　　　第 5 刷
2022 年 4 月 5 日　第 3 版第 1 刷

編　者　田　中　敬　子
　　　　爲　房　恭　子
発行者　朝　倉　誠　造
発行所　株式会社　朝　倉　書　店

東京都新宿区新小川町 6-29
郵 便 番 号　162-8707
電　話　03(3260)0141
F A X　03(3260)0180
https://www.asakura.co.jp

〈検印省略〉

Ⓒ 2022 〈無断複写・転載を禁ず〉　　　　　　　真興社・渡辺製本

ISBN 978-4-254-61661-3　C3377　　　　　Printed in Japan